Ingo Stock

Bakterien, Viren, Wirkstoffe
Mikrobiologie für Pharmazeuten und Mediziner

»Messieurs, ce sont les microbes qui auront le dernier mot!«

(Louis Pasteur)

Ingo Stock

Bakterien, Viren, Wirkstoffe

Mikrobiologie für Pharmazeuten und Mediziner

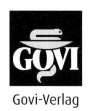

Govi-Verlag

ISBN: 978-3-7741-1104-2
© 2009 Govi-Verlag Pharmazeutischer Verlag GmbH, Eschborn
Alle Rechte vorbehalten.
Kein Teil des Werkes darf in irgendeiner Form (durch Fotografie, Mikrofilm oder ein anderes Verfahren) ohne schriftliche Genehmigung des Verlages reproduziert oder unter Verwendung elektronischer Systeme verarbeitet, vervielfältigt oder verbreitet werden.
Satz: Fotosatz H. Buck, Kumhausen/Hachelstuhl
Druck und Verarbeitung: fgb – freiburger graphische betriebe GmbH & Co. KG
Printed in Germany

Inhalt

Vorwort 9

1 Einleitung 11
1.1 Die Mikrobe: Definition und Vielfalt 11
1.2 Vorkommen und Bedeutung der Mikroben 11
    1.2.1 Physiologische Mikroflora des Menschen 12
    1.2.2 Mikroben als Krankheitserreger 13
1.3 Taxonomie 14
    1.3.1 Taxonomische Hierarchie und Nomenklatur 15
    1.3.2 Artbegriff 16
    1.3.3 Verwandtschaftsbeziehungen zwischen Organismen: die drei Reiche 17
1.4 Historische Eckpfeiler 19

2 Allgemeine Infektiologie 23
2.1 Grundbegriffe der Infektiologie 23
2.2 Pathogenität und Virulenz 25
    2.2.1 Begriffsbestimmung 25
    2.2.2 KOCHSCHE Postulate 26
    2.2.3 Pathogenitätsmechanismen 27
2.3 Mikroskopische Darstellung von Mikroorganismen 32
    2.3.1 Nativpräparate 33
    2.3.2 Gefärbte Präparate und Färbetechniken 34

3 Bakteriologie 37
3.1 Morphologie und Aufbau der Bakterienzelle 37
    3.1.1 Gestalt und Größe 37

	3.1.2 Zytoplasma und Zellinhaltsstoffe	39
	3.1.3 Zytoplasmamembran	39
	3.1.4 Die Bakterienzellwand	40
	3.1.5 Zellanhänge	47
	3.1.6 Schleime und Kapseln	49
	3.1.7 Dauerformen	49
3.2	Bakterielles Wachstum – Abtötung von Bakterien	52
	3.2.1 Wachstum und Generationszeit	52
	3.2.2 Wachstum in statischer Kultur	52
	3.2.3 Nährstoffbedürfnisse	53
	3.2.4 Stoffwechsel und Stoffwechseltypen	55
	3.2.5 Physikochemische Einflüsse auf das Wachstum	56
	3.2.6 Kultivierung	61
	3.2.7 Wachstumshemmung und Abtötung	65
3.3	Identifizierung von Bakterien	72
	3.3.1 Parameter für die Identifizierung	72
	3.3.2 Kommerzielle Identifizierungssysteme	76
	3.3.3 Routinetests für die Differenzierung grampositiver Kokken	80
	3.3.4 Typisierung	84
3.4	Bakteriengenetik	85
	3.4.1 Das bakterielle Genom	85
	3.4.2 Mutationen	87
	3.4.3 Horizontaler Gentransfer	88
3.5	Antibakterielle Antiinfektiva und Resistenz	92
	3.5.1 Antiinfektiva: Definitionen und bakterielle Zielstrukturen	92
	3.5.2 Wichtige Antiinfektiva und ihre Eigenschaften	93
	3.5.3 Bakterielle Empfindlichkeit gegenüber Antiinfektiva	110
	3.5.4 Resistenzmechanismen	117
3.6	Ausgewählte Krankheitserreger und assoziierte Erkrankungen	123
	3.6.1 Staphylokokken	123
	3.6.2 Streptokokken	135
	3.6.3 Enterokokken	148
	3.6.4 Mykobakterien	152
	3.6.5 Clostridien	158
	3.6.6 Enterobacteriaceae	166
	3.6.7 Nicht-fermentierende, gramnegative Bakterien	184
	3.6.8 Weitere Bakterien	191
	3.6.9 Geeignete Antiinfektiva	214

Inhalt

4 Virologie 217
4.1 Aufbau und Eigenschaften von Viren 217
4.2 Einteilung der Viren und wichtige Virusgruppen 219
    4.2.1 Bakteriophagen 222
    4.2.2 Viroide und Virusoide 222
4.3 Vermehrungszyklus 222
4.4 Antivirale Therapie und Antiinfektiva 224
    4.4.1 Angriffspunkte und Wirkungsmechanismen antiviraler Substanzen 225
    4.4.2 Spezifische Therapie und Immunprophylaxe 229
4.5 Ausgewählte Krankheitserreger und assoziierte Erkrankungen .. 231
    4.5.1 Humane Immundefizienzviren 231
    4.5.2 Influenzaviren 240
    4.5.3 Hepatitisviren 248
    4.5.4 Weitere Viren 255
    4.5.5 Prionen 263

5 Mykologie 265
5.1 Begriffsbestimmungen 265
5.2 Biologie und Klassifizierung der Pilze 266
5.3 Antimykotische Antiinfektiva 268
    5.3.1 Angriffspunkte und Wirkungsmechanismen der Antimykotika 270
    5.3.2 Resistenz gegenüber Antimykotika 271
5.4 Ausgewählte Krankheitserreger und assoziierte Erkrankungen .. 272
    5.4.1 Dermatophyten 272
    5.4.2 *Candida albicans* 274
    5.4.3 *Aspergillus* 275

Abkürzungen 277

Literatur 279

Stichwortverzeichnis 281

Zum Autor

Ingo Stock studierte in Bonn Biologie mit Schwerpunkt Mikrobiologie. In seiner Promotionszeit am dortigen Institut für Medizinische Mikrobiologie und Immunologie (Abteilung Pharmazeutische Mikrobiologie) beschäftigte er sich mit der natürlichen Antibiotika-Empfindlichkeit der Enterobacteriaceae und charakterisierte dabei unter anderem die β-Lactamasen von Yersinien. Zwischen 1997 und 2005 veröffentlichte er zahlreiche Originalarbeiten und Übersichten zur natürlichen Antibiotika-Empfindlichkeit humanpathogener Bakterien und Pathobiologie verschiedener Krankheitserreger.

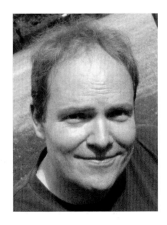

Seit 2001 ist Ingo Stock freier Wissenschaftsautor für Medizinische Mikrobiologie mit den Schwerpunkten bakterielle und virale Infektionskrankheiten. Seine Publikationen erscheinen in angesehenen nationalen und internationalen medizinischen und pharmazeutischen Fachzeitschriften.

Vorwort

Als ich in den 1990er-Jahren an der Universität Bonn im Fachbereich »Pharmazeutische Mikrobiologie« promovierte, erreichten mich häufig Anfragen von Pharmaziestudenten, in welchem Buch man die in der Vorlesung oder im mikrobiologischen Praktikum vermittelten Inhalte nachlesen oder vertiefen könne. Da die oft sehr guten Lehrbücher der Medizinischen Mikrobiologie leider meist auch sehr umfangreich sind, gleichwohl aber manche medizinisch-pharmazeutische Aspekte wie beispielsweise Aussagen zur Antiinfektiva-Resistenz von Mikroben eher als knapp abgefasste »Randnotizen« enthalten, war eine eindeutige Empfehlung schwer. Aus diesen Gründen wollte ich zusammen mit meinem inzwischen emeritierten Doktorvater Professor Dr. Bernd Wiedemann ein speziell für Pharmazeuten ausgerichtetes Mikrobiologiebuch konzipieren. Leider wurde unser Projekt aus zeitlichen Gründen immer wieder verschoben und letztlich vollständig verworfen. Tatsächlich »loslassen« konnte ich die Realisierung eines solchen Buchs aber nicht. Daher freute ich mich sehr, als der Govi-Verlag im Herbst 2007 anfragte, ob ich mir vorstellen könne, ein derartiges Buch zu verfassen. Die Umsetzung des Projekts gestaltete sich allerdings als problematisch, da sich die an den deutschen Universitäten gelehrten mikrobiologischen Inhalte im Pharmaziestudium zum Teil beträchtlich unterscheiden. Darüber hinaus war von vornherein klar, dass ich die zahlreichen Facetten der Welt der Mikroben als Krankheitserreger des Menschen nur innerhalb eines sehr begrenzten Umfangs darstellen konnte.

Ich freue mich sehr, nach intensiver Arbeit ein Buch fertiggestellt zu haben, mit dem ich Studierende der Pharmazie, Offizinapotheker und in der Klinik tätige Pharmazeuten, zu einem gewissen Grad aber auch Medizinstudenten ansprechen möchte. Hierbei sollte der Mediziner das Buch jedoch nicht als Ersatz für die klassischen Standardwerke, sondern als infektiologisches Kurzkompendium für Fragestellungen verstehen, bei denen nicht das klinische Bild und die Therapie einer Infektionskrankheit, sondern die Interaktion zwischen dem Antiinfektivum und dem Erreger im Mittelpunkt seines Interesses steht.

Die Darstellung der vielfältigen Interaktionen zwischen Antiinfektiva und der den Menschen schädigenden Mikroben bilden ein wichtiges Kernstück dieses Buchs. Solchen Interaktionen liegt meist ein stetes Wechselspiel zugrunde, bei dem der Mensch durch Einsatz bestimmter Antiinfektiva eine gewünschte Mikrobenpopulation zunächst weitgehend eliminiert, bis nach einer Weile eine Selektion und Ausbreitung resistenter Erregerstämme zu beobachten ist. Infolgedessen werden neue Substanzen mit neuen Wirkungsmechanismen synthetisiert, auf die die Mikroorganismen mit neuen Resistenzen »reagieren«. Dass ein solches Wechselspiel in unterschiedlichem Ausmaß und auch bei weitem nicht allen »Kombinationen« aus Antiinfektiva und Mikrobenorganismen stattfindet, wird vor dem Hintergrund der höchst unterschiedlichen Organisation der Mikroben, unterschiedlicher Antiinfektiva-Eigenschaften, eines unterschiedlichen Selektionsdrucks und anderer Parameter verständlich.

Dieses Buch stellt humanpathogene Mikroben, ihre Eigenschaften und wesentliche Nachweisverfahren vor. Aus medizinisch-pharmazeutischer Sicht besonders bedeutende Bakterien, Viren und Pilze und die durch sie verursachten Erkrankungen werden in eigenen Kapiteln beschrieben. Hierbei werden vor allem solche Infektionskrankheiten berücksichtigt, die besonders weit verbreitet oder durch schwere Krankheitsbilder charakterisiert sind, oder deren antimikrobielle Behandlung durch das Auftreten von Erregern mit einer Resistenz gegenüber zahlreichen Wirkstoffen besonders problematisch ist. Durch ein vertieftes Grundverständnis für die allgemeinen und erregerspezifischen Eigenschaften pathogener Mikroben und die Entstehung der durch sie verursachten Erkrankungen lässt sich am besten nachvollziehen, wie und warum bestimmte Antiinfektiva wirken und warum manche Substanzen auf bestimmte Erreger keine Wirkung (mehr) zeigen.

Ich möchte allen Mitarbeitern des Govi-Verlags, die die Realisierung meines Buchs ermöglicht haben, einen großen Dank aussprechen. Mein besonderer Dank gilt Herrn Dr. Axel Helmstädter, bei dem ich mich nicht nur für seinen unermüdlichen Einsatz für das Projekt, sondern auch für seine Geduld, motivierende Worte und zahlreiche »erhellende« Diskussionen bedanke.

Lob, konstruktive »negative« Anmerkungen, Anregungen und Wünsche von Lesern sind herzlich willkommen.

Brühl bei Köln, im Juli 2009   Dr. Ingo Stock

1 Einleitung

1.1 Die Mikrobe: Definition und Vielfalt

Der Begriff »Mikrobe« wurde wahrscheinlich 1878 von dem französischen Chirurgen Charles-Emmanuel Sedillot (1804–1883) aus den griechischen Wörtern mikrós (= klein) und bíos (= Leben) gebildet. Dieser Ausdruck des »kleinen Lebens« ist auch heute noch Bestandteil der Definition eines Mikroorganismus. Danach sind Mikroben mit dem bloßen Auge nicht sichtbare Lebewesen zuzüglich der Viren und Prionen, die keine Lebewesen sind: Viren können sich nicht selbst reproduzieren, sondern benötigen für ihre Vermehrung die Gegenwart lebender Zellen. Prionen wiederum sind Agenzien ohne Erbsubstanz, deren krankmachende Wirkung auf der Anhäufung einer pathologischen Form im Wirtsorganismus beruht.

Mikroben treten in höchst unterschiedlichen Organisationsformen auf. Außer bei Viren und Prionen ist der Baustein der Mikroben eine unterschiedlich organisierte Zelle. Prokaryotische Zellen (Bakterien) kommen in zwei voneinander getrennten Entwicklungslinien als Bacteria und Archaea vor (→ 1.3.3). Zu den eukaryotischen Mikroben zählen unter anderem Pilze, Protozoen, Schleimpilze und kleinere Algen (»Mikroalgen«). Bisweilen werden auch bestimmte Würmer sowie Ektoparasiten (beispielsweise Läuse und einige andere Insekten) in mikrobiologischen Ausführungen behandelt. Definitionsgemäß sind diese Parasiten jedoch keine Mikroben.

1.2 Vorkommen und Bedeutung der Mikroben

Mikroben (Syn.: Mikroorganismen) sind nahezu überall auf der Erde verbreitet. Man findet sie in fast allen Lebensräumen einschließlich der Antarktis, der Wüste, in der Tiefsee, in Geysiren und in besonders hoher Zahl auf der Haut und im Darmtrakt des Menschen. Einige Mikroben sind an der Verdauung des Menschen beteiligt, liefern Vitamine und schützen den Menschen vor schädlichen Einwirkungen durch andere Mikroorganismen. Mikroben sind für das Leben auf der Erde unerlässlich und spielen beim Kreislauf der Stoffe (beispielsweise für den Kohlenstoff- und Stickstoffkreislauf) und als Symbionten höherer Lebewesen eine entscheidende Rolle. Die Stoffwechseleigenschaften von Mikroorganismen macht sich der Mensch für die Herstellung von Lebensmitteln (beispielsweise Molkereiprodukte, alkoholische Getränke, Brot), bei der Abwasserreinigung, Bodensanierung und Schädlingsbekämpfung (biologische Insektizide) zunutze. In der Chemie (z. B. für die enzymatische Katalyse), bei biotechnologischen und molekularbiologischen Verfahren (Polymerasekettenreaktion, DNS-Sequenzierung, u. a.) werden Mikroben oder ihre Bestandteile (z. B. Enzyme) verwendet. Viele Mikroorganismen bilden für den Menschen pharmakologisch nutzbare Substanzen, zu denen antibakteriell wirksame Antiinfektiva und andere Metabolite gehören. Einige Mikroben werden auch direkt therapeutisch verwendet, beispielsweise zur Wiederherstellung der physiologischen Mikroflora. Gentechnisch modifizierte Mikroorganismen dienen als Vektoren für Lebendimpfstoffe oder Lieferanten rekombinanter Proteine. Gemessen an der Vielfalt der Mikroorganismen gibt es nur einige wenige Mikroben, die dem Menschen als Erreger von Krankheiten und/oder durch die Bildung von Toxinen schaden. Gleichwohl sind humanpathogene Mikroorganismen für den Menschen von entscheidender Bedeutung: Etwa ein Drittel der weltweit registrierten Todesfälle geht auf Infektionskrankheiten zurück.

1.2.1 Physiologische Mikroflora des Menschen

Der Mensch ist von Mikroorganismen dicht besiedelt. Während die »lebensfeindliche« trockene Haut nur von etwa 10^9 Mikroben bewohnt wird, kommen auf den inneren und äußeren Schleimhäuten des Menschen eine Vielzahl von Bakterien, aber auch Pilze und Protozoen vor. Beim gesunden Menschen wirkt die natürliche Mikrobengemeinschaft auf den Oberflächen der Schleimhäute als Schutz gegen mikrobielle Krankheitserreger. So sorgen die zwischen Pubertät und Menopause in der Scheide der Frau vorkommenden Milchsäurebakterien (vor allem *Lactobacillus acidophilus*) durch Vergärung von Glykogen zu Lactat für ein saures, schützendes Milieu (pH 4). Die meisten Mikroben kommen im Verdauungstrakt des Menschen und insbesondere im Dickdarm (10^{11} Bakterien pro Gramm Darminhalt) vor. Die natürliche Darmflora ist verantwortlich für die Vergärung von Stoffen, synthetisiert Vitamine (*Escherichia coli* bildet beispielsweise Vitamin K), wirkt als »Fresskonkurrenz« zu pathogenen Mikroben und konkurriert um die Bindestellen der Darmschleimhaut für potenzielle Krankheitserreger.

1.2.2 Mikroben als Krankheitserreger

Infektionskrankheiten sind weltweit die häufigste Todesursache des Menschen. Während im Mittelalter vor allem Pest und Pocken und im 19. und 20. Jahrhundert Cholera und Tuberkulose die meisten Todesopfer forderten, zählen heute neben der Tuberkulose akute Atemwegsinfektionen, Durchfallerkrankungen, Malaria und Infektionen mit humanen Immundefizienzviren bzw. die durch das erworbene Immundefizienz-Syndrom bedingten Folgeerkrankungen zu den häufigsten tödlich verlaufenden Infektionskrankheiten (**Abb. 1**). In Abhängigkeit von den hygienischen Verhältnissen, der wirtschaftlichen Situation (therapeutische Möglichkeiten), den in den Ländern geltenden Standards der Krankheitsprävention – hierzu gehören auch die Verfügbarkeit von Impfstoffen und der Durchimpfungsgrad in der Bevölkerung – sowie der geografischen Lage kommen Infektionskrankheiten unterschiedlich häufig vor. Zudem kann die Letalität vieler Erkrankungen in Abhängigkeit von den sozioökonomischen Strukturen beträchtlich variieren.

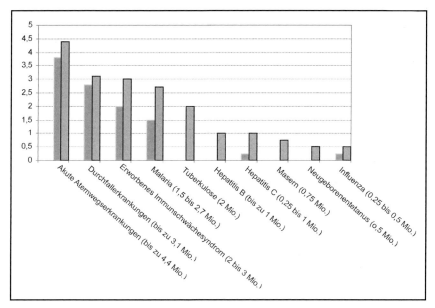

Abbildung 1: *Weltweite Anzahl der Todesfälle durch Infektionskrankheiten je Jahr*[1]

[1] Schätzwerte für die vergangenen 10 Jahre; Angabe in Millionen

Unter den meldepflichtigen Infektionskrankheiten domininieren in Deutschland antimikrobiell oder symptomatisch behandelbare Enteritiden (**Abb. 2**), die in der Regel mit einer niedrigen Letalität behaftet sind. Gleichwohl sterben auch in Deutschland jedes Jahr mehr als 40.000 Menschen an den Folgen einer Infektion, darunter mehr als 50 % an den Folgen einer zumeist bakteriell oder viral bedingten Pneumonie. Auch Infektionen mit Influenzaviren und humanen Immundefizienzviren bedingen jedes Jahr in Deutschland zahlreiche Todesfälle. Andere schwere Infektionskrankheiten wie Hepatitis B, Hepatitis C, Tuberkulose und Lyme-Borreliose treten in Deutschland ebenfalls häufig auf. Infolge des medizinischen Fortschritts und der daraus resultierenden steigenden Lebenserwartung der Menschen sowie der zunehmenden Anzahl von Immunsupprimierten und Patienten mit Grunderkrankungen wurden in den letzten Jahrzehnten immer häufiger schwere nosokomiale Erkrankungen mit nicht selten tödlichem Ausgang registriert. Ursache sind vielfach schwach virulente, aber gegenüber einer Vielzahl von Antiinfektiva natürlicherweise resistente Bakterien. Nach Angaben des Statistischen Bundesamts stieg in Deutschland die Anzahl der Sterbefälle mit einer Infektion als Todesursache zwischen den Jahren 2002 und 2006 um 14 %.

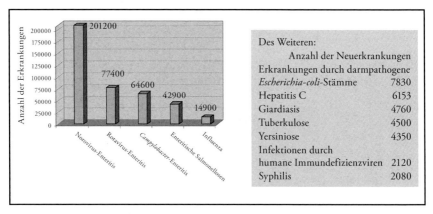

Abbildung 2: *Häufigste meldepflichtige Infektionskrankheiten in Deutschland 2008*[1]

[1] Meldungen an das Robert Koch-Institut, gerundete Werte (Stand: Januar 2009). Lyme-Borreliose, Keuchhusten, Windpocken und einige weitere in Deutschland häufig vorkommende Infektionskrankheiten sind nicht meldepflichtig, in einigen Bundesländern besteht jedoch eine Meldepflicht auf der Basis von Länderverordnungen.

1.3   Taxonomie

Die Taxonomie der Mikroorganismen beschäftigt sich mit der Klassifizierung von Mikroben. Diese erfolgt durch die Charakterisierung eines Mikroorganismus mithilfe morphologischer, physiologischer, chemischer und molekularbiologischer Daten. Zur Taxonomie gehört auch die Nomenklatur, also die Namensbezeichnung des Organismus.

1.3.1 Taxonomische Hierarchie und Nomenklatur

Die Klassifizierung von Organismen erfolgt innerhalb einer taxonomischen Hierarchie. Jeder hierarchische Rang wird durch ein so genanntes Taxon (Pl.: Taxa) beschrieben. Die kleinste Einheit der Hierarchie ist der Stamm, der der Reinkultur eines isolierten Organismus entspricht. Stämme werden zu Arten (lat.: species, eingedeutscht Spezies), Arten zu Gattungen (lat.: genera, Sing. Genus), Gattungen zu Familien, Familien zu Ordnungen, Ordnungen zu Klassen usw. zusammengefasst. Stämme einer Art werden bisweilen auch zu Unterarten (lat.: subspecies, abgekürzt subsp.) oder aufgrund bestimmter gemeinsamer Eigenschaften bestimmten Varen zugeordnet. Vare befinden sich in der Hierarchie unterhalb der Unterart, weshalb sie oft auch als intrasubspezifische Taxa bezeichnet werden. Zu den wichtigsten Varen gehören Biovare (ähnliche biochemische Eigenschaften), Pathovare (ähnliche Virulenz) und Serovare (ähnliche antigene Eigenschaften). Taxonomische Hierarchien sind in **Tab. 1** am Beispiel zweier Bakterienstämme dargestellt.

Tabelle 1: *Taxa in der taxonomischen Hierarchie*

Taxon: Stamm → Vare → (Unterart) → Art → Gattung → Familie → Ordnung → Klasse → (Unterabteilung) → Abteilung → Reich		
Beispiel:	*S. enterica* subsp. *enterica* Serovar *typhimurium* DZ 13	*E. coli* CT 13-4 (O157:H7)
Abteilung:	Proteobakterien	Proteobakterien
Unterabteilung:	gamma	gamma
Ordnung:	Enterobacteriales	Enterobacteriales
Familie:	Enterobacteriaceae	Enterobacteriaceae
Gattung:	*Salmonella*	*Escherichia*
Art (Spezies):	*enterica*	*coli*
Unterart:	*enterica*	
Pathovar:		enterohaemorrhagische *E. coli*
Serovar:	*typhimurium*	O157:H7
Stamm:	DZ 13	CT 13-4

Die Namensgebung der Prokaryoten erfolgt wie bei den Eukaryoten nach einer binären Nomenklatur, wonach jedem Organismus ein Gattungs- und ein Artname zugewiesen werden. Nach einer internationalen Übereinkunft werden Gattungs- und Artname der Bakterien (sowie ggf. der Name der Unterart und Serovar-Bezeichnungen) *kursiv* geschrieben. Für die Nomenklatur bedient man sich meist aus dem Lateinischen oder Griechischen abgeleiteter Wörter, die die Eigenschaften des Organismus und ihre Herkunft beschreiben, sowie den Namen von Wissenschaftlern. So ist z. B. *Escherichia coli* nach Theodor Escherich (1857–1911) und dem Dickdarm (griech.: »colon«) benannt. T. Escherich war der Erste, der dieses Bakterium aus dem Stuhl eines Neugeborenen isolierte.

1.3.2 Artbegriff

Neben dem Verständnis für die Namensgebung von Mikroorganismen und ihre Positionierung in der taxonomischen Hierarchie ist es wichtig zu wissen, unter welchen Bedingungen zwei Prokaryoten zur gleichen Art, Gattung, Familie etc. gehören. Die Zugehörigkeit zur selben Art ist dabei eindeutig definiert. Nach dem klassischen, aus der Botanik und Zoologie stammenden Artbegriff gehören zwei Lebewesen zu einer Art, wenn sie untereinander vermehrungsfähige Nachkommen hervorbringen können. Ein solcher Artbegriff ist auf viele Eukaryoten, nicht jedoch auf Prokaryoten anwendbar. Bei Prokaryoten werden die Nukleotidsequenz der 16S-rRNS, die DNS-DNS-Hybridisierung sowie phänotypische Merkmale für den Artbegriff herangezogen. Zwei Bakterien gehören zur selben Art, wenn

- die Nukleotidsequenz ihrer 16S-rRNS maximal 3 % voneinander abweicht;
- ihre chromosomale DNS zu mehr als 70 % miteinander doppelsträngige DNS ausbildet.

Aus praktischen Gründen, beispielsweise zur Wahrung eines in der Klinik etablierten Bakteriennamens, werden manchmal Organismen als zwei Arten geführt, auch wenn die DNS-Hybridisierungswerte deutlich über 70 % liegen. So bilden z. B. die meisten *Shigella*-Stämme eine Unterart von *Escherichia coli*.

Darüber hinaus sollten phänotypische Merkmale eine Abgrenzung zu anderen Arten erlauben. Für die Beschreibung einer neuen Art dürfen die oben genannten Kriterien entsprechend nicht zutreffen. Eine neue Bakterienart wird in der Regel nur dann benannt, wenn sie sich mit biochemischen, in der Routine leicht durchführbaren Tests von nahe verwandten Arten unterscheiden lässt.

1.3.3 Verwandtschaftsbeziehungen zwischen Organismen: die drei Reiche

Aufgrund erheblicher Unterschiede in der Zellorganisation wurden alle Lebewesen noch bis in die 1970er-Jahre hinein zwei Reichen, den Prokaryoten und Eukaryoten, zugeordnet. Durch Sequenzanalysen der ribosomalen RNS entwickelte Carl WOESE (geb. 1928) einen phylogenetischen Stammbaum der Prokaryoten, der das Verständnis für die Verwandtschaft der Lebewesen revolutionierte. Nach diesem Stammbaum entwickelten sich alle Lebewesen aus einer gemeinsamen Wurzel. Die Prokaryoten spalteten sich jedoch bereits früh in ihrer Entwicklung in zwei große Gruppen, die Eubakterien (Syn.: Bacteria) und Archaebakterien (Syn.: Archaea), auf. Diese in den Anfängen kontrovers diskutierte Theorie ist inzwischen allgemein akzeptiert und durch zahlreiche weitere molekulare Untersuchungen belegt. Nach heutiger Auffassung stehen die Reiche der Bacteria und Archaea gleichberechtigt neben dem Reich der Eukaryoten (Syn.: Eukarya). Eine Gegenüberstellung der wichtigsten Gemeinsamkeiten und Unterschiede zwischen den drei Reichen zeigt **Tab. 2**.

> **(Be-) merkenswertes:** Der Ausdruck »Bacteria« bezeichnet nur eine bestimmte Gruppe der Prokaryoten. Der Begriff »Bakterien« ist synonym zu Prokaryoten, bezeichnet also »Bacteria« und »Archaea«.

Tabelle 2: *Struktureller Vergleich der drei Reiche des Lebens*

	Prokaryoten (Bakterien)		Eukaryoten
	Bacteria (Eubakterien)	**Archaea (Archaebakterien)**	**Eukarya**
Allgemeine Merkmale			
Zelldurchmesser	Häufig 0,3–10 µm	0,3–10 µm	Häufig 5 µm – 1 mm
Organisationsform	Einzellig	Einzellig	Ein- oder mehrzellig
Zellwand	Grundstruktur Peptidoglykan; einige wenige ohne Zellwand	Grundstruktur unterschiedlich, jedoch kein Peptidoglykan (einige mit Pseudopeptidoglykan)	Pflanzen und Pilze: Polysaccharide, Cellulose bzw. Chitin Tiere: keine Zellwand
Bewegung	Häufig Flagellen	Häufig Flagellen	Geißeln, Cilien, Pseudopodien
Zytoplasma			
Kompartimentierung	Selten	Selten	Vorhanden (z. B. ER, Golgi, Lysosomen)
Organellen	Keine	Keine	Mitochondrien Pflanzen: Plastide
Ribosomengröße	70 S (40 und 30 S)	70 S (40 und 30 S)	80 S (60 und 40 S); Plastiden, Mitochondrien: 70 S
Ribosom empfindlich gegen Chloramphenicol	Ja	Nein	Nein
Diphtherietoxin	Ja	Nein	Nein
Startaminosäure bei der Translation	N-Formylmethionin	Methionin	Methionin
Erbinformation			
Zellkern	Kein Kern	Kein Kern	Zellkern mit Membran
chromosomale DNS	In der Regel ringförmig zumeist ein Chromosom Haploid Transkription und Translation gleichzeitig	In der Regel ringförmig zumeist ein Chromosom Haploid Transkription und Translation gleichzeitig	Linear Mehrere Chromosomen Diploid oder haploid Transkription (Zellkern) und Translation (Zytoplasma) getrennt
Introns	Selten	Selten	meist vorhanden
Genetische Rekombination	Konjugation	Konjugationsähnlicher Prozess	u. a. Meiose
Anzahl der RNS-Polymerasen	Eine	Mehrere	Drei

1.4 Historische Eckpfeiler

Die Geburtsstunde der Mikrobiologie als eine eigene Wissenschaft geht in das 17. Jahrhundert zurück, als durch die Entwicklung einfachster Mikroskope erstmals Mikroben sichtbar gemacht werden konnten. Diese wurden vor allem von Antonie Van Leeuwenhoek (1632–1723) gebaut, der im Regenwasser und Zahnbelag winzige bewegliche »Tierchen« beobachtete. Sein Werk war jedoch der Zeit weit voraus, sodass es nahezu 150 Jahre ohne wissenschaftlichen Anspruch blieb. Die Entwicklung besserer Mikroskope und die Verfügbarkeit von Farbstoffen im 19. Jahrhundert waren wichtige Voraussetzungen für die Entwicklung der Mikrobiologie als eigene Wissenschaft, die zwischen 1860 und 1920 ihr »goldenes Zeitalter« erlebte. Kurz vor Eintritt in diese Phase hatte Ignaz Semmelweis (1818–1865) in der Wiener Geburtsklinik durch die Einführung von »Chlorkalkwaschungen« eine deutliche Abnahme der Todesfälle infolge des gefürchteten Kindbettfiebers erzielt.

Das »goldene Zeitalter« der Mikrobiologie wurde durch herausragende Forscherpersönlichkeiten wie Louis Pasteur (1822–1895), Robert Koch (1843–1910), Paul Ehrlich (1854–1915) und Emil von Behring (1854–1917) geprägt. In wenigen Jahren wurden neben neuen mikrobiologischen Konzepten und Grundlagen (erstmalige Kultivierbarkeit von Mikroorganismen auf festen Nährmedien, Möglichkeiten der Sterilisation, etc.) zahlreiche Krankheitserreger beschrieben. Die Einführung erster erfolgreicher antimikrobiell wirkender Arzneistoffe ist ebenfalls ein Kennzeichen dieser Zeit. Die Entwicklung des Salvarsans (bzw. des weniger toxischen Neosalvarsans) durch P. Ehrlich und seinen Assistenten Sahachiro Hata (1873–1938) im Kampf gegen die Syphilis gilt als entscheidender Wegbereiter für die moderne antibakterielle Therapie.

In den ersten Jahren nach 1920 waren insbesondere die Entwicklung der Sulfonamide durch Gerhard Domagk (1895–1964) sowie die zunächst weitgehend unbeachtete Entdeckung des Benzylpenicillins durch Sir Alexander Fleming (1881–1955) weitere bedeutsame Meilensteine für die spezifische Therapie bakterieller Erkrankungen. Die bereits seit Edward Jenner (1749–1823) bekannte aktive Immunisierung gegen Pocken wurde in der ersten Hälfte des 20. Jahrhunderts Vorbild für die Herstellung von Impfstoffen gegen andere Infektionskrankheiten.

Eine Auswahl bedeutsamer Ereignisse, die die Entwicklung der medizinisch-/pharmazeutischen Mikrobiologie prägten, zeigt **Tab. 3**.

Tabelle 3: *Bedeutende Meilensteine der Mikrobiologie aus pharmazeutisch-medizinischer Sicht*

Jahr	Wissenschaftler	Entdeckung, Methode, Entwicklung
1684	A. van Leeuwenhoek	Darstellung von Mikroben im Mikroskop
1796	E. Jenner	Impfung gegen Pocken
1847	I. Semmelweis	Desinfektion zur Vermeidung von Kindbettfieber
1864	L. Pasteur	Beilegung der Kontroverse über die Spontanzeugung
1867	R. Lister	Einführung antiseptischer Techniken in der Chirurgie
1876	F. Cohn	Entdeckung der Endosporen und ihrer Hitzeresistenz
1881/1882	R. Koch, F. A. Hesse, W. Hesse	Methoden zur Untersuchung von Bakterien in Reinkultur
1882	R. Koch	Erreger der Tuberkulose (*Mycobacterium tuberculosis*)
1882/1883	F. Ziehl, F. Neelsen	Ziehl-Neelsen-Färbung
1883	R. Koch	Erreger der Cholera (*Vibrio cholerae*)
1883	E. Klebs	Erreger der Diphtherie (*Corynebacterium diphtheriae*)
1884	R. Koch	Kochsche Postulate
1884	H. C. Gram	Gramfärbung
1885	L. Pasteur	Impfstoff gegen Tollwut
1889	M. Beijerinck	Viruskonzept am Tabakmosaikvirus
1890	E. von Behring, S. Kitasato	Diphtherie-Antitoxin
1897	F. Löffler	Maul- und Klauenseuche als virale Erkrankung
1901	M. Beijerinck	Anreicherungskulturen
1901	E. von Behring	1. Nobelpreis für Medizin: Arbeiten zur Serumtherapie und ihre praktische Anwendung gegen Diphtherie
1905	F. Schaudinn, E. Hoffmann	Erreger der Syphilis (*Treponema pallidum*)

Fortsetzung nächste Seite

Tabelle 3: *Fortsetzung*

Jahr	Wissenschaftler	Entdeckung, Methode, Entwicklung
1910	P. Ehrlich, S. Hata	Erstes Antiinfektivum: Markteinführung des Arsenpräparats »Ehrlich-Hata 606« (Salvarsan) gegen Syphilis
1912	P. Ehrlich	Markteinführung von »Substanz 914« (Neosalvarsan)
1917	F. Twort, F. D. 'Herelle	Bakteriophagen
1928	F. Griffith	Pneumokokken-Transformation
1928	A. Fleming	Benzylpenicillin
1934	L. Marton, E. Ruska	Elektronenmikroskop
1935	G. Domagk	Erstes Sulfonamid: Markteinführung des »Prontosil«
1943	H. W. Florey, E. B. Chain	Erfolgreiche Einführung von Penicillin G in die Syphilis-Therapie
1943/1944	S. Waksman, A. Schatz	Isolierung des Streptomycins (erstes Tuberkulostatikum)
1944	O. Avery, C. Macleod, M. McCarty	DNS ist das genetische Material
1946	E. Tatum, J. Lederberg	Konjugation von Bakterien
1951	B. McClintock	Transposons
1952	J. Lederberg, N. Zinder	Transduktion von Bakterien
1953	J. Watson, F. Crick	Struktur des Desoxyribonukleinsäure
1959	R. Porter	Immunglobulin-Struktur
1961	S. Brenner, F. Jakob, M. Meselson	Messenger-Ribonukleinsäure und Ribosomen als Ort der Proteinbiosynthese
1966	M. Nirenberg, H. G. Khorana	Genetischer Code
1969	H. Temin, D. Baltimore, R. Dulbecco	Retroviren und reverse Transkriptase
1970	D. S. Dane	Hepatitis-B-Virus
1975	G. Kohler, C. Milstein	Monoklonale Antikörper
1977	F. Sanger und andere	Methoden der Desoxyribonukleinsäure-Sequenzierung

Fortsetzung nächste Seite

Tabelle 3: *Fortsetzung*

Jahr	Wissenschaftler	Entdeckung, Methode, Entwicklung
1981	W. Burgdorfer	Erreger der Lyme-Borreliose (*Borrelia burgdorferi*)
1981	S. Prusiner	Charakterisierung von Prionen
1983	L. Montagnier	Humane Immundefizienzviren
1983	R. Warren, B. Marshall	*Helicobacter pylori* als Erreger der chronischen Gastritis
1985	K. Mullis	Polymerasekettenreaktion
1989	Q.-L. Choo	Hepatitis-C-Virus
1995	C. Venter, H. Smith	Erste vollständige Sequenz eines bakteriellen Genoms
2001	B. G. Van Den Hoogen	Humanes Metapneumovirus
2003	C. Drosten	Severe Acute Respiratory Syndrome(SARS)-Coronavirus
2004	L. Van der Hoek	Coronavirus NL63 (HCoV-NL63)
2005	P. C. Woo	Coronavirus HKU1 (HCoV-HKU1)
2005	T. Allander	Humanes Bocavirus

2 | Allgemeine Infektiologie

2.1 Grundbegriffe der Infektiologie

Bis zur Geburt leben im Menschen keine Mikroorganismen, doch schon kurz darauf wird der Mensch von einer Vielzahl von Mikroben besiedelt. Hierbei entsteht rasch ein natürliches Gleichgewicht zwischen dem Mikro- und dem Makroorganismus, bei dem die Mikrobe auf der Haut und den Schleimhäuten des Menschen lebt, ohne ihn zu schädigen (*Kommensale*). Mikroorganismen, die ihren Wirt schädigen, werden als krankmachend (*pathogen*) bezeichnet. Ist die Infektabwehr des Wirts beeinträchtigt, können einige kommensalisch lebende Mikroben auch Erkrankungen hervorrufen. Solche Organismen werden als *fakultativ pathogene* oder *opportunistische* Krankheitserreger bezeichnet (→ **2.2.1**). Der Begriff der »*Infektion*« bezeichnet im Allgemeinen die erfolgreiche Ansiedlung eines pathogenen Mikroorganismus. Eine Infektion muss dabei nicht unbedingt eine Erkrankung nach sich ziehen. Viele Infektionen zeigen klinisch keine Symptome, sie werden im Gegensatz zu *symptomatischen* (Syn.: apparenten) Infektionen als *asymptomatisch* oder inapparent bezeichnet. Man spricht in diesem Zusammenhang auch von subklinischen Verlaufsformen. Zu einer Erkrankung kommt es in der Regel dann, wenn das Wachstum des Mikroorganismus durch die Immunabwehr nicht mehr kontrolliert werden kann. Krankheitsauslösende Mikroorganismen wenden dabei eine Reihe unterschiedlicher Strategien an (→ **2.2.3**). Das Grundprinzip der Krankheitsentstehung (*Pathogenese*) von Infektionskrankheiten zeigt **Abb. 3**.

Inapparente und apparente Infektionen können zu einem Schutz des Wirts gegenüber einer erneuten Infektion mit dem gleichen Erreger führen, man spricht dann von *Immunität*. Viele »Kinderkrankheiten« hinterlassen eine lebenslange Immunität. Ein wichtiger Grund dafür, dass sie zumeist schon früh im Leben auftreten, ist ihre hohe Ansteckungsfähigkeit (*Kontagiosität*). Das Zeitintervall zwischen der Aufnahme eines Krankheitserregers und der Ausbildung der ersten Krankheitssymptome (*Inkubationszeit*) variiert in Abhängigkeit von der Erkrankung beträchtlich: Inkubationszeiten können einige wenige Stunden (z. B. Infektionen mit Rhinoviren), aber auch mehrere Jahrzehnte (manche Prionenerkrankungen) betragen. Bei einigen Erkrankungen kommt

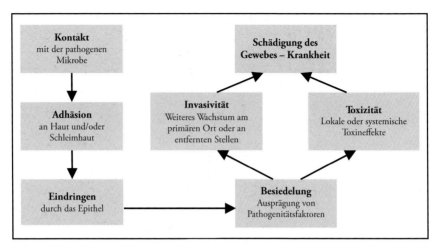

Abbildung 3: *Pathogenese mikrobieller Erkrankungen*

es nach Abklingen der Symptome nicht zu einer vollständigen Eliminierung der Erreger. Entsprechende Infektionen können dadurch charakterisiert sein, dass die Betroffenen über mehrere Wochen und länger Erreger ausscheiden (*Dauerausscheider*). Personen, die mit einem pathogenen Mikroorganismus kolonisiert sind, aber nicht erkranken, können diese Erreger manchmal auch an Dritte weitergeben. Sie fungieren in diesem Fall als *Keimträger*. Dauerausscheider und Keimträger sind für die Epidemiologie der Infektionskrankheiten von großer Bedeutung.

Infektionen können unterschiedlich entstehen und an unterschiedlichen Orten erworben werden. Während *exogene Infektionen* aus der belebten oder unbelebten Umwelt stammen, haben *endogene Infektionen* ihren Ursprung im Menschen, gehen also von der eigenen Mikrobenflora aus. Sowohl endogene als auch exogene Infektionen können ambulanter Herkunft sein (allgemein oder ambulant erworbene Infektionen, engl.: community-acquired infections) oder innerhalb des Krankenhauses erworben werden (*nosokomiale Infektionen*).

Nach der Lokalisation des Erregers werden lokale Infektionen und systemische Allgemeininfektionen unterschieden. Bei der *Lokalinfektion* (z. B. Diphtherie, Tetanus) beschränkt sich das Vorkommen des Erregers auf die Eintrittspforte in den Wirt und ihre unmittelbare Umgebung. Durch die Bildung von Toxinen (z. B. Diphtherietoxin) kann es jedoch auch zu Wirkungen auf den Wirt weitab vom Infektionsort kommen. Bei der *systemischen Allgemeininfektion* vermehren sich die Erreger zunächst in der Nähe der Eintrittspforte, treten dann in die Blutbahn über und gelangen schließlich in die Organe. Systemische Allgemeininfektionen, aber auch Lokalinfektionen können unter bestimmten Bedingungen eine Blutvergiftung (*Sepsis*, Pl.: Sepses) zur Folge haben. Sepses (Syn.: septische Infektionen, veraltet auch Septikämien) sind von *Bakteriämien* und *Virämien* zu unterscheiden, wobei die betreffenden Bakterien bzw. Viren nur kurzzeitig in der Blutbahn erscheinen.

Viele Infektionskrankheiten können unter bestimmten Bedingungen gehäuft auftreten, wobei zeitliche und örtliche Faktoren eine unterschiedliche Rolle spielen. Ein stark gehäuftes, aber zeitlich und räumlich begrenztes Auftreten einer Infektionskrankheit wird als *Epidemie* bezeichnet. Sind alle Lebensräume des Menschen auf der Erde oder zumindest zahlreiche Regionen auf mehreren Kontinenten betroffen, spricht man von einer *Pandemie* bzw. pandemischen Ausbreitung der Erkrankung. Das endemische Vorkommen einer Infektionskrankheit (*Endemie*) zeigt hingegen ein regional gehäuftes und zeitlich unbegrenztes Auftreten der Erkrankung an. Um die *Epidemiologie* (griech.: »epi«, »demos«, »logos« – wörtlich: »Wissenschaft von dem, was in einem Volk vorkommt«) einer Infektionskrankheit zu beschreiben, bedient man sich statistischer Größen (**Tab. 4**).

Tabelle 4: *Statistische Größen für die epidemiologische Erfassung von Infektionskrankheiten*

Parameter	Definition
Morbidität	Absolute Zahl der Erkrankten auf 10.000 oder 100.000 Personen pro Zeiteinheit (meist 1 Jahr)
Inzidenz	Anzahl der Neuerkrankungen
Prävalenz	Anzahl der Erkrankten an einem bestimmten Stichtag
Mortalität	Zahl der Verstorbenen (%) bezogen auf eine bestimmte Gruppe (oder Gesamtbevölkerung, oder 1.000 oder 10.000 Personen) pro Zeiteinheit (meist 1 Jahr)
Letalität	Prozentzahl der Todesfälle bei den Erkrankten (relatives Maß der Sterblichkeit)

2.2 Pathogenität und Virulenz

2.2.1 Begriffsbestimmung

Ob ein Mikroorganismus in der Lage ist, eine Infektionskrankheit auszulösen, hängt von zahlreichen Größen, so unter anderem von seiner Pathogenität und seiner Virulenz ab. Unter dem Begriff der *Pathogenität* versteht man die

Gesamtheit der Eigenschaften einer Mikrobe, die es ihr ermöglichen eine Erkrankung hervorzurufen. Die Pathogenität resultiert aus der Wirkung verschiedener *Pathogenitätsmechanismen* (Syn.: Pathogenitätsfaktoren). Viele Mikrobenarten sind fakultativ pathogen (→ **2.1**), es gibt jedoch auch *obligat pathogene* und *apathogene* (Syn.: nicht pathogene) Mikroben.

Begriffe, die Pathogenität beschreiben	
Apathogen (nicht pathogen):	Die Mikrobe kann in/am Menschen nicht existieren.
Fakultativ pathogen:	Die Mikrobe kommt im/am Menschen vor (Teil der Standortflora), verursacht aber im Normalfall keine Erkrankungen.
Obligat pathogen:	Die Mikrobe kann im/am Menschen leben und verursacht mit hoher Wahrscheinlichkeit eine Erkrankung.

Die *Virulenz* ist ein relativer Begriff und bezeichnet das Ausmaß der Pathogenität eines bestimmten Krankheitserregers (z. B. hoch virulent, schwach virulent, avirulent). Während die Pathogenität in der Regel die Eigenschaften einer Art oder Gattung umschreibt, bezieht sich die Virulenz auf den Erregerstamm und kann damit verschiedene Phänotypen innerhalb eines Taxons erfassen. So sind z. B. Diphtherietoxin bildende Stämme des obligat pathogenen Bakteriums *Corynebacterium diphtheriae* hoch virulent, während nicht toxinbildende Stämme derselben Art avirulent sind. Als Messgröße der Virulenz dient die Anzahl der benötigten Mikroben, um 50 % einer Gruppe infizierter Wirtsorganismen zu töten (letale Dosis$_{50}$, LD$_{50}$).

2.2.2 Kochsche Postulate

Ein wichtiger Durchbruch für die medizinische Mikrobiologie war die Festlegung von Kriterien, mit denen man feststellen konnte, ob ein als Krankheitserreger im Verdacht stehender Mikroorganismus tatsächlich Ursache der Erkrankung oder eine weniger bedeutsame Begleiterscheinung ist. Auf der Grundlage von Tierexperimenten mit dem Milzbrand-Erreger (*Bacillus anthracis*) und anderer Untersuchungen formulierte Robert Koch vier Kriterien, die heute als die Kochschen Postulate bekannt sind.

> **Kochsche Postulate**
>
> Ein spezifischer Mikroorganismus ist Erreger einer spezifischen Erkrankung, wenn folgende Leitsätze nachgewiesen werden:
>
> 1. Der mutmaßliche Krankheitserreger muss immer in Lebewesen auftreten, die an der Krankheit leiden und sollte nicht in gesunden Lebewesen nachweisbar sein.
> 2. Der mutmaßliche Erreger muss in Reinkultur außerhalb des Körpers gezüchtet werden.
> 3. Die Reinkultur des mutmaßlichen Erregers muss im gesunden Lebewesen die Krankheit auslösen.*
> 4. Der mutmaßliche Erreger muss re-isoliert werden und identisch mit dem ursprünglichen Erreger sein.
>
> * [...die Reinkultur muss nach Injektion in das anfällige Lebewesen die charakteristischen Symptome der Erkrankung hervorrufen]

Auch wenn die Kochschen Postulate nicht auf alle Krankheitserreger anwendbar sind – hierzu gehören insbesondere Mikroben, die *in vitro* nicht kultiviert werden können –, sind sie bei der Beschreibung neuer Erreger nach wie vor bedeutsam.

2.2.3 Pathogenitätsmechanismen

Es gibt zahlreiche Möglichkeiten, wie ein krankmachender Mikroorganismus seine Virulenz ausprägen kann. Zu den wichtigsten Pathogenitätsmechanismen gehören Adhärenz vermittelnde Faktoren, Toxine, Enzyme sowie Siderophore. Darüber hinaus werden auch Sekretionssysteme für Pathogenitätsfaktoren zu den Pathogenitätsmechanismen gerechnet.

2.2.3.1 Adhärenz vermittelnde Faktoren

Die Fähigkeit von Mikroben, an Wirtszellen zu adhärieren, ist für die Pathogenese von Infektionskrankheiten von großer Bedeutung und nicht selten Voraussetzung für eine Infektion. Nicht-adhärierende Mikroorganismen werden weggeschwemmt oder abtransportiert. Adhäsive Eigenschaften sind darüber hinaus für die Ausbildung von Mikrokolonien und die nachfolgende Kolonisation der Mikroben unabdingbar. Adhärenz vermittelnde Faktoren können sich an der Spitze von exponierten dünnen Proteinstrukturen befinden, die entweder Fimbrien oder Pili darstellen (→ **3.1.4.2**). Beispiele sind die als Colonization Factor Antigens (CFA) bezeichneten Fimbrienproteine enterotoxigener *Escherichia-coli*-Stämme, mit denen die Bakterien spezifisch an Zellen des Dünndarms binden. Darüber hinaus gibt es nicht-fimbrielle Adhärenzfaktoren, die sehr unterschiedlich strukturiert sein können. Hierzu gehören die von vielen Mikroben gebildete Polymere wie Schleime und Kapseln (→ **3.1.5.1**), aber auch Lipoteichonsäuren als Bestandteil der Zellwand zahlreicher grampositiver Bakterien.

2.2.3.2 Exotoxine

Die Fähigkeit von Mikroorganismen, Krankheiten zu verursachen, beruht in vielen Fällen auf der Bildung von Toxinen, die während des Wachstums der Mikroben in das umliegende Medium abgegeben werden. Die Wirkung dieser so genannten Exotoxine ist zum Teil sehr stark. So ist das von der anaeroben Bakterienart *Clostridium botulinum* gebildete Exotoxin das am stärksten wirksame Toxin, das in der Natur vorkommt. Die meisten Exotoxine gehören zu einer von drei Toxinuntergruppen, die als zytolytische Toxine, AB-Toxine oder Superantigen-Toxine bezeichnet werden.

Zytolytische Toxine sind in der Regel Proteine, die die Zellmembran der Wirtszelle schädigen, was den Tod der Zelle nach sich ziehen kann. Sie werden häufig auch als Hämolysine bezeichnet, obschon sie eine Wirkung auf verschiedene Zelltypen besitzen. Zytolytische Toxine spielen insbesondere für die Differenzierung von Streptokokken eine wichtige Rolle (→ **3.4.3.2**). *AB-Toxine* bestehen aus kovalent miteinander verknüpften A- und B-Untereinheiten. Im typischen Fall bindet die B-Komponente an einen Rezeptor der Zelloberfläche, wodurch das eigentliche Toxin (die A-Komponente) durch die Membran in die Zielzelle gelangen kann, wo der Toxin-spezifische Schaden verursacht wird. *Superantigen-Toxine* wirken durch die Stimulierung von Immunzellen, was zu einer intensiven Entzündungsreaktion des Wirtes führt. Einige Beispiele für Exotoxine zeigt **Tab. 5**.

Auf das Darmepithel wirkende Exotoxine werden auch als *Enterotoxine* (»enteron« griech. für »Dünndarm«) bezeichnet. Derartige Toxine, zu denen z. B. das Exotoxin von *Vibrio cholerae* und enterotoxischer *Escherichia-coli*-Stämme sowie einige *Staphylococcus-aureus*-Toxine gehören (**Tab. 5**), bewirken häufig eine verstärkte Flüssigkeitssekretion im Darm.

Tabelle 5: *Exotoxine humanpathogener Bakterien (Beispiele)*

Bakterienart	Erkrankung	Toxin (Name)	Toxintyp	Wirkung
Clostridium botulinum	Botulismus	Botulinumtoxin	AB-Toxin	Schlaffe Lähmung
Clostridium tetani	Tetanus	Tetanospasmin	AB-Toxin	Spastische Lähmung
Corynebacterium diphtheriae	Diphtherie	Diphtherietoxin	AB-Toxin	Hemmung der Proteinbiosynthese bei Eukaryoten
ETEC	Enteritis	Enterotoxin	AB-Toxin	Flüssigkeitsverlust (Darmzellen)
Vibrio cholerae	Cholera	Choleratoxin	AB-Toxin	Flüssigkeitsverlust (Darmzellen)
Staphylococcus aureus	TSS Enteritis	TSST-1 Enterotoxin A-E	SA-Toxin SA-Toxine	Systemischer Schock Diarrhö, Erbrechen, Schock
Streptococcus pyogenes	Tonsillitis u. a. Scharlach	Streptolysin O Streptolysin S Erythrogenes Toxin A	ZL-Toxin ZL-Toxin SA-Toxin	Hämolyse Hämolyse u. a. Scharlachausschlag

Abkürzungen: ETEC: Enterotoxische *Escherichia coli*; TSS(T): Toxic Shock Syndrome (Toxin); SA-Toxin: Superantigen-Toxin; ZL-Toxin: Zytolytisches Toxin

2.2.3.3 Endotoxine und Prüfung auf bakterielle Pyrogene

Unter dem Begriff der Endotoxine versteht man die von vielen gramnegativen Bakterien gebildeten Lipopolysaccharide, die einen integrativen Bestandteil der äußeren Membran bilden und erst nach Lysis der Zelle in das umgebende Medium abgegeben werden. Hauptverantwortlich für die Toxizität der Endotoxine ist der Lipid-A-Anteil des Lipopolysaccharids (→ **3.1.4.3**). Endotoxine und Exotoxine werden nicht selten miteinander verwechselt, obwohl sie eine ganze Reihe unterschiedlicher Eigenschaften aufweisen (**Tab. 6**). Besonders bedeutsam für den Menschen sind die möglichen physiologischen Reaktionen, die aus der Freisetzung von Endotoxinen resultieren. Neben einer Fieber induzierenden Wirkung – Endotoxine sind folglich bakterielle *Pyrogene* – verursachen Endotoxine eine Freisetzung von Zytokinen und eine generalisierte Entzündungsreaktion. Hohe Endotoxin-Konzentrationen können einen septischen Schock oder eine Gewebsnekrose nach sich ziehen. Gleichwohl ist die Toxizität der Endotoxine wesentlich geringer als die der Exotoxine (**Tab. 6**).

Tabelle 6: *Eigenschaften bakterieller Toxine: Exotoxine vs. Endotoxine*

Eigenschaft	Exotoxin	Endotoxin
Herkunft	Sekretionsprodukte grampositiver und gramnegativer Bakterien	Zellwandbestandteile gramnegativer Bakterien, die bei Lysis der Zelle freigesetzt werden
Toxische Komponente	Zumeist Polypeptide	Lipid A des Lipopolysaccharids
Toxizität	Hochtoxisch (LD_{50}[a] im Mikrogrammbereich)	Weniger toxisch (LD_{50}[a] im Milligrammbereich)
Stabilität	Relativ instabil, zumeist hitzelabil (oft 60 °C für Inaktivierung ausreichend)	Relativ stabil, hitzestabil (Inaktivierung meist erst bei 100 °C für 2,5 h)
Immunigenität	Hoch immunogen (regt die Bildung neutralisierender Antikörper/Antitoxine an)	Relativ schwach immunogen (ausgelöste Immunreaktion reicht nicht aus, um das Toxin zu neutralisieren)
Fieber	Verursachen zumeist kein Fieber	Verursachen Fieber (Pyrogene)
Weitere Effekte		Freisetzung von Interleukin-1 und -6, Tumornekrosefaktor-alpha aus Makrophagen
Toxoid	Durch Formaldehydbehandlung des Toxins	Kein toxoides Potenzial
Genetische Lokalisation	Oft Plasmid- oder Bakteriophagen-codiert	Chromosomal-codiert

[a] Letale Dosis für 50 % der Betroffenen

Bei zahlreichen Arzneistoffen wie Antiinfektiva und intravenös zu applizierenden Lösungen muss Pyrogenfreiheit gewährleistet sein. Zur Testung bakterieller Pyrogene wurden verschiedene Verfahren entwickelt, von denen insbesondere der in den 1940er-Jahren entwickelte Kaninchentest und der etwa dreißig Jahre später auf dem Markt verfügbare Limulus-Amöbozyten-Lysat-Test Bedeutung erlangten.

Der Endotoxin-Nachweis mithilfe des *Kaninchentests* beruht auf einer Messung des Anstiegs der Körpertemperatur im Kaninchen nach Injektion der zu prüfenden Lösung. Der Test ist spezifisch, aber relativ insensitiv und durch die standardisierten Bedingungen für die Kaninchenhaltung aufwendig.

Kaninchentest zum Endotoxinnachweis	
Vorprüfung:	mit pyrogenfreier Natriumchlorid-Lösung i.v. in die Ohrvene
Auswertung:	Vorprüfung bestanden, wenn 90 min vor und 3 h nach Injektion $\Delta T < 0{,}6\,°C$
Hauptprüfung:	Injektion der Prüflösung in mind. 3 Kaninchen; Ermittlung der Temperaturanstiege durch Differenzbildung der Höchst- und Initialtemperatur
Auswertung:	Summe der Temperaturanstiege $< 1{,}15\,°C$: Prüfung bestanden zwischen $1{,}15\,°C$ und $2{,}65\,°C$: Prüfung wiederholen $> 2{,}65\,°C$: Prüfung nicht bestanden

Die Prüfung auf Endotoxine im *Limulus-Amöbozyten-Lysat-(LAL-)Test* erfolgt mithilfe eines wässrigen Extraktes von Blutzellen (Amöbozyten) des Pfeilschwanzkrebses *Limulus polyphemus* (**Abb. 4**). Der LAL-Test beruht auf den Eigenschaften der Endotoxine, spezifisch eine Lysis von Amöbozyten zu verursachen. Im Standard-LAL-Test werden Limulusamöbozyten mit der zu testenden Lösung versetzt. Bei Anwesenheit von Endotoxinen geliert der Amöbozytenextrakt und fällt als amorphe Masse aus der Lösung aus. Dies führt zu einer Trübung, die quantitativ mit einem Spektralphotometer messbar ist. Der LAL-Test ist spezifisch und hochempfindlich, selbst Endotoxinkonzentrationen von 10 pg/ml sind mithilfe des Verfahrens nachweisbar. Vorteile des LAL-Tests im Vergleich zum Kaninchentest sind neben seiner höheren

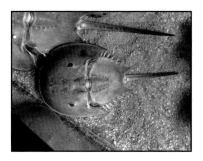

Abbildung 4: *Limulus polyphemus (von dorsal)*

Empfindlichkeit (besserer Patientenschutz) der geringe Aufwand des Verfahrens sowie die Unabhängigkeit von Tierversuchen. Nachteilig ist die hohe Störanfälligkeit, die auf der Empfindlichkeit des Verfahrens beruht. So ist bei den für den Test benutzten Geräten und Chemikalien darauf zu achten, dass diese nicht mit gramnegativen Bakterien kontaminiert sind. Der LAL-Test wird nicht nur für die Überprüfung der Pyrogenfreiheit von Arzneimitteln, sondern auch zum Nachweis von Endotoxinen im Trinkwasser und in Körperflüssigkeiten eingesetzt. Der Nachweis von Endotoxin im Blutserum oder in der Rückenmarksflüssigkeit ist ein wichtiges Indiz für eine Infektion mit gramnegativen Bakterien.

2.2.3.4 Weitere Pathogenitätsmechanismen

Neben den bereits beschriebenen Pathogenitätsmechanismen sind insbesondere Siderophore und verschiedene Sekretionssysteme, insbesondere die so genannten Sekretionssysteme vom Typ III, für die Pathogenität von Mikroorganismen bedeutsam.

Siderophore sind von zahlreichen Mikroben gebildete Eisenbindeproteine, die das lebensnotwendige, aber in der Umgebung der Mikrobe häufig nur in geringer Konzentration vorkommende Eisen mit hoher Affinität binden und mit den Eisentransportmechanismen des Wirtsorganismus (Laktoferrin, Transferrin) konkurrieren.

Typ-III-Sekretionssysteme bilden eine Virulenzstrategie vieler gramnegativer Bakterien und ermöglichen die direkte Applikation von Pathogenitätsfaktoren in die Zielzelle des Wirts. Hierbei wird ein zytoplasmatisch vorliegender Faktor durch die innere und äußere Membran der Bakterienzelle über einen auf der äußeren Membran lokalisierten Sekretionsapparat direkt in das Zytoplasma der Wirtszelle »injiziert«.

2.3 Mikroskopische Darstellung von Mikroorganismen

Die Darstellung von Mikroben kann licht- oder elektronenmikroskopisch erfolgen. Für die Darstellung von Mikrobengruppen, einzelner Mikroorganismen oder größerer zellulärer Bestandteile bedient man sich in der Regel lichtmikroskopischer Techniken, für die Visualisierung kleiner subzellulärer Strukturen und viraler Partikel des Transmissionselektronenmikroskops. Eine detaillierte Darstellung von Oberflächen ganzer Zellen erhält man mit dem Rasterelektronenmikroskop.

In vielen medizinisch-mikrobiologischen Untersuchungen dienen mikroskopische Darstellungen einer ersten Orientierung auf den Mikrobengehalt klinischer Proben sowie zur Prüfung auf bestimmte mikrobielle Strukturen (Zellform, Sporen, Geißeln etc.) und Färbeeigenschaften. Für derartige Fragestellungen sind zumeist lichtmikroskopische Verfahren ausreichend. Nicht selten wird auch die Identifizierung des Erregers angestrebt. Die Identifizierung von Bakterien mithilfe mikroskopischer Techniken ist nicht möglich, jedoch können bestimmte Methoden eine Zuordnung von Bakterien in bestimmte Mikrobengruppen erleichtern und auf diese Weise zur Identifizierung der fraglichen Erreger beitragen. Viele Protozoen und insbesondere Pilze werden hingegen häufig anhand ihres mikroskopischen Erscheinungsbildes »identifiziert«. Eine solche Charakterisierung liefert jedoch nur bei relativ wenigen dieser Krankheitserreger ein zuverlässiges Ergebnis.

Prinzip der Elektronenmikroskopie

Transmissionselektronenmikroskop (TEM): Für TEM-Darstellungen wird anstelle von Licht ein Elektronenstrahl verwendet, der mittels Elektromagneten als Elektronenlinse gebündelt wird. Die zu untersuchende Probe wird dabei im Hochvakuum gehalten und zuvor spezifisch aufbereitet. Hierzu werden Ultradünnschnitte des Untersuchungsmaterials angefertigt. Um eine gute Kontrastierung der Darstellung zu erhalten, werden elektronendichte Schwermetallsalze eingesetzt, die verschiedenartig an Zellstrukturen binden.

Rasterelektronenmikroskop (REM): Für REM-Darstellungen wird das Untersuchungsmaterial mit einem dünnen Schwermetallfilm bedampft, der sich an die Oberflächenkontur des Objektes anpasst. Der Film wird dann mit einem Elektronenstrahl abgetastet. Infolge der Streuung der Elektronen an den Metallatomen entsteht ein Abbild der Objektoberfläche.

2.3.1 Nativpräparate

Viele Mikroorganismen lassen sich nativ, also ohne vorausgehende abtötende Fixierung und Färbung unter dem Lichtmikroskop, sichtbar machen. Hierzu werden häufig Deckglaspräparate mit oder ohne Vitalfärbung verwendet. Unter einer Vitalfärbung versteht man die Zugabe eines von lebenden Mikroben leicht aufnehmbaren Farbstoffs in das sie enthaltende Medium. Als weitere Nativpräparate werden vor allem der »hängende Tropfen« und die Negativdarstellung (Tuschepräparat) verwendet. Mithilfe des »hängenden Tropfens« lässt sich die Beweglichkeit vieler Bakterien und einiger anderer Mikroben nachweisen. Im Tuschepräparat lassen sich äußere Konturen mikrobieller Zellen und Kapseln, wie sie z. B. bei *Streptococcus pneumoniae* vorkommen, visualisieren.

Methoden: »Hängender Tropfen« und Tuschepräparat

»Hängender Tropfen«: Auf die Mitte eines Deckglases wird ein Tropfen der zu untersuchenden Mikrobensuspension gegeben. Hiernach wird der Ausschliff eines Hohlschliff-Objektträgers mit Vaseline oder dickflüssigem Paraffinöl umrandet. Der Objektträger wird so auf das Deckglas gedrückt, dass sich der Tropfen in der Schliffmulde befindet. Danach wird das Präparat umgedreht und durch das Deckglas, also von der Rückseite des Tropfens, mikroskopiert.

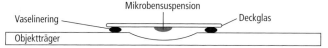

Tuschepräparat: Auf einen Objektträger wird ein Tropfen Tusche gegeben und in diesem das zu untersuchende Material gleichmäßig verteilt. Die entstehende Suspension wird auf dem Objektträger ausgezogen, luftgetrocknet und ohne Deckglas mit Immersionsöl mikroskopiert. Wenn man den Ausstrich zuvor mit einem Farbstoff anfärbt, der von der Zelle, aber nicht von den Kapselbestandteilen aufgenommen wird, sind Kapseln als farblose, die gefärbten Zellen umgebene Aussparungen im Tuschefilm erkennbar.

2.3.2 Gefärbte Präparate und Färbetechniken

Für eine verbesserte Darstellung und Differenzierung von Mikroorganismen sowie zur Visualisierung bestimmter Zelleinschlüsse und Organellen bedient man sich verschiedener Färbetechniken. Dabei werden im Allgemeinen wässrig-alkoholische Farblösungen verwendet, die basische Anilinfarbstoffe wie Methylenblau, Fuchsin, Kristall-, Gentiana- oder Methylviolett enthalten. Vor Beginn der Anfärbung ist eine Hitzefixierung der auf dem Objektträger aufgetragenen Präparate erforderlich, damit die Mikroben bei allen Färbe- und Waschvorgängen am Objektträger haften bleiben.

Für die Darstellung von Mikroorganismen werden Einfach- und Differenzialfärbungen eingesetzt. Bei Einfachfärbungen wird eine nur einen Farbstoff enthaltende Farbstofflösung auf den Objektträger gegeben. Die Mikroben nehmen bei der Färbung den Farbton der Lösung an. Gebräuchlich sind Einfachfärbungen mit Methylenblau oder Fuchsin. Differenzialfärbungen werden hingegen mit wenigstens zwei Farbstoffen durchgeführt, deren Lösungen miteinander gemischt oder nacheinander verwendet werden. Das Prinzip beruht meist darauf, dass auf einen ersten Färbeschritt ein Waschvorgang folgt, wodurch der eingesetzte Farbstoff von manchen Mikroorganismen oder Bestandteile dieser Mikroben wieder abgegeben wird. Letztere werden dann durch einen zweiten Farbstoff angefärbt, während alle übrigen Mikroben bzw. Mikrobenstrukturen die Farbe der zuerst eingesetzten Farblösung zeigen. Die für die medizinische Mikrobiologie bedeutendsten Differenzialfärbungen sind die Gramfärbung und die Ziehl-Neelsen-Färbung.

2.3.2.1 Gramfärbung

Die vom dänischen Arzt Hans Christian GRAM (1853–1938) im Jahr 1884 entwickelte Färbemethode diente ursprünglich dazu, eine bessere Darstellung von Bakterien in Gewebeschnitten zu erzielen. Erst mehrere Jahrzehnte später erkannte man, dass dem Verfahren eine besondere Bedeutung für die bakterielle Taxonomie zukommt. Das Färbeverhalten von Bakterien in der Gramfärbung (grampositiv, gramnegativ) lässt vielfach einen Rückschluss auf den Zellwandaufbau dieser Mikroben zu (→ **3.1.4**). Die unterschiedliche Zellwandarchitektur grampositiver und gramnegativer Bakterien ist mit zum Teil erheblichen unterschiedlichen Eigenschaften der Mikroben assoziiert. So zeigen beide Bakteriengruppen deutliche Unterschiede in ihrer natürlichen Empfindlichkeit gegenüber Antiinfektiva.

2 Allgemeine Infektiologie

Methode: Differenzialfärbung nach GRAM		
Durchführung	**Kommentar**	**Aussehen der Bakterien**
1. Getrocknetes und hitzefixiertes Präparat für 1 min mit Karbol-Gentiana-violett-Lösung (oder anderem basischen Anilinfarbstoff) färben		Alle Zellen sind violett
2. Farbe wird mit LUGOL-scher Lösung (Iod-Iodkalilösung) abgespült, Präparat bleibt für weitere 1 min mit dieser Lösung überflutet	Bei dieser so genannten »Beize« oder »Beizung« entsteht im Zellinneren ein Farb-Iod-Komplex (»Farblack«)	Alle Zellen bleiben violett
3. Abkippen der Beize und 30 s Entfärben (»Differenzieren«) mit Alkohol; Entfärbungsprozess durch kurzes Abspülen mit Leitungswasser unterbrechen	Bakterien mit einer Zellwand aus zahlreichen Peptidoglykanschichten halten trotz entfärbender Wirkung des Alkohols den »Farblack« zurück (= *grampositiv*); Bakterien mit einer Zellwand aus wenigen Peptidoglykanschichten geben den Farbstoff unter Alkoholwirkung ab (= *gramnegativ*)	Grampositive Zellen sind violett; gramnegative Zellen sind farblos
4. Präparat wird für 1 min mit verdünnter Safraninlösung (alternativ: Fuchsin) gefärbt (Gegenfärbung), danach mit Wasser gespült, zwischen Filterpapier getrocknet und mikroskopiert	Durch die Anwendung des Kontrastfarbstoffs werden die gramnegativen Bakterien sichtbar gemacht	Grampositive Zellen sind violett; Gramnegative Zellen sind rosa bis rot

> **(Be-) merkenswertes**: Die Durchführung der Gramfärbung erfordert ein genaues Einhalten der für die Färbungs- und Entfärbungsschritte empfohlenen Einwirkzeiten. So führt beispielsweise eine zu lange Einwirkzeit des Alkohols während der »Differenzierung« zu einer Entfärbung grampositiver Bakterien, während eine zu kurze Einwirkzeit gramnegative Bakterien weiterhin blau erscheinen lässt. Alte Kulturen sowie eine zu dicke oder dünne Schichtdicke des Präparats können ebenfalls ein fehlerhaftes Ergebnis bedingen.

2.3.2.2 Ziehl-Neelsen-Färbung

Einige Bakterienarten, insbesondere solche der Gattung *Mycobacterium*, lassen sich mit herkömmlichen Farbstoffen nur schwer anfärben. Dies ist im Wesentlichen auf die Anwesenheit von Wachsen und freien Mykolsäuren in der Zellwand dieser Organismen zurückzuführen, welche eine mehr oder weniger ausgeprägte Penetrationsbarriere für wässrige Lösungen darstellen. Von diesen Mikroben aufgenommene Farbstoffe werden andererseits bei Anwendung starker entfärbend wirkender Agenzien einschließlich einiger Säuren nur schwer wieder abgegeben, weswegen solche Bakterien als säurefest bezeichnet werden. Der Nachweis säurefester Bakterien wie z. B. *M. tuberculosis* gelingt mithilfe der Ziehl-Neelsen-Färbung. Diese wurde bereits Ende der 1880er-Jahre durch die deutschen Ärzte Franz ZIEHL (1857–1926) und Friedrich NEELSEN (1854–1894) auf den Grundlagen des Färbeverfahrens von Paul EHRLICH zur Darstellung des »Tuberkelbakteriums« entwickelt.

Methode: Ziehl-Neelsen-Färbung

Der zu untersuchende hitzefixierte Bakterienausstrich wird mit einer wässrig-alkoholischen Karbolfuchsinlösung bedeckt. Um das Eindringen des Farbstoffs in die Bakterienzelle zu beschleunigen, wird der Objektträger erhitzt. Anschließend wird er mit Leitungswasser abgespült und mit 3 %-igem Salzsäurealkohol entfärbt. Nach erneutem Abspülen erfolgt die Gegenfärbung mit 0,3- bis 1 %-iger Methylenblaulösung. Im mikroskopischen Bild sind säurefeste Bakterien rot gefärbt, nicht-säurefeste Bakterien und andere Zellen erscheinen blau.

2.3.2.3 Anfärbung von Endosporen

Einige Bakterien bilden charakteristische, als Endosporen bezeichnete Dauerformen (→ **3.1.7.1**). Da diese weitgehend resistent gegenüber äußeren Einflüssen wie Hitze und Detergenzien sind, werden für ihre Anfärbung »aggressive« Methoden wie beispielsweise heiße Färbelösungen verwendet, durch die sowohl die Sporenzellwand als auch die Zellen angefärbt werden. Vegetative Zellen werden anschließend entfärbt und durch eine Gegenfärbung sichtbar gemacht.

3 Bakteriologie

3.1 Morphologie und Aufbau der Bakterienzelle

3.1.1 Gestalt und Größe

Bakterien zeigen eine weite Vielfalt an Formen. Neben rundlichen oder gestreckten Bakterien gibt es spiralige, gestielte, verzweigte, pyramidenartige, sternförmige und andere Formen. Die als Krankheitserreger auftretenden Bakterien sind meist rund bzw. kugelförmig (Kokken), stäbchenförmig (Stäbchen), spiralig gewunden (Spirillen, Spirochäten), spiralig gebogen (Vibrionen), fadenförmig gestreckt oder haben eine pleomorphe, also vielgestaltige Form (**Abb. 5**).

Morphologie der Bakterien

Typisch für viele Kokken ist eine charakteristische Anordnung der Zellen zueinander. So treten einige Kokken haufen- oder traubenförmig auf (z. B. Staphylokokken), andere lagern sich in Ketten (z. B. Streptokokken) oder paarweise (»Diplokokken«, z. B. Pneumokokken und Neisserien) aneinander an. Stäbchenförmige Bakterien zeigen ein vielfältiges Aussehen und können eine schlanke, eckige, rundliche (kokkoide), plumpe, fädige, beidseitig zugespitzte (spindelförmige) oder keulenförmige Gestalt haben. Spiralig gewundene Bakterien haben eine starre oder relativ flexible Zellwand. Zur ersten Gruppe gehören die starr und plump wirkenden Spirillen, gebogene sowie schraubenförmige Zellen, zur zweiten Gruppe die »zart« erscheinenden, schmalen und lang gestreckten Spirochäten (z. B. Borrelien, Treponemen). Pleomorphe Bakterien wie Mykoplasmen und Ureaplasmen haben aufgrund einer fehlenden Zellwand keine feste Form.

Für die Größenangabe von Bakterien bedient man sich bevorzugt der Angabe des Zelldurchmessers. Obwohl die Zellgrößen von Prokaryoten von einem Durchmesser kleiner als 0,2 µm bis 50 µm und größer variieren können, sind die meisten Bakterien zwischen 0,3 und 10 µm groß. Viele humanpathogene Kokken haben einen Durchmesser von etwa 1 µm und sind damit etwa 3- bis 5-mal so klein wie Hefezellen. *Escherichia coli* und viele andere stäbchenförmige Bakterien sind etwa 1 x 2 µm groß, *Mycoplasma pneumoniae* als einer der kleinsten bakteriellen Krankheitserreger hat einen Durchmesser von 0,2 µm. Die maximale Größe eines Bakteriums wird wahrscheinlich durch die Grenzwerte für die Diffusion und den Zellmetabolismus festgelegt. Das bezogen auf das Gesamtzellvolumen größte bislang bekannte Bakterium ist *Thiomargarita namibienis* mit einem Durchmesser von bis zu 750 µm (0,75 mm!), also einer Größe, die mit dem menschlichen Auge zu erkennen ist. Das in seinem Zellinneren Schwefel speichernde Bakterium verursacht jedoch keine Erkrankungen.

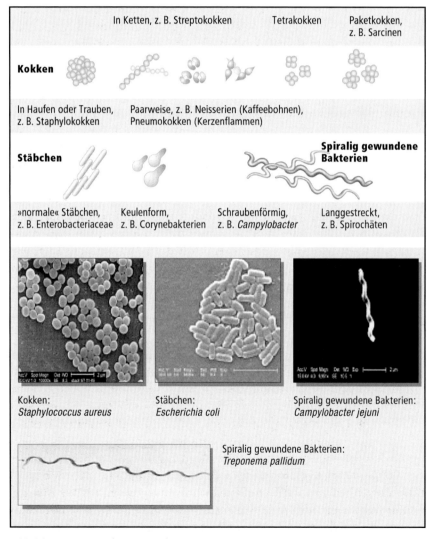

Abbildung 5: *Aussehen von Bakterien*

3.1.2 Zytoplasma und Zellinhaltsstoffe

Jede Bakterienzelle besteht aus Zytoplasma, einem Kernäquivalent und der das Zytoplasma nach außen hin umschließenden Zytoplasmamembran. Letztere ist bei den meisten Bakterien von einer Zellwand umgeben. Das Zytoplasma besteht zu 80 % aus Wasser und enthält gelöste Salze, 70S-Ribosomen, Enzyme, Intermediärprodukte des Stoffwechsels, Ribonukleinsäuren (mRNS, rRNS, tRNS) sowie manchmal Speicherstoffe enthaltende Granula wie die aus Polyphosphaten bestehenden Volutinkörperchen von *Corynebacterium diphtheriae*. Das die Erbinformation enthaltende Kernäquivalent (Nukleotid) bildet meist ein ringförmig geschlossenes DNS-Molekül (Bakterienchromosom); vom eigentlichen Zytoplasma ist es nur durch eine Kernmembran getrennt. Extrachromosomale DNS-Moleküle liegen bisweilen ebenfalls im Zytoplasma vor.

3.1.3 Zytoplasmamembran

Die das bakterielle Zytoplasma nach außen hin begrenzende, 6 bis 10 nm dicke Zytoplasmamembran ist eine typische biologische Membran und besteht aus einer Lipiddoppelschicht, in die eine Vielzahl von Proteinen und Proteinkomplexen eingelagert ist. Die bakterielle Zytoplasmamembran ist wie alle Biomembranen keine starre Struktur, sondern eher »flüssig«, wobei man sich vorstellt, dass die Proteine in den Phospholipiden, die die häufigsten Membranlipide darstellen, »schwimmen« (engl. auch *fluid mosaic model*). Häufig befinden sich zusätzliche, stabilisierend wirkende hydrophobe Strukturen (beispielsweise Hopanoide) in der Membran.

Die Zytoplasmamembran erfüllt für das Bakterium eine Reihe essenzieller Aufgaben:

- Durch ihre selektive Permeabilität besitzt sie für viele Substanzen eine Barrierefunktion. Sie ermöglicht die Akkumulation wichtiger Nährstoffe und Metabolite innerhalb der Zelle.
- In die Membran eingelagert sind verschiedene spezifische Transportsysteme. Mithilfe dieser Transporter kann die Zelle die selektive Aufnahme und Abgabe von Substanzen in die Zelle bzw. aus der Zelle hinaus steuern.
- Die Zytoplasmamembran ist Sitz verschiedener Enzyme, mithilfe derer die Synthese wichtiger Biomoleküle (z. B. die der Lipide) katalysiert wird.
- Darüber hinaus ist die Zytoplasmamembran ein wichtiger Ort für die Energiegewinnung der Zelle. Mit den Enzymsystemen der Elektronentransportkette und der ebenfalls in der Membran lokalisierten ATPase erfolgt die ATP-Synthese durch Atmungsketten-Phosphorylierung (Atmungskette).

3.1.4 Die Bakterienzellwand

Durch die Vielzahl der im Zytoplasma gelösten Substanzen entsteht ein hoher Zellturgordruck, der bis zu 0,5 Mpa bei gramnegativen und bis zu 2,8 Mpa bei grampositiven Bakterien betragen kann. Entsprechend der Lokalisation der meisten Bakterien müsste dem osmotischen Gradienten zufolge permanent Wasser aus dem die Zellen umgebenden hypotonischen Medium in das Zytoplasma strömen, sodass die Bakterien nach kurzer Zeit lysierten (»platzten«). Die sich nach außen an die Zytoplasmamembran anlagernde Zellwand der meisten Bakterien – Zellwand und Zytoplasmamembran werden zusammen auch als *Zellhülle* bezeichnet – widersteht diesem Druck. Aufgrund der hohen Konzentration an gelösten Stoffen in der Zelle können Bakterien ohne Zellwand daher nur in einem isotonen Medium oder mithilfe von Mechanismen überleben, die einen stofflichen Konzentrationsausgleich zwischen dem Zytoplasma und dem umliegenden Medium bewerkstelligen. Grundbaustein der Zellwand aller Eubakterien ist das auch als Murein bezeichnete Peptidoglykan. Es kommt ausschließlich im Reich der Bacteria vor. Zellwände einiger Archaebakterien besitzen allerdings eine ähnliche, als Pseudopeptidoglykan bezeichnete Struktur. Durch das Fehlen von Murein in tierischen Zellen bieten sich vielfältige Zielstrukturen für die Entwicklung antibakterieller Antiinfektiva.

3.1.4.1 Struktur des Peptidoglykans

Das Peptidoglykan ist ein Makromolekül, das sich in Form eines dreidimensionalen Netzwerks über die gesamte Zelloberfläche erstreckt und die Zelle wie einen »Sack« umschließt, weswegen es auch als Murein-Sacculus bezeichnet wird. Es trägt maßgeblich zur Form der Zelle bei und wirkt als »Exoskelett«. Das Peptidoglykan ist ein Heteropolymer, das aus einer Polysaccharidkomponente und einem Peptidanteil besteht. Den Kohlenhydratanteil bilden die Aminozucker N-Acetylglucosamin und N-Acetylmuraminsäure, die alternierend über 1,4-β-glykosidische Bindungen miteinander verknüpft sind und bis zu 200 Disaccharid-Einheiten lange, unverzweigte Ketten bilden. An den Lactylrest jeder Muraminsäure ist ein Tetrapeptid gebunden, das meist die Aminosäuresequenz L-Alanin, D-Glutaminsäure, meso-Diaminopimelinsäure (oder L-Lysin) und D-Alanin aufweist (**Abb. 6**). Die nicht bei Eukaryoten vorkommende meso-Diaminopimelinsäure wird bei vielen gramnegativen, L-Lysin bei zahlreichen grampositiven Bakterien gefunden.

Um sich die Struktur des Mureins vorstellen zu können ist es hilfreich, die Zuckeranteile als parallel zueinander verlaufende Ketten anzusehen, die über die Peptidkomponenten miteinander quervernetzt sind (**Abb. 7**). Bei den meisten gramnegativen Bakterien und den grampositiven *Bacillus*-Arten sind die Tetrapeptidketten der Zuckerstränge direkt durch Peptidbrücken miteinander ver-

3 Bakteriologie 41

GlcNAc: N-Acetylglucosamin;
MurNAc: N-Acetylmuraminsäure;
D-Ala: D-Alanin;
L-Ala: L-Alanin;
D-Glu: D-Glutaminsäure;
m-DAP: meso-Diaminopimelinsäure

bunden, wobei die vierte Aminosäure (D-Alanin) einer Glykankette mit der dritten Aminosäure (meso-Diaminopimelinsäure oder L-Lysin) der benachbarten Glykankette reagiert. Bei vielen grampositiven Bakterien erfolgt die Verbindung der beiden Tetrapeptide indes über eine Interpeptidbrücke (**Abb. 7**). Es ist zu beachten, dass bei weitem nicht alle und ein von Spezies zu Spezies unterschiedlich hoher Anteil der Zuckerpeptide miteinander quervernetzt sind.

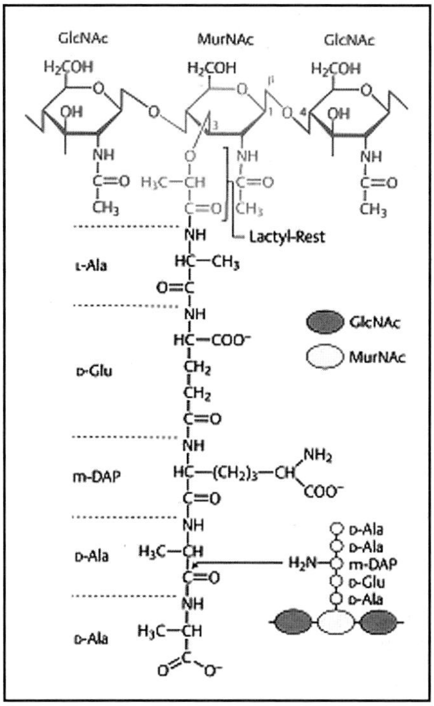

Abbildung 6: *Grundbausteine des Mureins*

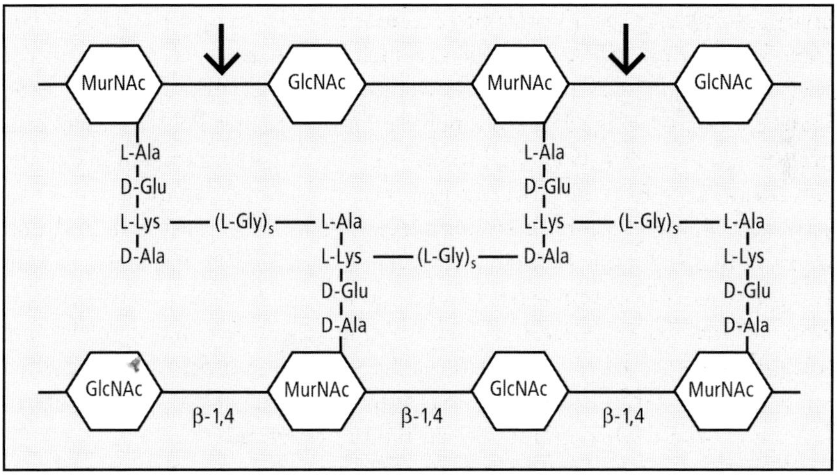

Abkürzungen siehe **Abb. 6**; Pfeile kennzeichnen den Angriffspunkt von *Lysozym*, ein unter anderem im Speichel und in der Tränenflüssigkeit vorkommendes Enzym, das die β-1,4-glykosidischen Bindungen zwischen MurNAc und GlcNAc spaltet.

Abbildung 7: *Mureinstruktur bei Staphylococcus aureus* (stark schematisiert)

3.1.4.2 Zellwand grampositiver Bakterien

Die Zellwand der grampositiven Bakterien besteht aus einem 20 bis 90 nm dicken, bis zu 25-schichtigen Peptidoglykan. In dieses Mureinnetz sind kovalent lineare Polymere aus Glycerol- oder Ribitolphosphat-Einheiten, die Teichonsäuren, und/oder als Teichuronsäuren bezeichnete Glucuronsäureketten gebunden. Hierdurch erhält das Peptidoglykan eine negative Gesamtladung, was für die Versorgung der Zelle mit Kationen bedeutsam ist. Darüber hinaus sind so genannte Lipoteichonsäuren mit dem Mureingerüst nicht-kovalent verknüpft. Diese stellen Polyglycerolphosphatketten dar, die an einem Ende mit einem Glykopeptid verestert und mit diesem in der Zytoplasmamembran verankert sind. Lipoteichonsäuren ragen bis in den extrazellulären Raum hinaus und sind unter anderem bei der Adhäsion der Zelle an verschiedene Oberflächenstrukturen beteiligt. Je nach Bakterium finden sich in der Zellwand weitere Komponenten, z. B. die Mykolsäuren der Mykobakterien. Eine schematische Darstellung der Zellhülle grampositiver Bakterien zeigt **Abb. 8**.

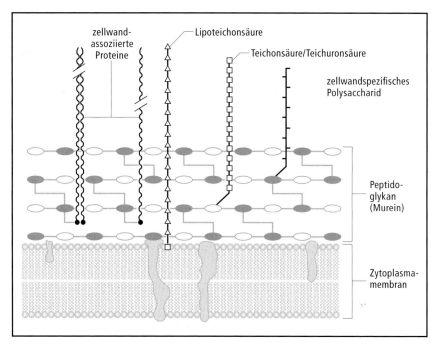

Abbildung 8: *Zellhülle grampositiver Bakterien* (schematisch)

3.1.4.3 Zellwand gramnegativer Bakterien

Die Zellwand der gramnegativen Bakterien ist mit einer Schichtdicke von etwa 20 nm wesentlich dünner als diejenige der grampositiven Organismen und deutlich anders aufgebaut (**Abb. 9**). An die Zytoplasmamembran schließt sich nach außen der periplasmatische Raum an, in dem sich Proteine befinden, die am Abbau von Substanzen vor Aufnahme in das Zytoplasma (z. B. Amylasen, Phosphatasen) oder am Stofftransport (Substratbindeproteine) beteiligt sind. Zum periplasmatischen Raum gehört auch eine nur 2 bis 3 nm dicke und aus 2 bis 3 Lagen bestehende Peptidoglykanschicht (das Peptidoglykan der grampositiven Bakterien hat bis zu 25 Schichten!), der eine weitere Membran aufliegt. Diese so genannte äußere Membran zeigt eine asymmetrische Struktur. Ihre innere, dem Peptidoglykan zugewandte Seite besteht überwiegend aus Phospholipiden, in die der Lipidteil des so genannten Braunschen Lipoproteins (Syn.: Murein-Lipoprotein) eingelagert ist. Dieses ist mit seinem anderen Ende kovalent an das Murein gebunden und stellt auf diese Weise eine stabile Verbindung zwischen der äußeren Membran und dem Peptidoglykan her. Die vom Murein abgewandte Seite ist überwiegend durch das so genannte Lipid A besetzt. Dieses Lipid stellt den lipophilen »Anker« der Lipopolysaccharide dar.

In der äußeren Membran befinden sich zahlreiche Proteine, die aufgrund ihrer Lokalisation als *outer membrane proteins* (Omp) bezeichnet werden. Diese können eine Struktur-stabilisierende Funktion (z. B. OmpA) besitzen oder so genannte Porine bilden. Porine wie beispielsweise OmpC und OmpF bilden wassergefüllten Kanäle (»Poren«) in der Membran, die durch Zusammenlagerung dreier zumeist gleicher Porinmoleküle entstehen. Durch die Kanäle können gelöste Substanzen bis zu einem Molekulargewicht von 700 Dalton, also beispielsweise Monosaccharide und Aminosäuren, aber auch zahlreiche antibakterielle Antiinfektiva, aus dem Außenmedium in den periplasmatischen Raum gelangen. Im Gegensatz dazu sind bestimmte großmolekulare, auf grampositive Bakterien wirkende Antiinfektiva (z. B. Glykopeptide) gegenüber gramnegativen Organismen nicht wirksam, da sie die äußere Membran nicht passieren.

> **(Be-) merkenswertes**: *Porine* sollten nicht mit *Purinen* verwechselt werden. (Adenin und Guanin bilden die Purinbasen der DNS und RNS.)

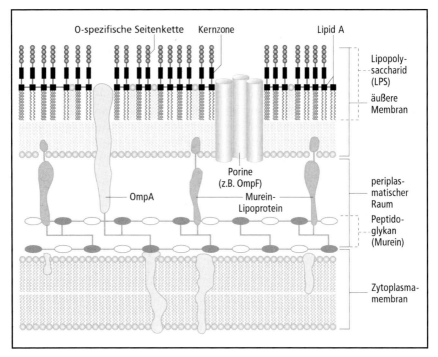

Abbildung 9: *Zellhülle gramnegativer Bakterien* (schematisch)

Struktur und Funktion der Lipopolysaccharide

Die Lipopolysaccharide in der äußeren Membran der gramnegativen Bakterien sind humanmedizinisch besonders bedeutsam, weil sie toxische Eigenschaften besitzen und wichtige Antigendeterminanten enthalten. Jedes Lipopolysaccharid-Molekül besteht aus drei Abschnitten, die als Lipid A, Kernpolysaccharid (oder Kernzone) und O-spezifische Seitenkette bezeichnet werden (**Abb. 10**). Lipid A ist ein strukturell ungewöhnliches Phospholipid, das aus einem Glukosamindisaccharid besteht, das mit Fettsäuren unterschiedlicher Kettenlänge verestert ist. Es stellt einen wesentlichen Bestandteil der äußeren Lipidschicht der äußeren Membran dar und dient als Anker für das Lipopolysaccharid. Die toxische Wirkung des Lipid A kommt bei der Zelllysis zum Tragen, da dann Lipopolysaccharide freigesetzt werden und als Endotoxine (→ **2.2.3.3**) wirken. Die Kernzone besteht aus fünf basalen Zuckern, deren Zusammensetzung zum Teil von der Bakterienart abhängig ist. An das Kernpolysaccharid schließt sich eine Kette repetitiver Oligosaccharid-Einheiten zumeist in Form von Trisacchariden an. Diese O-spezifische Seitenketten besitzen eine variable Struktur und werden *O-Antigene* genannt. Im menschlichen Organismus induzieren sie die Bildung von O-spezifischen Antikörpern.

Glc: Glukose;
Glc-NAc: N-Acetylglucosamin;
Gal: Galaktose;
Hep: Heptose;
KDO: 2-Keto-3-desoxyoctonsäure;
Glc-N: Glukosamin

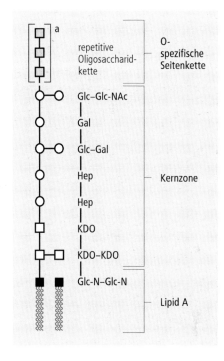

Abbildung 10:
Typischer Aufbau eines Lipopolysaccharids bei Enterobacteriaceae-Arten

3.1.4.4 Peptidoglykanbiosynthese

Die Biosynthese des Peptidoglykans ist ein hochkomplexer Prozess, der im Zytoplasma, in der Zytoplasmamembran und im extrazellulären bzw. periplasmatischen Raum (bei gramnegativen Bakterien) abläuft (**Abb. 11**). Zunächst werden im Zytoplasma an Uridindiphosphat (UDP) N-Acetylmuraminsäure, einzelne Aminosäuren und das Dipeptid D-Alanyl-D-Alanin angelagert. Auf diese Weise entsteht das UTP-N-acetyl-muraminsäure-Pentapeptid und später ein Disaccharid-Pentapeptid, das mithilfe des so genannten C_{55}-Lipids, eines hochlipophilen Trägermoleküls, mit dem das hydrophile Pentapeptid über eine Diphosphatbrücke verbunden ist, an die Außenseite der Zytoplasmamembran gelangt. Dort wird der Baustein nach Abspaltung des Diphosphats mittels extrazellulärer Enzymkomplexe in das bereits bestehende Peptidoglykangerüst eingebaut.

Viele auf die Zellwandsynthese wirkende Antiinfektiva interferieren mit diesen Enzymkomplexen (z. B. β-Lactame, Glykopeptide), einige (z. B. Fosfomycin) aber auch mit intrazellulären Enzymen in frühen Schritten der Peptidoglykansynthese (**Abb. 11**).

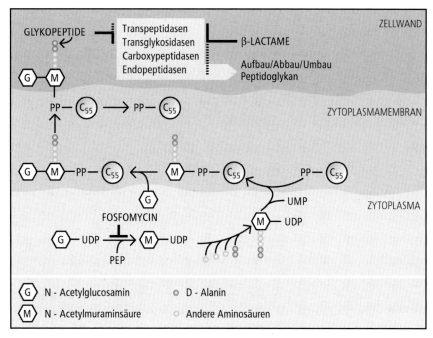

Abbildung 11: *Peptidoglykan-Biosynthese und Angriffspunkte antibakterieller Antiinfektiva*

Am Peptidoglykanumbau beteiligte Enzyme

Das Peptidoglykan ist entsprechend der Nährstoffzufuhr der Bakterien einem stetigen Umbau unterworfen. Transglykosidasen und Transpeptidasen katalysieren den Aufbau des Peptidoglykans, indem sie neue Bausteine über glykosidische Bindungen an freie Glykanenden der Peptidoglykanstränge anhängen und die Peptidseitenketten über Peptidbindungen direkt oder über Interpeptidbrücken quervernetzen. Endopeptidasen spalten Peptidbindungen zwischen den Peptidseitenketten und sind dadurch am Abbau nicht mehr benötigter Peptidoglykanstränge beteiligt. Carboxypeptidasen sind für die Regulation des Vernetzungsgrads im Peptidoglykangerüst zuständig. Transpeptidasen, Transglykosidasen, Endopeptidasen und Carboxypeptidasen vermögen neben ihren natürlichen Substraten auch β-Lactame zu binden und werden daher als *Penicillin-bindende Proteine (PBP)* bezeichnet.

3 Bakteriologie

3.1.5 Zellanhänge

Bakterielle Zellanhänge erfüllen zahlreiche Funktionen. Manche Strukturen verleihen den Bakterien Beweglichkeit (Flagellen), andere dienen zur Adhäsion an Wirtszellen oder andere Oberflächen (bestimmte Fimbrien), wieder andere vermitteln Zell-Zell-Kontakte und ermöglichen dadurch den Austausch genetischen Materials (bestimmte Pili).

3.1.5.1 Flagellen und Begeißelungstypen

Die Beweglichkeit von Bakterien geht häufig auf dünne, filamentöse Zellanhänge zurück, die als Flagellen (Sing.: Flagellum) oder Bakteriengeißeln bezeichnet werden. Diese Strukturen haben in der Regel einen Durchmesser von 20 nm und sind mit einer Länge zwischen 5 und 20 µm um ein Vielfaches länger als die meisten Bakterien. Ein Flagellum besteht typischerweise aus einem aus Protein (Flagellin) aufgebauten Filament, das über einen Haken mit dem Basalkörper der Geißel verbunden ist (**Abb. 12**). Der Basalkörper ist eine komplex aufgebaute, über verschiedene Ringe in der Zellhülle eingelagerte Struktur. Da sich der Geißelaufbau der Bakterien von der Struktur eukaryotischer Geißeln unterscheidet, sollte bei fraglichem Bezug das Wort Bakteriengeißel oder der für Bakterien vorbehaltene Ausdruck Flagellum verwendet werden.

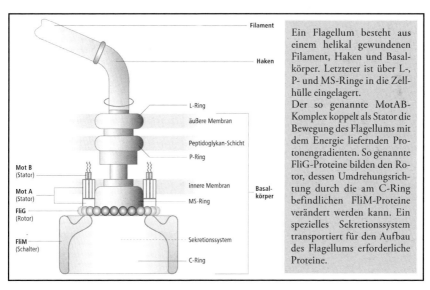

Ein Flagellum besteht aus einem helikal gewundenen Filament, Haken und Basalkörper. Letzterer ist über L-, P- und MS-Ringe in die Zellhülle eingelagert.
Der so genannte MotAB-Komplex koppelt als Stator die Bewegung des Flagellums mit dem Energie liefernden Protonengradienten. So genannte FliG-Proteine bilden den Rotor, dessen Umdrehungsrichtung durch die am C-Ring befindlichen FliM-Proteine verändert werden kann. Ein spezielles Sekretionssystem transportiert für den Aufbau des Flagellums erforderliche Proteine.

Abbildung 12: *Aufbau des Flagellums bei einem gramnegativen Bakterium (schematisch)*

Bakterien können auf vielfältige Weise begeißelt sein. Je nach Anzahl und Lokalisation werden verschiedene Begeißelungstypen unterschieden (**Abb. 13**).

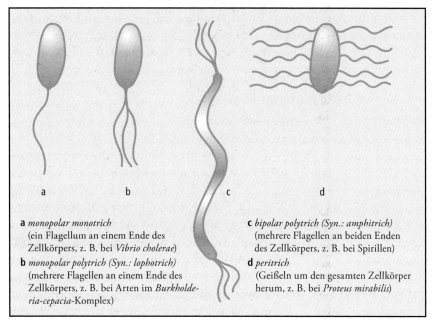

a *monopolar monotrich*
(ein Flagellum an einem Ende des Zellkörpers, z. B. bei *Vibrio cholerae*)
b *monopolar polytrich (Syn.: lophotrich)*
(mehrere Flagellen an einem Ende des Zellkörpers, z. B. bei Arten im *Burkholderia-cepacia*-Komplex)
c *bipolar polytrich (Syn.: amphitrich)*
(mehrere Flagellen an beiden Enden des Zellkörpers, z. B. bei Spirillen)
d *peritrich*
(Geißeln um den gesamten Zellkörper herum, z. B. bei *Proteus mirabilis*)

Abbildung 13: *Typen der bakteriellen Begeißelung*

3.1.5.2 Pili und Fimbrien

Fimbrien und Pili sind in der Regel kürzer (0,2 bis 10 µm) und dünner (Durchmesser 3 bis 10 nm) als Flagellen. Sie spielen eine wichtige Rolle bei der Anheftung von Bakterien auf Schleimhäuten und Oberflächen. Ihre Expression stellt eine wichtige Voraussetzung für die Bildung größerer Bakterienkolonien auf Oberflächenstrukturen wie beispielsweise Kathetern dar, wo sie eine Anheftung der Bakterien untereinander und an die Matrix der Oberfläche ermöglichen. Durch die massive Kolonisierung von Oberflächen können viele Bakterien für Antiinfektiva schwer zugängliche Biofilme bilden.

Neben den Fimbrien sind vor allem die Sexpili vieler gramnegativer Bakterien medizinisch bedeutsam. Sexpili exprimierende Zellen bilden Zytoplasmaschläuche zu bestimmten Rezeptorzellen, durch die eine Übertragung genetischen Materials erfolgt (→ **3.4.3.3**).

3.1.6 Schleime und Kapseln

Stämme einiger Bakterienarten sondern Polysaccharide und andere Polymere ab, die als Schleim lose an die Zelle gebunden oder in Form von Kapseln der Zellwand nach außen hin mehr oder weniger fest aufliegen. Im Gegensatz zu Schleimen erschweren Kapseln die Diffusion gelöster Substanzen zur Zellmembran und den Stofftransport durch Konvektion. Da Rußpartikel (Tusche) nicht in Kapseln eindringen können, sind Kapseln unter dem Lichtmikroskop meist wesentlich besser als Schleime darzustellen (→ **2.3.1**). Schleime und Kapseln spielen eine bedeutende Rolle bei der Pathogenese von Infektionskrankheiten, da sie einen Schutz vor phagozytierenden Zellen bieten. So werden z. B. unbekapselte Pneumokokken rasch phagozytiert und sind daher avirulent.

Die Zusammensetzung von Schleimen und Kapseln sowie die Kapseldicke, die bisweilen ein Mehrfaches des Zelldurchmessers beträgt, sind variabel und können nicht nur von Bakterienart zu Bakterienart, sondern häufig auch innerhalb einer Art variieren. Stämme einer Art mit gleicher Kapselzusammensetzung bilden einen so genannten *Kapseltyp*. Diese Typen, die vor allem für epidemiologische Fragestellungen bedeutsam sind, können mithilfe spezifischer Antiseren nachgewiesen werden. Nicht selten ist die Virulenz von Stämmen einer Art, die einem bestimmten Kapseltyp angehören, höher oder geringer als diejenige von anderen zur gleichen Bakterienspezies gehörenden Typen. Von den sechs bekannten Kapseltypen des gramnegativen Bakteriums *Haemophilus influenzae* ist beispielsweise Typ b als Meningitis-Erreger bei Kleinkindern besonders häufig (→ **3.6.8.9**).

> **(Be-) merkenswertes**: Zu den humanmedizinisch bedeutenden Kapselbildenden Bakterien gehören zum Beispiel die grampositiven Bakterien *Bacillus anthracis, Streptococcus pneumoniae* und *Streptococcus pyogenes* sowie die gramnegativen Bakterien *Haemophilus influenzae, Klebsiella pneumoniae* und *Neisseria meningitidis*.

3.1.7 Dauerformen

Viele Bakterien bilden Dauerformen, die der Arterhaltung unter ungünstigen Bedingungen dienen. Je nach Dauerform besteht eine mehr oder weniger stark ausgeprägte Widerstandfähigkeit gegenüber extremen Umweltbedingungen. Charakteristisch für den Zustand eines Bakteriums innerhalb seiner Dauerform ist eine deutliche Verlangsamung seines Stoffwechsels. Obwohl Dauerformen keine Vermehrungsformen sind, können sie ein effizientes Vehikel zur Verbreitung einer Bakterienart sein.

3.1.7.1 Endosporen

Verschiedene grampositive Bakterien wie *Clostridium*- und *Bacillus*-Arten sowie einige wenige gramnegative Bakterien bilden Endosporen. Diese werden – entsprechend der Namensgebung für diese Strukturen – innerhalb der Bakterienzelle angelegt und können sich je nach Bakterienart an unterschiedlichen Zellorten (zentral, subterminal oder terminal) befinden. Endosporen tragende »Mutterzellen« erscheinen häufig aufgetrieben.

Eine Endospore ist eine rundliche oder elliptische Struktur, die bei Nährstoffmangel gebildet wird. In ihrem Inneren, dem so genannten Sporenprotoplasten, befinden sich eine vollständige Kopie des bakteriellen Genoms sowie verschiedene Makromoleküle, die für die Wiederauskeimung benötigt werden. Der Protoplast ist von einer Zytoplasmamembran und einer Zellwand umgeben, der weitere Schichten aus Peptidoglykan und Proteinen aufgelagert sind (**Abb. 14**). Charakteristisch für Endosporen sind ein hoher Kalziumionen- und Dipicolinsäure-Gehalt (**Abb. 15**) sowie ein geringer, häufig nur 10 bis 15 %-iger Wasseranteil. (Der Wasseranteil einer vegetativen Bakterienzelle liegt in der Regel bei mindestens 80 %.) Die stoffliche Komposition der Endospore sowie die mehrschichtige Umhüllung bedingen eine weitgehende Resistenz gegenüber Hitze, UV-Strahlung und den meisten Detergenzien. Endosporen können je nach Bakterienart Jahre, Jahrzehnte und möglicherweise auch Jahrhunderte überdauern. Ihre Freisetzung erfolgt nach Autolyse der »Sporenmutterzelle«.

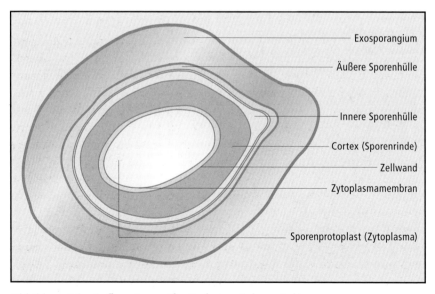

Abbildung 14: *Aufbau einer reifen Endospore (schematisch)*

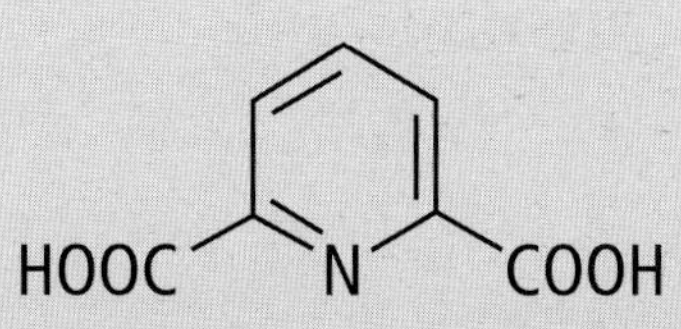

3 Bakteriologie

> Dipicolinsäure ist eine endosporenspezifische Substanz und kann bis zu 15 % der Endosporentrockenmasse ausmachen. Sie liegt in der Regel als Kalzium-Dipicolinsäure-Komplex vor. Der Komplex bedingt eine Reduzierung des Wasseranteils in der Endospore und trägt damit zur Dehydratisierung bei. Darüber hinaus interkaliert er in die DNS, wodurch die Endospore gegen Hitzedenaturierung stabilisiert wird. Je höher der Dipicolinsäuregehalt, umso hitzestabiler ist generell die Endospore.

Abbildung 15: *Dipicolinsäure*

Bedeutung der Endosporeneigenschaften für die medizinische Mikrobiologie

Der Umgang mit humanpathogenen Bakterien, die Endosporen bilden, erfordert besondere Vorsichtsmaßnahmen. Aber auch nicht-pathogene Sporenbildner sind für die medizinische Mikrobiologie bedeutsam. Den Eigenschaften von Endosporen muss in allen Sterilisationsverfahren, so unter anderem für die Aufbereitung von Nährmedien und medizinischen Gerätschaften, Rechnung getragen werden. Andererseits dienen Endosporen als *Bioindikatoren* zur Prüfung der Funktionsfähigkeit von Autoklaven und Heißluft-Sterilisatoren. Hierzu werden standardisierte Teststreifen verwendet, die von bestimmten Bakterienarten gebildete Endosporen enthalten. Werden die Sporen innerhalb der vorgegebenen Sterilisationszeit abgetötet, ist von einer tatsächlichen Sterilität des zu sterilisierenden Guts auszugehen (→ **3.2.7.3**).

3.1.7.2 Exosporen und andere Dauerformen

Bestimmte Bakterien, insbesondere einige Vertreter der als Antiinfektiva-Produzenten bedeutsamen Gattung *Streptomyces*, bilden von Endosporen abweichende Dauerformen. Diese entstehen durch Einziehung von Trennwänden in die bei diesen Bakterien vorkommenden Zellhyphen und nachfolgende Abtrennung der Einzelzellen als Sporen. Da diese Sporen nicht im Zellinneren gebildet werden, werden sie auch als Exosporen bezeichnet. Die von Streptomyceten gebildeten Sporen sind nicht hitzeresistent, können aber Austrocknung widerstehen. Bakterielle Exosporen haben einen anderen Aufbau als die »klassischen« Exosporen vieler Pilze, deren Bildung zudem ein anderer biologischer Sinn, nämlich die effiziente Fortpflanzung der Art, zugrunde liegt.

Neben Exosporen existieren einige weitere bakterielle Dauerformen, die jedoch von Mikroben gebildet werden, die unter medizinischen Gesichtspunkten keine oder kaum eine Rolle spielen. Hierzu gehören beispielsweise die Fruchtkörper bildenden Myxobakterien (Bildung von Myxosporen) und einige Cyanobakterien (»Blaualgen«), die umweltresistente Zysten bilden.

3.2 Bakterielles Wachstum – Abtötung von Bakterien

3.2.1 Wachstum und Generationszeit

Wachstum ist in der Mikrobiologie als die irreversible Zunahme an Biomasse definiert. Im Gegensatz zu der für viele Makroorganismen verwendeten Definition bezieht sich die mikrobiologische Definition somit nicht auf die Größenzunahme eines Individuums, sondern auf die wachsende Zellpopulation. Bakterielles Wachstum kommt dadurch zustande, dass sich Bakterienzellen vergrößern und schließlich querteilen, sodass aus jeweils einer Zelle zwei Tochterzellen entstehen. Die Teilung erfolgt in der Regel dann, wenn das Verhältnis von Zellvolumen und Zelloberfläche einen artspezifischen Wert erreicht. Die für die Verdopplung der Zellzahl benötigte Zeitspanne wird als Generationszeit bezeichnet. Je nach Bakterienart und den Bedingungen im umgebenden Milieu können Generationszeiten wenige Minuten oder mehrere Tage betragen. So weisen *Escherichia coli* und viele andere Enterobacteriaceae-Arten unter optimalen Bedingungen eine Generationszeit von 20 min, *Mycobacterium tuberculosis* hingegen eine Generationszeit von 18 Stunden auf. Entsprechend sind bei Inkubation unter optimalen Bedingungen Kolonien von *E. coli* bereits nach einigen Stunden, Kolonien von *M. tuberculosis* hingegen erst nach 14 Tagen auf festem Nährmedium erkennbar.

3.2.2 Wachstum in statischer Kultur

Das Wachstum von Bakterien in einer statischen Kultur verläuft in charakteristischen Phasen. Nach Animpfung eines flüssigen Nährmediums mit einer definierten Bakterienzahl und kontinuierlicher Bestimmung der Zellzahl ergibt sich bei grafischem Auftrag der Zellzahl als Logarithmus gegen die Zeit eine Wachstumskurve, aus der sich vier Phasen ablesen lassen (**Abb. 16**). In der *Latenzphase* (Syn.: lag-Phase) adaptieren sich die Bakterien an das neue Medium, wachsen und teilen sich mit der Zeit mit zunehmender Geschwindigkeit, bis sie in der *exponenziellen Phase* (Syn.: log-Phase) die unter den gegebenen Bedingungen maximal mögliche Zellteilungsrate (kürzeste Generationszeit) erreichen. Zu Beginn der *stationären Phase* kommt es allmählich zum Mangel an einem oder mehreren Nährstoffen im Medium und/oder zur Akkumulation wachstumshemmend wirkender Stoffwechselprodukte. Die Geschwindigkeit der Zellteilungen nimmt ab und die Anzahl der sterbenden Zellen entspricht in etwa der der durch Zellteilung hinzukommenden. In der *Absterbephase* schließlich überwiegt die Anzahl der absterbenden Zellen.

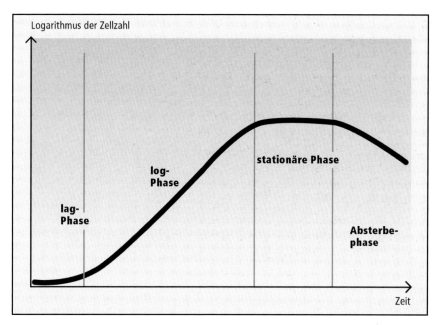

Abbildung 16: *Wachstumskurve einer statischen Bakterienkultur im Flüssigmedium*

3.2.3 Nährstoffbedürfnisse

3.2.3.1 Makro- und Mikroelemente

Das Wachstum der Mikroben ist wie das aller Organismen an die Gegenwart von Wasser und der darin gelösten Nährstoffe gebunden. Diese müssen die chemischen Elemente enthalten, die für lebenswichtige Stoffwechselprozesse, also beispielsweise den Aufbau von Zellmaterial und die Energiegewinnung, gebraucht werden.

Zwölf Elemente (Kohlenstoff, Sauerstoff, Wasserstoff, Stickstoff, Schwefel, Phosphor, Kalium, Calcium, Magnesium, Eisen, Natrium und Chlor) werden von fast allen Bakterien und meist in größerer Menge (> 10^{-4}M) benötigt und daher als Makroelemente bezeichnet. Kohlenstoff, Sauerstoff, Wasserstoff und Stickstoff bilden die Hauptelemente der organischen Verbindungen. Schwefel ist vor allem in den Aminosäuren Cystein und Methionin und Phosphor als Phosphat-Ion in Nukleinsäuren und Coenzymen des Energiestoffwechsels enthalten. Kalium, Magnesium, Calcium, Natrium, Eisen und Chlor sind als ihre Ionen (K^+, Mg^{2+}, Ca^{2+}, Na^+, Fe^{2+}, Fe^{3+}, Cl^-) in Enzymen gebunden oder Teile von Cofaktoren enzymatischer Prozesse.

Im Gegensatz zu den Makroelementen werden Mikroelemente (Syn.: Spurenelemente) nur in kleinen Mengen benötigt, sie sind meist in Konzentrationen $< 10^{-7}$M als Bestandteil von Enzymen in der Zelle vorhanden. Für nahezu alle Bakterien essenziell sind Zink- und Mangan-Ionen, andere Spurenelemente wie z. B. Kobalt, Kupfer, Molybdän, Nickel, Selen und Vanadium werden nur von einigen Bakterien oder nur unter bestimmten physiologischen Bedingungen benötigt.

3.2.3.2 Wachstumsfaktoren

Einige Bakterien haben die Fähigkeit zur Synthese für einen oder mehrere lebensnotwendige Stoffe im Lauf der Evolution verloren. In ihrer natürlichen Umgebung entnehmen diese Bakterien die entsprechenden Stoffe dem umliegenden Milieu, unter Kulturbedingungen müssen sie entsprechend mit diesen Verbindungen versorgt werden. Für das Wachstum essenzielle Bausteine, die außerhalb der Zelle vorliegen müssen, werden Wachstumsfaktoren oder *Suppline* genannt. Die am häufigsten von Bakterien benötigten Wachstumsfaktoren sind Vitamine, insbesondere Thiamin (B_1), Biotin, Pyridoxin (B_6), Cobalamin (B_{12}), Nicotinamid, Riboflavin, Pantothensäure und Folsäure. Viele dieser Vitamine sind ein wichtiger Bestandteil von Coenzymen. Daneben werden nicht selten auch p-Aminobenzoesäure, ein Vitamin und Vorläufer der Folsäure, sowie Aminosäuren, Purine und Pyrimidine als Suppline benötigt.

> **(Be-) merkenswertes**: Supplinbedürftige Bakterien werden als *auxotroph*, auf Suppline nicht angewiesene als *prototroph* bezeichnet.

3.2.3.3 Nährstoffansprüche medizinisch bedeutsamer Bakterien

Die Nährstoffansprüche humanpathogener Bakterien unterscheiden sich deutlich. So benötigt beispielsweise *Escherichia coli* als Prototyp eines »anspruchslosen« Mikroorganismus für sein Wachstum nur eine organische Kohlenstoffquelle. Viele andere pathogene Bakterien benötigen jedoch mehr oder weniger viele Suppline, da sie die Fähigkeit zur Synthese lebensnotwendiger Stoffe aufgrund einer parasitischen Lebensweise oder eines Lebens in nährstoffreichem Milieu verloren haben. Zu letzteren gehören z. B. die Milchsäurebakterien, die die von ihnen benötigten Stoffe in Milchprodukten, aber auch auf der Schleimhaut des Menschen vorfinden. Einige obligat intrazelluläre Bakterien wie die Chlamydien besitzen keinen eigenen Energiestoffwechsel und müssen daher nicht nur mit Supplinen, sondern auch mit Energie versorgt werden ($\rightarrow$ **3.6.8.13**).

3.2.4 Stoffwechsel und Stoffwechseltypen

Jede lebende Zelle besitzt eine gewisse Stoffwechselaktivität. Die Summe aller Stoffwechselaktivitäten einer Zelle wird als *Metabolismus* bezeichnet. Ein Metabolismus umfasst sowohl katabolische als auch anabolische Reaktionen. Unter *Katabolismus* versteht man die Summe aller biochemischen Reaktionen, die zur Bildung von nutzbarer Energie (in der Regel ATP) durch die Zelle führen (»abbauende« Reaktionen). *Anabolismus* ist hingegen als die Summe aller biosynthetischen (»aufbauenden«) Reaktionen einer Zelle definiert.

Es gibt verschiedene Möglichkeiten, wie Organismen die für sie wichtigen Substanzen synthetisieren. Während der Ernährungstyp bei Pflanzen und Tieren meist festgelegt ist, gibt es bei Mikroben und insbesondere Bakterien unterschiedliche Stoffwechseltypen. Zahlreiche Bakterien können zudem in Abhängigkeit von dem sie umgebenen Milieu verschiedene Stoffwechselwege benutzen. Zur Beschreibung des Stoffwechseltyps werden die verwendete Energiequelle, der Wasserstoffdonator und die Kohlenstoffquelle herangezogen.

Stoffwechseltypen

Je nach verwendeter Energiequelle, Wasserstoffdonator und Kohlenstoffquelle werden folgende grundsätzlichen Stoffwechseltypen bei Bakterien unterschieden:

Als Energiequelle dient Sonnenlicht.	→ *phototroph*
Als Energiequelle dient chemisch gebundene Energie.	→ *chemotroph*
Der Wasserstoffdonator entstammt einer anorganischen Quelle.	→ *lithotroph*
Der Wasserstoffdonator stammt aus einer organischen Verbindung.	→ *organotroph*
Der Zellkohlenstoff wird hauptsächlich aus Kohlendioxid assimiliert.	→ *autotroph*
Der Zellkohlenstoff wird primär aus organischen Kohlenstoffquellen gewonnen.	→ *heterotroph*

Nahezu alle humanmedizinisch bedeutsamen Bakterien sind chemoorganoheterotroph, da sie als Energiequelle chemisch gebundene Energie benötigen (chemotroph), der von ihnen verwendete Wasserstoff- bzw. Elektronendonator organischer Herkunft ist (organotroph) und sie ihren Zellkohlenstoff überwiegend aus organischen Verbindungen (heterotroph) beziehen. Während Menschen ebenfalls chemoorganoheterotroph sind, verwenden Pflanzen, aber auch zahlreiche (nicht-pathogene) Bakterien den »gegenteiligen« Stoffwechseltyp: Sie sind photolithoautotroph.

Für die Energiegewinnung bedienen sich Bakterien ebenfalls einer Reihe von Stoffwechselwegen. Humanpathogene Bakterien gewinnen Energie vor allem über die aerobe bzw. anaerobe Atmung (Atmungsketten-Phosphorylierung) und durch Gärungsprozesse (Substratketten-Phosphorylierung).

3.2.5 Physikochemische Einflüsse auf das Wachstum

Das bakterielle Wachstum wird durch zahlreiche physikochemische bzw. physikalische Parameter beeinflusst. Hierzu gehören insbesondere die Temperatur, die Verfügbarkeit freien Wassers, der pH-Wert und der Sauerstoffgehalt der Umgebung.

3.2.5.1 Temperatur

Die Temperatur ist einer der wichtigsten Umweltfaktoren für das Wachstum. Jede Bakterienart besitzt einen spezifischen Temperaturbereich, in dem ihr Wachstum möglich ist. Innerhalb dieses Temperaturbereiches lassen sich drei so genannte *Kardinaltemperaturen*, die minimale, optimale und maximale Temperatur, unterscheiden. Unterhalb der minimalen Temperatur ist kein Wachstum möglich; häufig »erstarrt« in diesem Zustand die Zytoplasmamembran, sodass ein Nährstofftransport oder die Gewinnung von Energie über die Atmungskette unmöglich wird. Beim Temperaturoptimum wächst das Bakterium hingegen am schnellsten. Bei dieser Temperatur laufen enzymatische Reaktionen mit maximaler Geschwindigkeit. Verhältnismäßig nahe an der optimalen Temperatur liegt die maximale Temperatur. Oberhalb dieser ist ein weiteres Wachstum nicht möglich, weil meist lebenswichtige Proteine denaturieren und die Struktur der Membran zusammenbricht. Obwohl sich die Kardinaltemperaturen der Bakterien erheblich unterscheiden – so liegt z. B. das Temperaturoptimum der Bakterien je nach Art zwischen 4 und über 100 °C – wachsen die meisten humanpathogenen Bakterien zwischen 8 und 15 °C (untere Grenze) und 37 und 48 °C (obere Grenze); das Temperaturoptimum der meisten humanpathogenen Bakterien liegt zwischen 35 und 40 °C.

Bakterien werden häufig nach der für das Wachstum optimalen Temperatur so genannten Temperaturklassen zugeteilt. Humanpathogene Bakterien sind nach dieser Einteilung *mesophil* und nicht selten zudem *psychrotolerant*. Das bedeutet, dass die Bakterien in einem relativ weiten, gemäßigten Temperaturspektrum wachsen können und dabei auch niedrige Temperaturen – bei geringem Wachstum – »tolerieren«. Viele humanpathogene Bakterien können daher »unbeschadet« im Kühlschrank gelagert werden.

> **Temperaturklassen**
>
> entsprechend dem Temperaturoptimum für die maximale Wachstumsrate
>
> **psychrophil**: niedriges Temperaturoptimum (< 15 °C)
> **mesophil**: mittleres Temperaturoptimum (15–49 °C*)
> **thermophil**: hohes Temperaturoptimum (50–70 °C*)
> **extrem thermophil**: sehr hohes Temperaturoptimum (65–80 °C*)
> **hyperthermophil**: extrem hohes Temperaturoptimum (> 80 °C)
>
> * Temperaturangabe kann je nach Literaturquelle divergieren.

3.2.5.2 pH-Wert

Wie jeder andere Organismus hat auch jedes Bakterium einen pH-Wert-Bereich, innerhalb dessen sein Wachstum möglich ist. Dieser Bereich liegt in der Regel zwischen 2 bis 3 Einheiten. Da die meisten natürlichen Lebensräume einschließlich der meisten Habitate im Menschen einen neutralen oder leicht sauren bzw. alkalischen pH-Wert haben (pH-Werte zwischen 6 und 8), gibt es auch zahlreiche humanpathogene Bakterien, die in einem solchen pH-Wert-Bereich wachsen. Mikroben, deren pH-Optimum für das Wachstum zwischen pH 6 und pH 8 liegt, werden als *neutrophil* bezeichnet. Organismen, die bevorzugt in einem sauren (pH < 6) oder basischen (pH > 8) Milieu wachsen, werden hingegen als *acidophil* bzw. *alkaliphil* bezeichnet. Neutrophile Mikroben, die auch in einem sauren Milieu überleben, nennt man *acidotolerant*. Zu den acidophilen Bakterien gehört z. B. *Lactobacillus acidophilus*, zu den acidotoleranten bestimmte darmpathogene *Escherichia-coli*-Stämme (→ **3.6.6.4**).

3.2.5.3 Osmolarität

Die Anwesenheit von Wasser ist für das Wachstum von Lebewesen essenziell. Seine Verfügbarkeit richtet sich nach dem Wassergehalt des die Organismen umgebenden Milieus sowie der Konzentration der im Wasser gelösten Substanzen. Als Maß für die freie Verfügbarkeit von Wasser gilt die Wasseraktivität (a_w-Wert), die das Verhältnis des Dampfdrucks der Luft im Gleichgewicht mit einer Substanz oder Lösung zum Dampfdruck reinen Wassers beschreibt. Je niedriger die Wasseraktivität, umso weniger Wasser ist für den Organismus verfügbar. Die meisten humanpathogenen Bakterien leben bevorzugt mit einer hohen Wasseraktivität, nahe der Aktivität reinen Wassers (**Tab. 7**).

Tabelle 7: *Wasseraktivitäten verschiedener Materialien und an diese Aktivitäten angepasste Mikroben[1]*

a_w-Wert	Material	Bakterium oder Pilz
1,000	Reines Wasser	*Spirillum*
0,995	Menschliches Blut	*Escherichia coli, Streptococcus pyogenes*
0,980	Meerwasser	*Pseudomonas aeruginosa, Vibrio cholerae*
0,950	Brot	Viele Enterobacteriaceae
0,900	Schinken	*Staphylococcus aureus*
0,800	Marmelade	*Saccharomyces, Penicillium* und andere Pilze; selten Bakterien
0,700	Süßigkeiten, Trockenfrüchte	Einige xerophile Pilze; sehr selten Bakterien

[1] Beispiele für Bakterien und Pilze, die in Kulturmedien mit einer entsprechenden Wasseraktivität wachsen

Den bedeutendsten stofflichen Beitrag zur osmotischen Bilanz einer Bakterienzelle liefert Natriumchlorid. Im Gegensatz zu den Bakterien des Meeres, die aufgrund ihres NaCl-Bedürfnisses (NaCl-Konzentration des Meeres 3 %) als *halophil* bezeichnet werden, können sich die meisten humanpathogenen Bakterien an niedrigere Wasseraktivitäten nicht adaptieren und dehydratisieren im salzhaltigen Medium. Einige Krankheitserreger wie *Staphylococcus aureus* bevorzugen ebenfalls einen hohen a_w Wert, vertragen jedoch eine gewisse Verringerung der Wasseraktivität und werden als *halotolerant* bezeichnet. *Osmophile* (Wachstumsoptimum in zuckerreicher Umgebung) bzw. *xerophile* (Wachstumsoptimum in Umgebung mit Wassermangel) pathogene Bakterien sind nicht bekannt. Humanmedizinisch bedeutsam sind hingegen einige osmophile Pilze (**Tab. 7**).

3.2.5.4 Sauerstoff

Bakterien reagieren auf Luftsauerstoff sehr unterschiedlich. Während einige Sauerstoff für ihr Wachstum benötigen, ist für andere selbst ein niedriger O_2-Partialdruck toxisch. Entsprechend des Einflusses von Sauerstoff auf die Zelle werden Bakterien verschiedenen Gruppen zugeteilt (**Tab. 8**). Alle fünf Gruppen enthalten zahlreiche humanpathogene Bakterien.

Obligat aerobe Bakterien wachsen unter der normalen Luftsauerstoffspannung und benutzen ausschließlich Sauerstoff als finalen Elektronenakzeptor der Atmungskette (aerobe Atmung). *Mikroaerophile* Bakterien gewinnen ebenfalls einen großen Teil ihrer Energie durch aerobe Atmung, tolerieren aber in der Regel nur einen 3- bis 10-volumenprozentigen O_2-Partialdruck. Zahlreiche humanpathogene Bakterien wie beispielsweise die Enterobacteriaceae vermögen unter oxischen und anoxischen Bedingungen zu wachsen. Diese so genannten *fakultativ anaeroben* Bakterien »veratmen« unter oxischen Bedingungen Sauerstoff. Unter anoxischen Bedingungen kann die Energie entweder über die anaerobe Atmung – hierbei wird dann Sauerstoff als finaler Elektronenakzeptor ersetzt – oder, weniger effektiv, durch Fermentationsprozesse (Syn.: Gärungsprozesse) gewonnen werden. *Aerotolerante* Bakterien vermögen Energie ausschließlich durch Gärung unter anoxischen Bedingungen oder in Gegenwart eines geringen O_2-Partialdrucks zu gewinnen. Entsprechend ihres Metabolismus – sie können Sauerstoff nicht verwenden – wachsen aerotolerante Bakterien unter beiden Bedingungen etwa gleich schnell. Für *obligat anaerobe* (Syn.: streng anaerobe) Bakterien ist Sauerstoff hingegen schädlich oder toxisch. Diese Bakterien gewinnen ihre Energie durch anaerobe Atmung oder Fermentation. Zu den klinisch bedeutendsten anaeroben Bakterien gehören zahlreiche *Clostridium*-Arten.

Tabelle 8: *Bedeutung von Luftsauerstoff für Bakterien*

Gruppe	Verhältnis zu O_2	Art des Metabolismus	Beispiel
Obligat aerob	O_2 notwendig	Aerobe Atmung	*Mycobacterium tuberculosis*
Fakultativ anaerob	O_2 nicht notwendig, aber in Gegenwart von O_2 besseres Wachstum	In Gegenwart von O_2: Aerobe Atmung In Abwesenheit von O_2: Anaerobe Atmung oder Gärung	*Escherichia coli* und andere Enterobacteriaceae
Mikroaerophil	O_2 notwendig, jedoch nur reduzierter Partialdruck	Aerobe Atmung	*Campylobacter jejuni*
Aerotolerant	O_2 nicht notwendig, geringer Partialdruck wird toleriert	Gärung	*Streptococcus pyogenes*
Obligat anaerob	O_2 schädlich oder tödlich	Gärung oder anaerobe Atmung	*Clostridium botulinum*

Detoxifizierung toxischer Sauerstoff-Intermediate

Potenziell ist Sauerstoff für alle Organismen toxisch. Ursache sind toxische Sauerstoffformen, die unabhängig davon auftreten können, ob ein Organismus Sauerstoff verwenden kann oder nicht. Von besonderer Bedeutung sind die während der aeroben Atmung bei der Reduktion des Sauerstoffs zu Wasser entstehenden reaktiven Nebenprodukte, also das Superoxidanion, Wasserstoffperoxid und das Hydroxylradikal. Sie wirken zytotoxisch und können organische Bestandteile der Zelle schädigen. Viele Bakterien besitzen zur Detoxifizierung schädlicher Sauerstoffintermediate Enzyme, die auf unterschiedliche Weise die Nebenprodukte eliminieren. Besonders häufig sind die Superoxid-Dismutase und die Katalase, die bei aeroben und fakultativ anaeroben Bakterien meist gemeinsam auftreten und die Umwandlung von Superoxidanionen zu Sauerstoff gewährleisten. Durch die enzymatische Aktivität der Katalase wird zudem die Peroxid-Konzentration in der Zelle soweit gesenkt, dass die Entstehung von Hydroxylradikalen praktisch unterbleibt. Obligat anaeroben Bakterien fehlen in der Regel entweder beide Enzyme oder die Superoxid-Dismutase. Daher wirkt Sauerstoff auf diese Organismen meist toxisch. Der Katalase-Test ist einer der wichtigsten Parameter für die phänotypische Identifizierung von Bakterien ($\rightarrow$ **3.3.1.3**).

Toxizität von Sauerstoff und Mechanismen der Detoxifizierung

Entstehung *toxischer Sauerstoff-Intermediate* bei der Elektronenreduktion von O_2 zu H_2O:

$$O_2 + e^- \rightarrow O_2^- \ (\textit{Superoxid-Anion})$$

$$O_2^- + e^- + 2\,H^+ \rightarrow H_2O_2 \ (\textit{Wasserstoffperoxid})$$

$$H_2O_2 + e^- + H^+ \rightarrow H_2O + OH\bullet \ (\textit{Hydroxylradikal})$$

$$OH\bullet + e^- + H^+ \rightarrow H_2O$$

Enzymatische Detoxifizierung:

Superoxid-Dismutase: $\quad 2\,O_2^- + 2H^+ \rightarrow O_2 + H_2O_2$

Katalase: $\quad 2\,H_2O_2 \rightarrow 2\,H_2O + O_2$

Peroxidase: $\quad H_2O_2 + NADH + H^+ \rightarrow 2\,H_2O + NAD^+$

3.2.5.5 Kohlendioxid

Humanpathogene Bakterien sind heterotrophe Organismen, da sie ihren Zellkohlenstoff aus organischen Kohlenstoffquellen beziehen ($\rightarrow$ **3.2.4**). Einige dieser Bakterien können darüber hinaus Kohlendioxid in ihren Stoffwechsel einschleusen. Sie werden daher auch als chemoorganomixotroph bezeichnet. Nicht wenige humanpathogene Erreger wie *Neisseria-* und einige *Streptococcus*-Arten sind in hohem Maße an die höhere CO_2-Konzentration des Wirtsorganismus im Vergleich zur Außenluft adaptiert und benötigen daher für ein Wachstum in Kultur eine gewisse CO_2-Spannung (in der Regel mindestens 5 bis 10 %).

3.2.6 Kultivierung

Für die erfolgreiche Kultivierung von Bakterien muss gewährleistet sein, dass die Organismen die von ihnen benötigten Nährstoffe (Makro- und Mikroelemente, ggf. Suppline) in ausreichender Menge erhalten. Darüber hinaus sollte den physikochemischen Ansprüchen der Erreger bestmöglich entsprochen werden. In der Routine werden für die Kultivierung meist komplexe Substrate wie Peptone, das sind Spaltprodukte pflanzlicher oder tierischer Proteine, sowie Fleisch- oder Sojaextrakte verwendet, in denen zahlreiche Bakterien eine hinreichend hohe Konzentration der benötigten Nährstoffe vorfinden. Ein typischer Lieferant von Supplinen sind Hefeextrakte, die die Vitamine des B-Komplexes enthalten. Einige anspruchsvolle Krankheitserreger benötigen zusätzlich Blut oder Serum im Nährmedium. Generell ist eine Kultivierung in flüssigen oder festen Nährmedien möglich. Je nach Wahl des Nährmediums liegt der Kultivierung häufig eine unterschiedliche Zielsetzung zugrunde.

3.2.6.1 Anlegen einer Reinkultur

Das Anlegen von Reinkulturen stellt für die meisten bakteriologischen Untersuchungen sowie für die Anzucht von Bakterien eine unabdingbare Voraussetzung dar. Unter einer Reinkultur versteht man eine Ansammlung weitgehend erbgleicher Individuen (Klone), die im Idealfall durch mehrfache Zellteilungen aus einer einzigen Zelle hervorgegangen sind. Derartige Ansammlungen sind mit dem bloßen Auge auf einem festen Nährmedium als *Kolonien* zu erkennen. Um beurteilen zu können, ob zwei Kolonien zu einer Bakterienart gehören oder nicht, stehen zahlreiche Untersuchungsverfahren zur Verfügung. In vielen Fällen lässt sich bereits durch visuelle Betrachtung der Kolonien beurteilen, ob eine Reinkultur vorliegt. Mit bloßem Auge lassen sich Größe, Form, Konsistenz, mögliche Pigmentierungen, Geruch und Hämolyseverhalten von Kolonien vergleichen. Wichtigste Voraussetzung hierfür ist das Vorliegen einzelner Kolonien, die sich mithilfe des »Dreiösenausstrichs« (**Abb. 17**) oder hiervon abgeleiteter Techniken gewinnen lassen.

3.2.6.2 Flüssige Nährmedien

Flüssige Nährmedien (Nährbouillon) werden vor allem zur Anreicherung von Bakterien verwendet, die zumeist bereits als Reinkultur vorliegen. Für die Gewinnung von Reinkulturen sind Bouillons in der Regel weniger geeignet. Wesentliche Anwendungen bilden die Überprüfung von Stoffwechseleigenschaften wie die Produktion von Gasen oder wasserlöslicher Pigmente, die Beurteilung des Wachstums sowie die Bestimmung der Empfindlichkeit

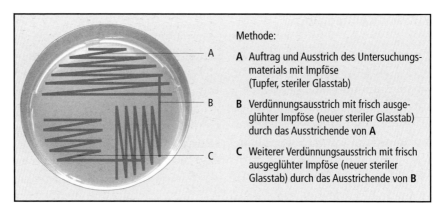

Abbildung 17: *Erhalt von Reinkulturen mithilfe des »Dreiösenausstrichs«*

gegenüber antibakteriell wirksamen Antiinfektiva. In flüssigem Medium kultivierte Bakterien zeigen häufig charakteristische »Wuchsformen«. So geht die Vermehrung der meisten Enterobacteriacae-Arten mit einer diffus-milchigen Trübung der Bouillon einher. Zahlreiche obligat aerobe Bakterien wie *Pseudomonas*- und *Mycobacterium*-Arten wachsen unter Bildung eines Oberflächenhäutchens (Kahmhaut), wobei es ebenfalls zu einer Trübung des Mediums kommt. Darüber hinaus gibt es Bakterien, deren Wachstum ohne eine Trübung der Bouillon einhergeht. So wachsen Streptokokken als Aggregate vor allem in Bodennähe der Kultur und sind als feinkörniger Bodensatz erkennbar.

3.2.6.3 Feste Nährmedien und die Bedeutung des Agar-Agar

Die Einführung fester Nährmedien gilt noch heute als einer der wichtigsten Meilensteine der Mikrobiologie. Feste Nährböden sind für die Gewinnung von Reinkulturen besonders geeignet und bilden einen wichtigen Bestandteil der Routinediagnostik, da sie Hinweise für die Identifizierung der Erreger liefern. Als Erster verwendete Robert KOCH bereits 1881 verfestigte, gelatinehaltige Nährmedien. Gelatine erwies sich jedoch für die Kultivierung von Bakterien als wenig geeignet, da viele dieser Mikroben Gelatine verflüssigende Gelatinasen bilden. Darüber hinaus schmelzen gelatinehaltige Medien oberhalb von einer Temperatur von 28 °C und sind somit für die Kultivierung der meisten humanpathogenen Bakterien nicht geeignet. Durch seinen Mitarbeiter Walther HESSE (1846–1911) erfuhr R. KOCH 1882 von den Eigenschaften des in Ostasien verwendeten Geliermittels Agar-Agar und verwendete fortan auf Agar-Agar-Basis entwickelte Nährmedien für seine Untersuchungen. Agar-Agar ist ein von Rotalgen der Gattung *Gelidium* (**Abb. 18**) gebildetes

Polysaccharid. Es besteht aus D-Galactose- und 3,6-Anhydrogalactose-Einheiten, die alternierend durch β-1,4- und β-1,3-Bindungen miteinander verknüpft sind. Im Gegensatz zu Gelatine schmilzt Agar-Agar erst bei 100 °C, bleibt jedoch beim Abkühlen bis zu einer Temperatur von ca. 48 °C flüssig. Bei tieferen Temperaturen erstarrt Agar-Agar zu einer Gallerte, die sich erst bei mehr als 80 °C wieder verflüssigen lässt. Agar-Agar wird von den Enzymen humanpathogener Bakterien nicht angegriffen.

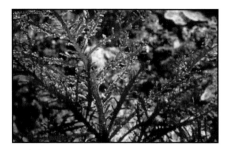

Abbildung 18: *Gelidium-Rotalge*

Mit freundlicher Genehmigung von Huang Su-fang, Taiwan

Von der Marmelade ins Labor – die Geschichte des Agar-Agar

Walther HESSE, ein Mitarbeiter von Robert KOCH, untersuchte unter anderem den Mikrobengehalt der Luft. Nachdem sich im Sommer 1881 seine Kulturen auf Gelatinebasis infolge der hohen Temperaturen immer wieder verflüssigten oder durch Gelatine verwertende Bakterien vernichtet wurden, befragte er seine Frau Fanny Angelina HESSE (1850–1934), welche »Geheimnisse« hinter der Festigkeit ihrer Puddings und Obstgelees steckten, da diese selbst bei hohen Temperaturen ihre Konsistenz bewahrten. Sie berichtete ihm daraufhin, dass sie für ihre Gelees Agar-Agar verwende, ein in Südostasien bereits damals weit verbreitetes Geliermittel. Fanny HESSE hatte von den Eigenschaften dieser Substanz von einem aus Sri Lanka immigrierten Nachbarn erfahren. W. HESSE konnte die »neue« Substanz nach wenigen Untersuchungen in seine Nährmedien integrieren und seine Luftkeimversuche fortan erfolgreich durchführen. Er übermittelte seine neuen Erkenntnisse R. KOCH, der die neuen Medien für seine Untersuchungen zur Tuberkulose verwandte.

3.2.6.4 Spezialnährmedien

Spezialnährmedien werden zum Erregernachweis in klinischen Proben verwendet, bei denen davon auszugehen ist, dass unterschiedliche Mikrobenarten vorkommen. Spezialnährböden können das Wachstum gesuchter Bakterienarten fördern bzw. das Wachstum unerwünschter Mikroben unterdrücken (Selektivmedien) oder biologische Unterschiede in einer wachsenden Mischflora durch Zugabe von Indikatorreagenzien kenntlich machen (Differenzialmedien). Häufig werden auch Medien verwendet, die eine Kombination aus einem Selektiv- und einem Differenzialmedium darstellen. Zu den gebräuchlichsten angewandten Prinzipien der selektiven Anreicherung von Bakterien gehören die Zugabe von Inhibitoren, die chemischer oder biologischer (z. B. antibakterielle Antiinfektiva) Herkunft sein können, extreme pH-Werte (z. B. Peptonwasser mit einem pH-Wert von 9,5 für die Anreicherung von Vibrionen) sowie ein hoher Natriumchloridgehalt (z. B. 7,5 % für *Staphylococcus*- und 6,5 % für *Enterococcus*-Arten). Beispiele einiger Selektiv- und/oder Differenzialmedien zeigt **Tab. 9**.

Tabelle 9: *Selektiv- und Differenzialmedien* (Beispiele)

Medium	Verwendungszweck	Wirkstoff/Indikator	Wirkungsprinzip
Cetrimid-Agar	Isolierung von *Pseudomonas aeruginosa*	Cetyltrimethylammoniumbromid (Cetrimid)	Wachstum von *P. aeruginosa*, Cetrimid bewirkt Wachstumshemmung der Begleitflora.
Chromocult-Enterokokken-Agar	Nachweis von *Enterococcus*-Arten	BCIG[a], Natriumazid	β-D-Glucosidase der Enterokokken spaltet BCIG (Blaufärbung der Kolonien). Natriumazid hemmt die gramnegative Begleitflora.
MacConkey-Agar	Isolierung von *Salmonella*, *Shigella*, *Escherichia*	Laktose, Neutralrot, Gallensalze, Kristallviolett	Nachweis des Laktoseabbaus mit pH-Indikator Neutralrot; Gallensalze und Kristallviolett hemmen grampositive Begleitflora.
Mannit-Kochsalz-Phenolrot-Agar	Nachweis von *Staphylococcus*-Arten	Mannitol, Natriumchlorid, Phenolrot	Wachstum nicht-salztoleranter Bakterien wird unterdrückt; Mannitol-Abbau unter Säurebildung gibt Hinweis auf *Staphylococcus aureus*.
Rogosa-Agar	Isolierung von *Lactobacillus*-Arten	Acetate, Mangan, Magnesium, Eisen	Mangan, Magnesium und Eisen ermöglichen Wachstum von Milchsäurebakterien; Acetate und niedriger pH-Wert hemmen teilweise die Begleitflora.

[a] 5-Bromo-4-chlor-3-indoyl-β-glucopyranosid

3.2.7 Wachstumshemmung und Abtötung

Die Abtötung von Bakterien oder eine Hemmung des bakteriellen Wachstums können durch Substanzen mikrobieller Herkunft, chemische Agenzien und thermische Verfahren erreicht werden. Nachfolgend werden zunächst die im Umfeld des Menschen einsetzbaren Verfahren diskutiert. Antibakteriell wirksame Antiinfektiva werden in **Kapitel 3.5.2** gesondert besprochen.

3.2.7.1 Sterilisation und Sterilisationsverfahren

Sterilität ist als die Abwesenheit lebensfähiger Mikroorganismen definiert. Dementsprechend bedeutet Sterilisation die vollständige Befreiung eines Materials von lebenden Mikroben einschließlich ihrer Ruhestadien. Numerisch zeigt sich die Sterilisation als eine Keimzahlreduktion von mindestens sechs $\log_{10}$-Stufen. Je nach dem zu sterilisierenden Material sind unterschiedliche Sterilisationsverfahren zu wählen.

Feuchte Hitze

Sterilisationsverfahren in feuchter Hitze sind insbesondere für die Elimination von Mikroben in Flüssigkeiten bedeutsam. Grundprinzip der thermischen Sterilisation ist die bei hoher Temperatur stattfindende Koagulation lebensnotwendiger Proteine.

In der Regel werden wässrige Zubereitungen in einem Dampfdrucksterilisator (Autoklaven) sterilisiert (»autoklaviert«). Diese Art der Sterilisation mithilfe gesättigten, gespannten Wasserdampfs muss nach den Vorschriften des Europäischen Arzneibuchs bei mindestens 121 °C und einer Einwirkungszeit von 15 Minuten erfolgen. Die meisten vegetativen Zellen humanpathogener Bakterien und Pilze werden bei Temperaturen um 60 °C innerhalb von 5 bis 10 Minuten, Pilzsporen hingegen bei 80 bis 90 °C (15 min) und Bakteriensporen erst bei 120 °C (15 min) abgetötet. Temperatur- und Druckverhältnisse sind während der Dampfsterilisation fortwährend zu kontrollieren. Dabei sollte die Temperatur im Allgemeinen durch temperaturempfindliche Elemente, die sich in repräsentativen Behältnissen befinden, zusammen mit zusätzlichen Elementen an der zuvor als kältesten Ort bestimmten Stelle der beladenen Kammer gemessen werden.

Eine Sterilisation kann auch durch fraktionierte Sterilisation im strömenden Dampf erreicht werden. Bei diesem als *Tyndallisation* bezeichneten Verfahren werden zu sterilisierende Lösungen an drei aufeinander folgenden Tagen für 30 Minuten auf 100 °C erhitzt und in den dazwischen liegenden Zeiträumen im Brutschrank inkubiert, sodass möglicherweise vorhandene Sporen auskeimen können. Die aus den Sporen entstehenden vegetativen Zellen werden bei der nächsten Erhitzung abgetötet. Ein weiteres wichtiges Sterilisationsverfahren in feuchter Hitze ist die *Ultrahocherhitzung*, die für die Entkeimung von Milch angewendet wird. Hierbei wird überhitzter Wasserdampf in die Milch geleitet, sodass eine Mischtemperatur von etwa 140 °C entsteht, der die Milch für ein bis zwei Sekunden ausgesetzt wird. Im Anschluss wird die Milch über eine Düse entspannt und gleichzeitig abgekühlt, wobei das zugesetzte Wasser entweicht.

Ein weiteres sehr gebräuchliches Verfahren ist die *Pasteurisierung*, bei der Lösungen für 5 bis 10 Minuten auf 75 °C oder 80 °C erhitzt werden. Sie führt jedoch nicht zu einer Sterilisation, sondern nur zu einer Keimzahlreduktion. Eine modifizierte Form der Pasteurisierung wird für die Teilentkeimung der Milch eingesetzt. Um den Geschmack der Milch nicht zu beeinträchtigen, wird diese nur kurz – bei der so genannten Kurzzeiterhitzung 20 Sekunden auf maximal 74 °C, bei der Hocherhitzung 2 bis 5 Sekunden auf maximal 87 °C – erhitzt.

Trockene Hitze

Verglichen mit der Sterilisation in feuchter Hitze werden vegetative Bakterienzellen und Bakteriensporen durch trockene Hitze erst bei höheren Temperaturen und längerer Einwirkungszeit abgetötet. Gegen Hitze unempfindliches Sterilgut wie viele Glasgeräte und Pulver müssen nach den Richtlinien des Europäischen Arzneibuchs in einem Heißluftsterilisator mindestens 2 Stunden lang bei wenigstens 160 °C sterilisiert werden. Der Sterilisator ist so zu beladen, dass eine gleich hohe Temperatur über die gesamte Beladung gewährleistet ist. Bei Materialien mit hoher Wärmekapazität oder mit thermischen Isoliereigenschaften sind die zum Teil nicht unerheblichen Aufheizzeiten zu berücksichtigen. In jedem Fall sollte eine Temperaturkontrolle mit Chemoindikatoren und nach Möglichkeit auch eine mikrobiologische Überwachung mittels geeigneter Bioindikatoren durchgeführt werden (→ **3.2.7.3**). Zur Sterilisation und Inaktivierung von Pyrogenen an Glasapparaturen wird häufig trockene Hitze bei Temperaturen über 220 °C eingesetzt. In diesem Fall gilt der Nachweis der Reduktion von hitzebeständigen Endotoxinen mit einem Faktor von 10^{-3} als Ersatz für die Anwendung von Bioindikatoren.

Bestrahlung

Bestrahlungen können zur Sterilisation oder Teilentkeimung von Materialien führen. Eine Strahlensterilisation wird durch *ionisierende Strahlung* in Form von Gamma-Strahlung aus einer geeigneten Radioisotopenquelle (häufig Kobalt-60) oder durch einen Elektronenstrahl, der durch einen geeigneten Elektronenbeschleuniger erzeugt wird, erreicht. Das Europäische Arzneibuch sieht hierfür eine Standardabsorptionsdosis von 25 Kilogray vor. Ionisierende

Strahlen wirken durch die Bildung von Hydroxylradikalen, die wichtige Makromoleküle der Zelle zerstören. Sie werden zur Sterilisation von kompakten Materialien und Lebensmitteln eingesetzt.

Im Gegensatz zur ionisierenden Strahlung führt *UV-Strahlung* meist nur zur Teilentkeimung und erst bei längerer Anwendung zur Sterilisation. UV-Lampen sind in der Regel reich an Strahlen der Wellenlänge um 260 nm, die insbesondere von Nukleinsäuren absorbiert werden. Durch die Bestrahlung werden Bindungen in den Pyrimidinringen der Nukleinsäure-Basen aktiviert, wodurch Pyrimidin-Dimere zwischen benachbarten Basen entstehen. Derart dimerisierte Basen können keine Wasserstoffbrückenbindungen zu den Basen des komplementären Strangs ausbilden, woraus letztlich der Tod der Bakterienzelle resultiert. UV-Strahlung wird heutzutage vor allem zur Teilentkeimung von Räumen eingesetzt. Hierbei werden viele Bakterien rasch, Sporen von Bakterien und Pilzen hingegen langsam abgetötet.

Ethylenoxid

Die Gassterilisation mittels Ethylenoxid ist ein wirksames Verfahren, das vegetative Bakterienzellen und ihre Sporen abtötet. Ethylenoxid wirkt allerdings nur in Gegenwart von Wasser (5 bis 15 % Wassergehalt) und wird als Gas im Gemisch mit Stickstoff oder Kohlendioxid (2 bis 50 % Ethylenoxid) verwandt. Ethylenoxid wird zur Sterilisation von Pharmaka, Nahrungsmitteln und zahlreichen Materialien eingesetzt. Problematisch bei seiner Anwendung ist, dass sowohl eine ausreichende Penetration von Gas und Feuchtigkeit in das Sterilgut als auch die nachfolgende Gas-Desorption sichergestellt werden müssen. Die Desorption erfolgt unter zuvor festgelegten Bedingungen, die gewährleisten, dass die Restkonzentration des Gases oder seiner Umwandlungsprodukte im sterilisierten Material unterhalb einer Konzentration liegen, die bei seiner Anwendung toxische Reaktionen hervorrufen könnten. Nach Angaben des Europäischen Arzneibuchs sollte die Gassterilisation mit Ethylenoxid nur eingesetzt werden, wenn kein anderes Verfahren zur Verfügung steht.

Filtration

Die Sterilfiltration ist ein gängiges Sterilisationsverfahren für Lösungen, die thermolabile Substanzen wie Vitamine, bestimmte Aminosäuren oder Zucker enthalten. Für die Filtration werden meist Membranfilter aus Nitrocellulose verwendet, die eine Porenweite von maximal 0,22 µm aufweisen. Nach den Vorschriften des Europäischen Arzneibuchs sind generell Filtertypen einzusetzen, bei denen ein mikrobiologischer Belastungstest mit einem geeigneten Testmikroorganismus erfolgreich durchgeführt wurde.

> **Mikrobiologischer Belastungstest für die Sterilfiltration**
>
> Beim mikrobiologischen Belastungstest wird eine Suspension eines definierten Testkeims wie z. B. *Pseudomonas diminuta* ATCC 19146 eingesetzt. Die Suspension wird in einem flüssigen Trypton-Sojapepton-Medium hergestellt, das nach der Filtration aseptisch aufgefangen und bei 32 °C aerob bebrütet wird. Für die Prüfung wird eine Belastung von mindestens 10^7 KBE je cm^2 der aktiven Filteroberfläche empfohlen. Die Zubereitungen sind unter besonderen Vorkehrungen herzustellen. Herstellungsverfahren und Umgebungstemperaturen müssen so gewählt werden, dass das Risiko für eine mikrobielle Kontamination so gering wie möglich ist. Ausstattung, Behältnisse, Verschlüsse und nach Möglichkeit auch Wirkstoffe sind einem geeigneten Sterilisationsverfahren zu unterziehen. Das Filtrationsverfahren sollte so nahe wie möglich am Ort der Abfüllung durchgeführt werden. Die Verfahrensschritte nach durchgeführter Filtration werden unter aseptischen Bedingungen durchgeführt.
>
> [Text nach Ph. Eur., 5. Ausgabe, Grundwerk 2005]

3.2.7.2 Desinfektion und Desinfektionsmittellisten

Desinfektion ist als die möglichst vollständige Befreiung eines Materials von lebenden pathogenen Mikroorganismen mit Ausnahme der Bakteriensporen definiert. Im Gegensatz zur Sterilisation ist das Ziel der Desinfektion folglich nicht die Eliminierung allen Lebens, sondern die Reduktion der Infektionserreger auf einem Material bis zu einer Zahl, bei der eine mögliche Übertragung des Erregers zu keiner Infektion führt. Desinfektionsverfahren müssen eine Reduktion der Keimzahl um wenigstens fünf $\log_{10}$-Stufen – also eine Stufe weniger als bei der Sterilisation – bewirken.

In Deutschland stehen mit der Desinfektionsmittelliste des Verbundes für Angewandte Hygiene (VAH-Liste) sowie der Liste der vom Robert Koch-Institut geprüften und anerkannten Desinfektionsmittel und -verfahren (RKI-Liste) zwei allgemein anerkannte Listen über Desinfektionsmittel und Desinfektionsverfahren zur Verfügung.

Die *VAH-Liste* wird in Zusammenarbeit mit verschiedenen Fachgesellschaften und Berufsverbänden auf Basis der von der Deutschen Gesellschaft für Hygiene und Mikrobiologie (DGHM) geprüften und als wirksam befundenen Verfahren für die prophylaktische Desinfektion und die hygienische Händewaschung erstellt. Sie enthält neben den Angaben über Präparate für die hygienische Händewaschung eine Präparateübersicht von Hände-, Haut-, Wäsche-, Flächen- und Instrumentendesinfektionsmitteln, Kurzinformationen zur Prüfmethodik, Hinweise zur Anwendung sowie ein Hersteller- und Wirkstoffverzeichnis. Die VAH-Liste wird in allen medizinischen und einigen anderen öffentlichen Einrichtungen (z. B. Kindergärten, Sportstätten) zur Infektionsprophylaxe angewendet.

Im Gegensatz dazu wird die Anwendung der *RKI-Liste* in der Regel von einer Gesundheitsbehörde angeordnet, wenn durch an Gegenstände haften-

3 Bakteriologie

de Erreger meldepflichtiger übertragbarer Krankheiten eine Verbreitung der Erkrankung zu befürchten ist. Ein solches Vorgehen erfolgt bei Gefahr einer seuchenhaften epidemischen Ausbreitung einer Erkrankung. Entsprechend werden in der RKI-Liste Verfahren und Anwendungsbereiche aufgeführt, die bei der Seuchenbekämpfung besonders bedeutsam sind. Hierzu gehören thermische Desinfektionsverfahren (z. B. Auskochen, Verbrennen), chemische Agenzien und Verfahren sowie »besondere« Verfahrensweisen (z. B. Raumdesinfektion). In der RKI-Liste sind für die Anwendung chemischer Mittel zumeist höhere Konzentrationen und längere Einwirkungszeiten als in der VAH-Liste festgelegt. Einige wichtige Desinfektionsmittel und ihre Eigenschaften sind in **Tab. 10** aufgeführt.

Tabelle 10 *Desinfizierende Wirkstoffe (Beispiele), Einsatzgebiete und Eigenschaften*

Wirkstoff/ Wirkstoffgruppe	Einsatzgebiete	W: Wirkungslücken N: Nachteil	Besonderheiten
Alkohol	Händedesinfektion Hautantiseptik Kleine Flächen	W: bei Sporen W: z. Tl. bei unbehüllten Viren	Explosions- und Brandgefahr Anwendung bis max. 2 m²
Aldehyde/ Aldehydabspalter	Flächen Instrumente Räume Wäsche	N: langsame Wirkung N: allergisierende Wirkung N: schleimhautreizende Wirkung N: Eiweißfehler	Breitestes Wirkungsspektrum Bei Formaldehyd Personenschutz beachten (Handschuhe, Atemschutzmaske)
Halogene: Chlor	Trink- und Badewasser Wäsche	N: geringe Materialverträglichkeit N: Geruch	Breites Wirkungsspektrum Resorption
Iod	Haut Schleimhaut Wundantiseptik	N: Eiweißfehler N: Gefährdung der Schilddrüse N: Verfärben von Geweben und Oberflächen	
Oberflächenaktive Verbindungen »Quats«, »QAV«	Lebensmittel- und Küchenbereich	W: gramnegative Bakterien, Mykobakterien W: Pilze, unbehüllte Viren N: großer Eiweißfehler N: Klebeeffekt N: Resistenzentwicklung	Schwer eliminierbar in Oberflächengewässern

Fortsetzung nächste Seite

Tabelle 10: *Fortsetzung*

Wirkstoff/ Wirkstoffgruppe	Einsatzgebiete	W: Wirkungslücken N: Nachteil	Besonderheiten
Phenole	Hauptanwendung bei Ausscheidungen	N: starke Geruchsbelästigung N: toxische Eigenschaften N: umweltunverträgliche Eigenschaften	Geringer Eiweißfehler Breites Wirkungsspektrum (einschl. Mykobakterien, behüllte Viren, einige Pilze)

mod. n. M. Kaulfersch, Landesuntersuchungsanstalt für das Gesundheits- und Veterinärwesen Sachsen, Mitteilungen 1/2800, S. 52

3.2.7.3 Prüfung von Sterilisation und Desinfektion

Bioindikatoren und dezimaler Reduktionswert

Die Kontrolle von Sterilisations- und Desinfektionsverfahren ist für die Qualitätssicherung unerlässlich. Zu den wichtigsten Prüfmethoden gehört der Einsatz von Bioindikatoren, die vor allem dem Funktionsnachweis von Sterilisationsgeräten unter Praxisbedingungen dienen. Jeder Bioindikator stellt eine genormte Zubereitung eines ausgewählten Mikroorganismus dar, der einem Sterilisationsverfahren unterzogen wird und der bei einwandfreier Funktion des Verfahrens eine bestimmte Keimzahlreduktion erfährt bzw. nicht mehr anzuzüchten ist. Ein einem bestimmten Sterilisationsverfahren ausgesetzter und bei anschließender Bebrütung wachsender Mikroorganismus zeigt folglich an, dass keine Sterilisation erfolgte.

Bioindikatoren bestehen in der Regel aus einer definierten Menge von Bakteriensporen, die sich auf einem inerten Träger (z. B. Filterpapierstreifen) befinden, der durch eine bestimmte Umhüllung vor Qualitätsminderung oder Kontamination geschützt ist. Die Charakterisierung eines Bioindikators erfolgt durch Angabe des Referenzorganismus – hierbei werden die Bakterienart und die Stammbezeichnung in der Originalstammsammlung aufgeführt –, der Anzahl der lebensfähigen Sporen je Träger und des so genannten dezimalen Reduktionswerts. Je nach Sterilisationsverfahren werden unterschiedliche Bioindikatoren empfohlen (**Tab. 11**). Für die Überprüfung von Desinfektionsmaschinen werden ebenfalls Bioindikatoren eingesetzt.

> **Dezimaler Reduktionswert** (D-Wert)
>
> Der D-Wert gibt im Allgemeinen an, welche Zeitspanne bei einer gegebenen Temperatur für eine 10fache Abnahme der Populationsdichte notwendig ist. In diesem Fall wird der D-Wert auch als dezimale Reduktionszeit bezeichnet. Da sich der D-Wert nicht nur auf die Zeit, sondern auch auf die absorbierte Strahlendosis beziehen lässt, wird er im Europäischen Arzneibuch als die Maßzahl eines Parameters der Sterilisation definiert, der nötig ist, um die Anzahl der lebensfähigen Mikroorganismen auf 10 % des Ausgangswerts zu reduzieren.

Tabelle 11 *Empfohlene Bioindikatoren für verschiedene Sterilisationsverfahren*

Verfahren	Sporen der Bakterienart	Referenzstamm (Beispiel)	Lebensfähige Sporen/Träger (n)	D-Wert
Dampfsterilisation	*Bacillus stearothermophilus*	ATCC 7953	$> 5 \times 10^5$	> 1,5 min (121 °C)
Heißluftsterilisation	*B. subtilis* var. *niger*	ATCC 9372	$> 1 \times 10^5$	1–3 min (160 °C)
Strahlensterilisation	*B. pumilus*	ATCC 27142	$> 1 \times 10^7$	> 1,9 kGy
Gassterilisation (Ethylenoxid; 0,6 g/l)	*B. subtilis* var. *niger*	ATCC 9372	$> 5 \times 10^5$	> 2,5 min (54 °C)[a]

ATCC: American Type Culture Collection
[a] Gültig bei 60 %-iger Luftfeuchtigkeit. Es ist nachzuweisen, dass der Bioindikator nach 60-minütiger Einwirkzeit nicht wächst. Bei 15-minütigem Einwirken von 30 °C unter ansonsten gleichen Bedingungen sollten hingegen keimfähige Sporen nachweisbar sein. Wird der Bioindikator Ethylenoxid für 60 Minuten bei 54 °C ohne Befeuchtung ausgesetzt, müssen keimfähige Sporen überleben. Auf diese Weise wird sichergestellt, dass der Indikator eine nicht ausreichende Befeuchtung anzeigt.

Chemoindikatoren

Neben Bioindikatoren werden Chemoindikatoren für die Überprüfung der Sicherheit von Sterilisationsverfahren eingesetzt. Viele dieser Indikatoren arbeiten mit Farbumschlägen, anhand derer chargenbezogene Aussagen zur Effektivität der Sterilisation getroffen werden. Darüber hinaus gibt es als Behandlungsindikatoren bezeichnete Chemoindikatoren, die anzeigen, ob entsprechende Chargen einer Sterilisation unterzogen wurden.

3.3 Identifizierung von Bakterien

In der Mikrobiologie versteht man unter einer Identifizierung die Einordnung eines unbekannten, in Reinkultur vorliegenden Mikrobenstammes in die taxonomische Hierarchie eines bereits bekannten Mikroorganismus. In den meisten Fällen erfolgt die Identifizierung bis auf das »Niveau« der Art oder Unterart. Bei einigen Fragestellungen benötigt man darüber hinaus Informationen über das vorliegende infrasubspezifische Taxon, also z. B. das Pathovar oder Serovar. Die Zuordnung eines Stammes zur Hierarchie eines bekannten Organismus unterhalb der Artebene (oder ggf. Unterartebene) wird als Typisierung bezeichnet (→ **3.3.4**).

Um eine zuverlässige Identifizierung zu gewährleisten, sollte eine möglichst umfassende Auswahl aussagekräftiger, die Eigenschaften der Reinkultur beschreibender Parameter untersucht werden. Alle für die Identifizierung herangezogenen Merkmale müssen reproduzierbar sein, was neben sicherer Nachweismethoden eine konstante Ausprägung dieser Merkmale voraussetzt. Die korrekte Identifizierung eines Erregerstamms ist für die meisten bakteriologischen Untersuchungen sowie für die gezielte antibakterielle Therapie eine unabdingbare Voraussetzung.

3.3.1 Parameter für die Identifizierung

Es gibt zahlreiche Parameter, die für die Identifizierung eines bakteriellen Krankheitserregers herangezogen werden (**Tab. 12**). In der Routine besonders wichtig sind physiologische Eigenschaften. Viele Bakterienarten lassen sich bereits durch Überprüfung einer adäquaten Auswahl bestimmter biochemischer Reaktionen zuverlässig identifizieren. Je nach erwartetem Erregerspektrum und Fragestellung sind dabei unterschiedliche Verfahren und eine unterschiedlich große Anzahl von Stoffwechselleistungen zu überprüfen. Unterstützend, aber nicht ausreichend für die Identifizierung sind häufig morphologische Kennzeichen sowie das Verhalten der Mikroben gegenüber bestimmten Färbeverfahren. Derartige Tests engen das in Frage kommende Erregerspektrum ein und erlauben eine gezieltere Auswahl der anzuwendenden biochemischen Verfahren. Genau, aber relativ kostenintensiv sind viele molekularbiologische Methoden. Sie werden daher routinemäßig nur eingeschränkt eingesetzt. Für die Identifizierung einiger Bakterien werden mittlerweile jedoch auch in der Routine chemotaxonomische Verfahren angewandt. Die Bestimmung der Empfindlichkeit gegenüber antibakteriellen Antiinfektiva kann für die Identifizierung eines Bakteriums ebenfalls hilfreich sein.

Tabelle 12: *Parameter für die Identifizierung von Bakterien und mögliche Nachweisverfahren*

Merkmal	Nachweis
Physiologische Eigenschaften	
• Fermentationstests	»Bunte Reihe«, kommerzielle Identifizierungssysteme
• Assimilationstests	Auxanogramm, kommerzielle Identifizierungssysteme
• Enzymatische Tests	»Bunte Reihe«, kommerzielle Identifizierungssysteme
• Stoffwechselendprodukte	Hochdruckflüssigkeitschromatographie (HPLC), GLC
Morphologie der Zelle/Kultur	
• Zellform	Nativpräparat, Phasenkontrast-, Dunkelfeldmikroskopie
• Färbeverhalten	Färbungen, Hellfeldmikroskopie
• Bildung von Endosporen (Form, Position)	Einfachfärbung, Sporenfärbung
• Kapseln	Tuschepräparat
• Beweglichkeit/Begeißelung	Anfärbung der Flagellen, Elektronenmikroskopie
• Kolonieform/Art des Wachstums in Flüssigmedien	Lupenbetrachtung/Betrachtung mit dem bloßen Auge
Molekularbiologische Merkmale	DNS-Sonden, rRNS-Sonden
Chemotaxonomische Merkmale	
• Mureinbausteine	Gaschromatographie, Dünnschichtchromatographie
• Lipide	Gaschromatographie, Dünnschichtchromatographie
Empfindlichkeit gegenüber Antiinfektiva	Antibiogramm
Antigenstruktur	Serologische Methoden

3.3.1.1 Molekularbiologische und chemotaxonomische Verfahren

Molekularbiologische Identifizierungsverfahren werden insbesondere für phylogenetische Untersuchungen, das heißt für die Aufklärung von Verwandtschaftsverhältnissen zwischen verschiedenen Bakterienarten, eingesetzt und sind daher für die Beschreibung neuer Bakterienspezies unabdingbar. Zu den wichtigsten molekularbiologischen Verfahren gehört die Bestimmung des Guanin- bzw. Cytosingehalts der chromosomalen DNS (abgekürzt GC-Gehalt), DNS-DNS- oder DNS-rRNS-Hybridisierungen und die Sequenzierung der 16S rRNS.

Von den zahlreichen verfügbaren chemotaxonomischen Identifizierungsverfahren werden in der Routine unter anderem die gaschromatographische Analyse zellulärer Fettsäuren, der papier- oder dünnschichtchromatographische Nachweis der Isomeren der Diaminopimelinsäure aus dem Peptidoglykan und die gas- oder dünnschichtchromatographische Bestimmung der Mykolsäuren von Mykobakterien und Corynebakterien eingesetzt.

3.3.1.2 Physiologische Eigenschaften

Beim Vergleich der physiologischen Eigenschaften zwischen unterschiedlichen Bakterien findet man in der Regel mehr oder weniger stark voneinander abweichende Stoffwechselaktivitäten und eine unterschiedliche Enzymausstattung. Die Summe bestimmter Eigenschaften ergibt für jede Art ein charakteristisches, also Spezies-spezifisches Muster, das bestimmt werden kann. Manche Stoffwechseleigenschaften können jedoch auch »niedrigere« Taxa, also beispielsweise eine Unterart oder ein Biovar, andere ein »höheres« Taxon wie z. B. eine Gattung, charakterisieren. Von den vielen möglichen messbaren Stoffwechselleistungen sind in der Routine diejenigen interessant, deren Anwendung eine möglichst einfache Differenzierung erlaubt. Dies sind im Idealfall Tests, bei denen klinisch häufig auftretende Krankheitserreger möglichst unterschiedlich und alle Stämme eines Taxons möglichst einheitlich reagieren (»Ausschlussreaktionen« → 3.3.2). Darüber hinaus müssen die Tests reproduzierbar und einfach durchzuführen sein. Die genannten Bedingungen erfüllen vor allem bestimmte Reaktionen des Katabolismus sowie des Atmungsstoffwechsels. Viele dieser Stoffwechselleistungen können durch Indikatorreaktionen visualisiert werden. Bei Auswertung zahlreicher Reaktionsansätze entsteht infolge der unterschiedlichen Farbreaktionen der verwendeten Indikatoren ein mehrfarbiges Muster, das als *»Bunte Reihe«* bezeichnet wird.

Fermentationsreaktionen

Fermentationsreaktionen gehören zu den wichtigsten und einfachsten Identifizierungsverfahren. Zur Fermentation befähigte Bakterien können häufig eine Vielzahl von Zuckern und Alkoholen unter Säurebildung vergären, wobei von Art zu Art unterschiedliche Kohlenstoffquellen verwertet werden. Die Absenkung des pH-Werts lässt sich in flüssigem oder festem Nährmedium durch Zusatz von Indikatoren oder photometrisch feststellen. Fermentationsreaktionen dienen vor allem zur Differenzierung von Enterobacteriaceae-Arten. Viele klinisch bedeutsame Spezies dieser Familie vergären ein unterschiedliches Spektrum an Zuckern, als gruppenspezifisches Merkmal gilt lediglich die Fermentation von Glukose.

> **(Be-) merkenswertes**: Ein Bakterienstamm, der nicht in der Lage ist, Glukose zu vergären, gehört folglich nicht zu den Enterobacteriaceae. Umgekehrt gibt es aber Enterobacteriaceae, die ausschließlich Glukose vergären (z. B. Shigellen).

Assimilationsreaktionen

Viele Bakterienarten können Zucker, Alkohole und andere Kohlenstoffquellen nicht fermentativ verwerten. Solche Bakterien besitzen häufig einen oxidativen Stoffwechsel. Da es bei einem derartigen Stoffwechsel während des Abbaus der Kohlenstoffquelle zu keiner oder einer geringfügigen Säurebildung kommt, muss zur Prüfung der Verwertbarkeit eines bestimmten Substrats makroskopisch oder photometrisch beurteilt werden, ob der Organismus in Gegenwart der zugesetzten Substanz wächst (Trübungsmessung). Hierfür wird ein so genanntes Auxanogramm (»Wachstumsbild«) erstellt, bei dem der fragliche Organismus in einem Mangelmedium mit der zu testenden Kohlenstoffquelle angezüchtet wird. Abgesehen von der Kohlenstoffquelle darf also kein weiteres für das Wachstum nutzbares Substrat vorhanden sein. Besonders wichtig sind Assimilationsreaktionen für die Identifizierung gramnegativer, nichtfermentierender Bakterien.

Katalase und Cytochrom-C-Oxidase

Von den zahlreichen direkt oder indirekt an der Atmungskette beteiligten Enzymen sind insbesondere die Präsenz oder Abwesenheit der Katalase und Cytochrom-C-Oxidase differenzialdiagnostisch bedeutsam. Beide Tests stellen darüber hinaus wichtige gruppenspezifische Merkmale dar.

Die Katalase ist an der Entgiftung toxischer Sauerstoff-Intermediate beteiligt (→ **3.2.5.4**) und wird von den meisten aeroben und fakultativ anaeroben Bakterien gebildet. Eine mittelstarke bis starke Enzymaktivität ist in der Regel bereits durch »Überschütten« der zu untersuchenden Bakterienkolonie mit einer Wasserstoffperoxid-Lösung (3 %) nachweisbar. Aufsteigende Gasblasen (Sauerstoff) zeigen eine positive Reaktion an.

Die Cytochrom-C-Oxidase kommt bei Bakterien vor, deren Atmungskette das Cytochrom C enthält. Dies ist z. B. bei gramnegativen, nicht-fermentierenden Bakterien, nicht jedoch bei den Enterobacteriaceae der Fall. Der Nachweis der Cytochrom-C-Oxidase erfolgt mit reduzierten Farbstoffen, die mithilfe des Enzyms in ihre farbige Form überführt werden.

Reaktionen des Eiweißstoffwechsels

Neben den bereits beschriebenen physiologischen Tests sind in der Routine Reaktionen des Eiweißstoffwechsels für die Identifizierung bakterieller Krankheitserreger bedeutend (**Tab. 13**). Sie werden insbesondere für die Differenzierung von Spezies verwendet, die zu den Enterobacteriaceae und Vibrionaceae gehören. Je nach zu überprüfendem Enzym werden unterschiedliche Nachweisverfahren angewandt.

Tabelle 13: *Auf dem Eiweißstoffwechsel basierende Testreaktionen für die Identifizierung*

Test	Nachgewiesenes Enzym	Nachweis/Nachweisprinzip
Bildung von Schwefelwasserstoff	Cystein-Desulfurase, Thiosulfat-Reduktase und andere	H_2S-Freisetzung aus schwefelhaltigen Verbindungen; Nachweis durch Schwermetall-Ionen ($\rightarrow$ schwarzes Präzipitat/»Niederschlag«)
Gelatine-Verflüssigung	Gelatinase	Verflüssigung Gelatine-haltigen Nährbodens
Indol-Bildung	Tryptophanase	Indolbildung aus Tryptophan; Nachweis mit EHRLICHS- oder KOVACS-Reagenz (Rotfärbung)
Lysin-Decarboxylase	Lysin-Decarboxylase	Durch Decarboxylierung von Lysin entsteht Cadaverin (organische Lauge); Nachweis mit pH-Indikator
Ornithin-Decarboxylase	Ornithin-Decarboxylase	Durch Ornithin-Decarboxylierung entsteht Putrescin (organische Lauge); Nachweis mit pH-Indikator
Arginin-Dihydrolase	Arginin-Dihydrolase	Entstehung von Ornithin, Kohlendioxid, Ammoniak (basisch); Nachweis mit pH-Indikator
Tryptophan-Deaminase	Tryptophan-Deaminase	Durch Deaminierung von Tryptophan entsteht Pyruvat; Nachweis u. a. durch Eisen(III)-chlorid, das zu braunem Eisen(II)-chlorid reduziert wird
Harnstoff-Spaltung	Urease	Durch Harnstoff-Spaltung entsteht u. a. Ammoniak (basisch); Nachweis mit pH-Indikator

3.3.2 Kommerzielle Identifizierungssysteme

Die meisten kommerziellen Identifizierungssysteme basieren auf physiologischen Tests, die die Identifizierung klinisch relevanter Bakterien und anderer Krankheitserreger innerhalb einer vordefinierten Gruppe von Organismen ermöglichen. Es handelt sich meist um miniaturisierte Verfahren, die die Testung einer Reihe unterschiedlicher Stoffwechselreaktionen in kleinen Reaktionsgefäßen erlauben. Viele Testsysteme enthalten neben Fermentations- und Assimilationstests, bei denen eine positive Reaktion durch Farbumschlag eines zugesetzten Indikators (Fermentation) bzw. durch eine sichtbare oder photometrisch messbare Trübung (Assimilation) nachgewiesen wird, wichtige Reaktionen des Eiweißstoffwechsels, deren Auswertung durch Zugabe entsprechender Indikatorreagenzien erfolgt. Darüber hinaus enthalten viele Systeme chromogene und fluorogene Substrate, mit deren Hilfe für die Identifizierung einzelner Spezies wichtige Enzymprofile erstellt werden können.

Vor Anwendung eines kommerziellen Systems muss zunächst eine »Grobdifferenzierung« des zu untersuchenden Erregerstammes erfolgen, damit ein passendes, das heißt die Identifizierung ermöglichendes »Testkit« (»Reaktionsset«) ausgesucht wird. Kommerzielle Identifizierungssysteme werden von zahlreichen Herstellern und für eine Reihe unterschiedlicher Erregergruppen angeboten. In Bezug auf bakterielle Krankheitserreger sind beispielsweise »Reaktionssets« für gramnegative, nicht-fermentierende Bakterien (überwiegend Assimilationstests bzw. spezifische enzymatische Tests), Enterobacteriaceae (primär fermentative Tests), Staphylokokken und Enterokokken (überwiegend Assimilationstests bzw. spezifische enzymatische Reaktionen) verfügbar.

Die Handhabung kommerzieller Identifizierungssysteme ist sehr unterschiedlich. Neben vollautomatisiert arbeitenden »Identifizierungsmaschinen« gibt es Systeme, die manuell beimpft und weiterverarbeitet werden müssen. Die entstehenden Reaktionsmuster werden dann mit dem bloßen Auge abgelesen oder photometrisch bzw. nephelometrisch bestimmt. Die Interpretation der Daten ist oftmals einer manuellen oder automatisierten Auswertung zugänglich. Bei der manuellen Interpretation werden die erhaltenen Ergebnisse (positive bzw. negative Reaktion) mit den Reaktionsmustern der dem System beigefügten Datenbank verglichen. Die Datenbank enthält für jede Testreaktion und für jede in der Datenbank gelistete Bakterienart innerhalb der in Frage kommenden Erregergruppe eine Angabe über die prozentuale Häufigkeit des positiven Testergebnisses. Die Datenbank liefert folglich eine Aussage darüber, wie viele Stämme einer betreffenden Art bei einem bestimmten Test positiv reagieren. Besonders hilfreich für die Identifizierung sind die so genannten *Ausschlussreaktionen* (prozentuale Häufigkeit 100 oder 0 %), da ein fraglicher Bakterienstamm für die Zuordnung zu einer bestimmten Art bei einer »100 %-igen Reaktion« ebenfalls positiv reagieren muss, bei einer »0 %-igen Reaktion« hingegen nicht positiv reagieren darf. Bei der automatisierten Interpretation werden die photometrisch bzw. nephelometrisch bestimmten Daten mithilfe eines Computerprogramms mit der Datenbank des vom Hersteller vertriebenen Systems verglichen und interpretiert. Anhand dieser Datenanalyse wird ein Identifizierungsergebnis (»Spezies-Diagnose«) ermittelt, wobei meist auch eine Angabe über die Zuverlässigkeit der Identifizierung getroffen wird.

Die in verschiedenen kommerziellen Systemen für bestimmte Reaktionen angegebenen Häufigkeiten stimmen bei klinisch häufig auftretenden Erregern meist gut überein und sind in der Regel auch mit den im makroskopischen Maßstab erhobenen Daten identisch.

3.3.2.1 Identifizierung der Enterobacteriaceae

Bei Nachweis eines gramnegativen, Oxidase-negativen und Katalase-positiven stäbchenförmigen Bakterienisolats (= Testergebnisse der »Grobdifferenzierung«) ist die Anwendung eines für die Differenzierung von Enterobacteriaceae-Arten konzipierten »Reaktionssets« Erfolg versprechend. Zu den gebräuchlichen manuell bzw. (semi-) automatisiert auswertbaren »Testkits« für Enterobacteriaceae gehören das API 20E®- und das Micronaut®-E-System. Beide Systeme liefern bei richtiger Handhabung eine zuverlässige Identifizierung für häufig auftretende Enterobacteriaceae bis auf das Art-»Niveau«. Sie überprüfen dabei weitgehend die gleichen Stoffwechseleigenschaften (**Tab. 14**). Die Häufigkeiten positiver Reaktionen einiger Arten für die im Micronaut®-E-System geprüften Eigenschaften zeigt **Tab. 15**.

Tabelle 14: *Kommerzielle Identifizierung der Enterobacteriaceae: Tests im API 20E®- und Micronaut®-E-System*

Reaktionsgruppe	Test/Substrat		
Fermentationsreaktionen (Vergärung von Zuckern/ Zuckeralkoholen)	• Adonitol (M) • Amygdalin (A) • L-Arabinose (A) • Glukose (A/M)	• D-Mannitol (A) • D-Melibiose (A) • myo-Inositol (A/M) • Raffinose (A)	• L-Rhamnose (A/M) • D-Sorbitol (A/M) • Saccharose (A/M) • Xylose (M)
Assimilationsreaktionen	• Citrat (A)	• Malonat (M)	
Reaktionen des Eiweißstoffwechsels	• Arginin-Dihydrolase (A/M) • Gelatinase (A) • Harnstoff-Spaltung (A/M) • Indol-Bildung (A/M)	• Lysin-Decarboxylase (A/M) • Ornithin-Decarboxylase (A/M) • Phenylalanin-Deaminase (A) • Tryptophan-Deaminase (M)	
Andere enzymatische Reaktionen	• Äsculin (β-Glukosidase)[a] (M) • Voges-Proskauer-Test[b] (A/M) • ONPG-Test (β-Galaktosidase)[c] (A/M)	• ONPX-Test (β-Xylosidase)[d] (M) • PGUR-Test (β-Glukuronidase)[e] (M)	

A: Test im Api 20E®-System; **M:** Test im Micronaut®-E-System

[a]: β-Glukosidase spaltet das β-Glykosid Äsculin zu Glukose und Äsculetin. Letzteres bildet in Gegenwart von Eisenionen einen dunkelbraunen, präzipitierenden Komplex.

[b]: Verschiedene Bakterienarten bilden im Kohlenhydrat-Stoffwechsel Acetoin, das mit einem pH-Indikator nachgewiesen wird.

[c]: β-Galaktosidase, ein Schlüsselenzym für den Abbau von Laktose, spaltet das farblose Substrat ortho-Nitrophenyl-galaktopyranosid in Galaktose und ortho-Nitrophenol (gelb).

[d]: β-Xylosidase spaltet das farblose Substrat ortho-Nitrophenylen-β-xylosid in Xylose und ortho-Nitrophenol (gelb).

[e]: β-Glukuronidase spaltet das farblose Substrat para-Nitrophenylen-β-Glukuronid in Glukuronidsäure und ortho-Nitrophenol (gelb).

Tabelle 15: *Häufigkeit (%) positiver Reaktionen ausgewählter Enterobacteriaceae bei Identifizierung mit dem Micronaut®-E-System*

Stoffwechseleigenschaft (Test)	*Escherichia coli*	*Shigella*	*Klebsiella pneumoniae*	*Proteus mirabilis*	*Salmonella enterica*	*Yersinia enterocolitica*
Tryptophan-Deaminase	0	0	0	98	0	0
H₂S-Bildung	0	0	0	94	93	0
Äsculin[a]	21	0	99	1	1	24
Indol-Bildung	98	0	0	8	0	53
Harnstoff-Spaltung	0	0	91	99	0	92
Lysin-Decarboxylase	82	0	96	0	96	0
Ornithin-Decarboxylase	67	96	0	99	98	62
Arginin-Dihydrolase	6	0	2	0	32	0
Glukose-Fermentation	**100**	**100**	**100**	**100**	**100**	**100**
Citrat-Assimilation	1	0	98	61	97	1
Malonat-Assimilation	1	0	97	27	1	0
Voges-Proskauer-Test	0	0	96	73	0	22
Rhamnose-Fermentation	90	16	99	0	97	0
Saccharose-Fermentation	41	1	99	0	0	99
Adonitol-Fermentation	4	0	92	0	0	1
Inositol-Fermentation	2	2	97	0	72	68
Xylose-Fermentation	96	4	99	96	98	73
Sorbitol-Fermentation	92	12	99	0	92	99
ONPG[a]	99	32	**100**	0	0	82
ONPX[a]	1	0	97	0	0	4
PGUR[a]	94	68	0	0	28	0

[a] Erläuterung siehe **Tab. 14**; Ausschlussreaktionen im **Fettdruck**

3.3.3 Routinetests für die Differenzierung grampositiver Kokken

Für die Differenzierung einiger besonders häufig in Klinik und ambulantem Bereich vorkommender Bakterien wurden spezifische Testverfahren entwickelt, die zu einer Identifizierung eng verwandter Arten beitragen. Eine besondere diagnostische Bedeutung kommt in der Routine der Differenzierung grampositiver Kokken zu. Zielsetzung derartiger Untersuchungen ist vor allem die Unterscheidung von *Staphylococcus aureus* und anderen Staphylokokken, die Differenzierung zwischen verschiedenen *Streptococcus*-Arten bzw. -Serogruppen sowie die Abgrenzung von Streptokokken und Enterokokken. Der Differenzierung können dabei sowohl epidemiologische als auch therapeutische Fragestellungen zugrunde liegen. Ein vereinfachtes, in diesem Kapitel erläutertes Differenzierungsschema zeigt **Abb. 19**.

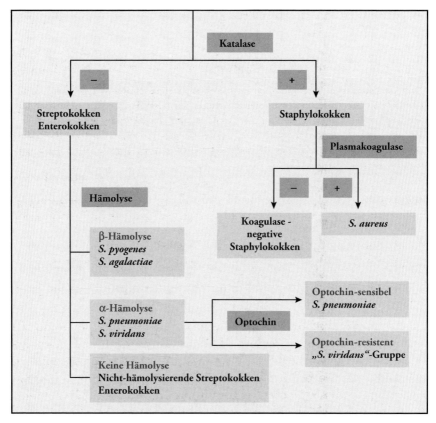

Abbildung 19: *Differenzierung von Staphylokokken, Streptokokken und Enterokokken mithilfe einfacher Routinetests*

3.3.3.1 Staphylokokken

Plasmakoagulase

Als Referenzverfahren für die Differenzierung von Staphylokokken gilt der Plasmakoagulase-Test. Er ermöglicht zusammen mit einigen physiologischen Tests eine relativ sichere Unterscheidung von *Staphylococcus aureus* und anderen Staphylokokken. Die Plasmakoagulase ist ein extrazellulär vorliegendes Protein, das einen wichtigen Pathogenitätsfaktor von *S. aureus* darstellt. Die meisten anderen *Staphylococcus*-Arten können das Protein hingegen nicht oder nur in geringer Menge exprimieren. Solche Staphylokokken werden häufig ohne weitere Speziesdifferenzierung als Koagulase-negative Staphylokokken bezeichnet. Der Nachweis der Koagulase wird als Röhrchentest durchgeführt. Hierbei werden zu überprüfende Kolonien und Kontrollstämme in Kaninchen- oder Humancitratplasma eingerieben, die Röhrchen bei 36 °C 24 Stunden lang bebrütet und die Reaktionen nach 4 und 18 bis 24 Stunden abgelesen. Bei vielen *S.-aureus*-Stämmen ist bereits nach wenigen Stunden eine Koagulation des Plasmas feststellbar.

Funktion der Plasmakoagulase

Die Plasmakoagulase wird von *S. aureus* in den extrazellulären Raum abgegeben, wo sie eine Verklumpung von Blutplasma induziert. Ähnlich dem Mechanismus der Blutgerinnung verbindet sich Plasmakoagulase mit Prothrombin zum proteolytisch wirksamen »Staphthrombin«, das für die Aktivierung von löslichem Fibrinogen zu unlöslichem Fibrin verantwortlich ist. Das entstehende Fibrin-Polymer bildet einen Schutzwall um ins Gewebe eingedrungene *S.-aureus*-Zellen.

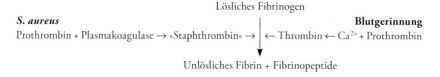

S. aureus   Lösliches Fibrinogen   **Blutgerinnung**
Prothrombin + Plasmakoagulase → »Staphthrombin« → | ← Thrombin ← Ca^{2+} + Prothrombin
                         Unlösliches Fibrin + Fibrinopeptide

»Clumbing Factor«

Der Plasmakoagulase-Test ermöglicht eine gute Abgrenzung von *S. aureus* zu anderen Staphylokokken, ist jedoch relativ zeitaufwendig. Er wird daher häufig durch Zeit sparende kommerzielle Objektträger-Agglutinationsverfahren ersetzt, die verschiedene Strukturen auf der Zelloberfläche von *S. aureus* nachweisen. Zu diesen gehört der zellwandgebundene, auch als »Clumbing Factor« bezeichnete Fibrinogen-Rezeptor. Sein Nachweis korreliert eng mit der Anwesenheit der Plasmakoagulase. Infolge der Bindung von Fibrinogen an den Fibrinogen-Rezeptor findet eine messbare Agglutination (»Verklumpung«)

von *S.-aureus*-Zellen statt. Koagulase-negative Staphylokokken exprimieren auf ihrer Zelloberfläche keinen Fibrinogen-Rezeptor und »verklumpen« daher im entsprechenden Nachweisverfahren nicht.

Novobiocin-Empfindlichkeit

Zur Differenzierung Koagulase-negativer Staphylokokken wird häufig die Empfindlichkeit gegenüber Novobiocin getestet. Dieser »klassische« Test dient zur Unterscheidung von *Staphylococcus*-Arten mit einer natürlichen Novobiocin-Resistenz (z. B. *S. saprophyticus*) und denjenigen Spezies, die gegenüber diesem Antiinfektivum natürlicherweise sensibel sind (z. B. *S. epidermidis*). Der Test hat jedoch nur eine begrenzte Aussagekraft, da einige *S.-epidermidis*-Stämme (und andere Stämme natürlicherweise sensibler Arten) gegenüber Novobiocin sekundär resistent sind.

3.3.3.2 Streptokokken

Hämolysin-Bildung

Viele *Streptococcus*-Arten bilden bei Wachstum auf Blutagarplatten zytolytische Toxine, die bei diesen Organismen als Hämolysine bezeichnet werden. Hämolysine werden während des Wachstums der Kolonien ins Medium abgegeben und lysieren sich in der unmittelbaren Umgebung befindende Erythrozyten. Nach einer alten, in der klinischen Routine aber nach wie vor gebräuchlichen Einteilung werden Streptokokken anhand ihrer »Hämolyse-Eigenschaften« einer der folgenden Gruppen zugeteilt:

- *β-hämolysierende* Streptokokken: Bei der kompletten Hämolyse (= β-Hämolyse) werden im Nährboden in unmittelbarer Nähe der Kolonien die Erythrozyten aufgelöst und das Hämoglobin durch freigesetzte Proteasen vollständig abgebaut. Auf diese Weise bilden sich um die Kolonien herum hell und weitgehend transparente Hämolysehöfe (**Abb. 20**). Zu den β-hämolysierenden Streptokokken gehören *S. pyogenes* und *S. agalactiae*.

- *α-hämolysierende* Streptokokken: α-hämolysierende Streptokokken wie *S. pneumoniae* sezernieren Wasserstoffperoxid, infolge dessen eine unvollständige Hämolyse (Syn.: α-Hämolyse, »Vergrünung«) eintritt. H_2O_2 oxidiert das Fe^{2+}-Zentralatom im Hämoglobin zu Fe^{3+} (»Methämoglobin«). Hierdurch ändert sich das Absorptionsspektrum des Hämoglobins, sodass die Kolonien von einem dunkelgrün bis bräunlich scheinenden Hof umgeben sind, der noch intakte Erythrozyten enthält (**Abb. 20**). Der für Streptokokken mit diesem Hämolyse-Verhalten häufig verwendete Begriff »vergrünende« Streptokokken resultiert aus dieser Verfärbung.

- *Nicht-hämolysierende* Streptokokken: Diese Streptokokken bilden keine Hämolysine, werden dennoch gelegentlich irreführend als »γ-hämolysierende« Streptokokken bezeichnet. Zu diesen Streptokokken gehören einige der natürlicherweise im Zahnbelag und in der Mundhöhle des Menschen vorkommenden Arten.

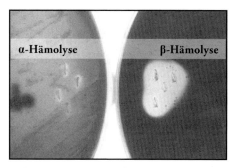

Abbildung 20: *Hämolyse-Verhalten hämolysierender Streptokokken*

C-Substanz β-hämolysierender Streptokokken

Für die Speziesdifferenzierung β-hämolysierender Streptokokken spielt das Zellwand-Polysaccharid, die so genannte C-Substanz (»C«: engl. Abkürzung für *carbohydrate*), eine wichtige Rolle. Die C-Substanz ist kovalent an das Peptidoglykan geknüpft und dient β-hämolysierenden Streptokokken als Zellwandschutz gegenüber unspezifischen Abwehrmechanismen des Wirts. Der molekulare Aufbau der C-Substanz weist speziesspezifische Unterschiede auf. Nach Extraktion lässt sich das Polysaccharid serologisch differenzieren, sodass sich β-hämolysierende Streptokokken serologischen Gruppen zuordnen lassen. Die einzelnen Serogruppen werden nach dem auf Rebecca LANCEFIELD (1895–1981) basierenden Schema (LANCEFIELD-Serologie) mit lateinischen Großbuchstaben (A–H, K–V) gekennzeichnet. Humanmedizinisch besonders bedeutende β-hämolysierende Streptokokken befinden sich in den Serogruppen A und B (**Tab. 16**). Enterokokken lassen sich ebenfalls mithilfe der LANCEFIELD-Serologie kategorisieren; sie gehören zur Serogruppe D.

Tabelle 16: *Serogruppen β-hämolysierender Streptokokken und ihnen zugeordnete Arten*

Serogruppe nach LANCEFIELD	Spezies (Beispiel)	Natürliches Vorkommen
A	S. pyogenes	Mensch
B	S. agalactiae	Mensch, Rind
C	S. equi	Mensch, viele Tierarten
G	S. canis	Mensch, Hund

Optochin- und PYRase-Test

Der Optochintest wird zur Differenzierung α-hämolysierender Streptokokken, insbesondere zur Identifizierung von *S. pneumoniae* und anderen »vergrünenden« Streptokokken, verwendet. *S. pneumoniae* ist natürlicherweise sensibel gegenüber Optochin (Ethylhydrocuprein), während viele zur Normalflora des Mund- und Rachenraums gehörende α-hämolysierende Streptokokken (Stämme der so genannten »*S.-viridans*«-Gruppe) Optochin-resistent sind. Im Gegensatz zur Novobiocin-Empfindlichkeitstestung gilt der Optochin-Test als aussagekräftig, sofern *S. pneumonie* nicht tiefgefroren in Glycerol aufbewahrt wird. In diesem Fall ist die Ausbildung des resistenten Phänotyps möglich. Sekundär Optochin-resistente *S.-pneumoniae*-Stämme kommen selten vor.

Der Pyrrolidonyl-Peptidase-Test (=PYRase-Test) ist ein kolorimetrischer Schnelltest zur Differenzierung von Streptokokken (meist PYRase-negativ) und Enterokokken (PYRase-positiv). Allerdings reagieren die allermeisten *S.-pyogenes*-Stämme und Stämme einiger seltenerer *Streptococcus*-Arten ebenfalls PYRase-positiv.

3.3.4 Typisierung

Eine Typisierung von Bakterien, also eine Differenzierung unterhalb der Artebene, ist insbesondere zur Aufklärung epidemiologischer Zusammenhänge, beispielsweise bei Ausbrüchen von Erkrankungen in öffentlichen Einrichtungen, bedeutsam. Hierbei reicht die Identifizierung des ursächlich involvierten Erregers bis auf das »Artniveau« meist nicht aus. Dies gilt vor allem dann, wenn weit verbreitete und sehr häufig vorkommende Erreger wie *Staphylococcus aureus* oder *Escherichia coli* in das Infektionsgeschehen involviert sind. Ziel jeder Typisierung ist die Beschreibung von Varietäten bzw. die Zuordnung eines Organismus zu einem bestimmten *Var* (→ **1.3.1**). Eine solche Zuordnung kann nach unterschiedlichen biologischen Gesichtspunkten erfolgen. So lassen sich anhand des verursachten Krankheitsbilds und der zugrunde liegenden Pathogenitätsmechanismen bei einigen Bakterienarten *Pathovare* unterscheiden. Zu diesen gehören beispielsweise die Pathovare von *E. coli*, die unterschiedliche Krankheitsbilder hervorrufen (→ **3.6.6.4**). Serologische Verfahren erlauben eine Differenzierung phänotypisch einheitlicher Spezies in verschiedene *Serovare*. Derartige Typisierungen werden unter anderem bei vielen Enterobacteriaceae eingesetzt. Daneben lassen sich Bakterien durch Testung physiologischer Stoffwechselleistungen bestimmten *Biovaren* zuordnen. Nicht selten wird auch eine Sero- und Biotypisierung vorgenommen. Eines der bekanntesten Beispiele ist der klassische Erreger der Cholera, *Vibrio cholerae* Serovar 01/Biovar *cholerae*, der weltweit Anfang der 1960er-Jahre von einem anderen Biovar (eltor) desselben Serovars und in den 1990-er Jahren in Südostasien durch ein neues Serovar (O139) verdrängt wurde. Neben diesen »klassischen« Verfahren werden heutzutage vor allem molekularbiologische Methoden (z. B. Pulsfeldgel-Elektrophorese) für die Typisierung von Bakterien eingesetzt.

> **Serologische Typisierung der Enterobacteriaceae**
>
> Für die serologische Typisierung vieler Enterobacteriaceae wie *Escherichia coli*, *Salmonella enterica* und *Yersinia enterocolitica* bedient man sich der H-, O- und K-Antigene dieser Bakterien. Entsprechend charakterisierte Stämme lassen sich mithilfe einer Serovarformel (O:H:K) beschreiben. Als *H-Antigene* (abgeleitet von »**H**auch«) bezeichnet man die in den Flagellen gramnegativer Bakterien lokalisierten Antigene. Die Namensgebung beruht auf der Beobachtung, dass sich die ebenfalls zu den Enterobacteriaceae gehörenden *Proteus*-Arten bei Beimpfung auf festen Nährmedien rasch ausbreiten (»schwärmen«) und dabei die Assoziation an eine »angehauchte Glasscheibe« vermitteln. Die Bezeichnung H-Antigene wird für die Flagellenantigene aller Enterobacteriaceae verwendet, auch wenn sich die meisten Arten vergleichsweise deutlich weniger schnell bewegen. *O-Antigene* (abgeleitet von »**o**hne Hauch«) sind die O-spezifischen Seitenketten der Lipopolysaccharide, die in der äußeren Membran aller Enterobacteriaceae vorkommen (→ 3.1.4.3). Als *K-Antigene* werden die von einigen Enterobacteriaceae-Arten gebildeten Polysaccharidkapseln bezeichnet.

3.4 Bakteriengenetik

3.4.1 Das bakterielle Genom

Die Gesamtheit aller genetischen Elemente innerhalb einer Bakterienzelle nennt man bakterielles Genom. Es besteht aus einem meist ringförmig geschlossenen, doppelsträngigen DNS-Molekül, das als Chromosom bezeichnet wird. Das Chromosom enthält die für das Bakterium essenziellen Gene. Darüber hinaus enthalten viele Bakterien extrachromosomale genetische Elemente.

3.4.1.1 Plasmide

Plasmide sind aus doppelsträngiger DNS bestehende, intrazellulär vorkommende genetische Elemente, die sich unabhängig vom Wirtschromosom replizieren. Sie tragen im Gegensatz zum Chromosom nur nicht essenzielle, aber gleichwohl »hilfreiche« Gene, die dem Bakterium unter bestimmten Umweltbedingungen Selektionsvorteile verschaffen. Von den bislang bekannten mehreren tausend Plasmiden besitzen die meisten eine ringförmige Struktur, es sind aber auch zahlreiche lineare Plasmide bekannt. So besitzt beispielsweise *Borrelia burgdorferi*, der Erreger der Lyme-Borreliose, ringförmige und lineare Plasmide. In Abhängigkeit von Plasmid und Wirt liegen Plasmide in der Zelle in einer, einigen wenigen oder weit mehr als 100 Kopien vor.

Plasmide können von der Mutter- auf die Tochterzelle (*vertikaler Gentransfer*) oder innerhalb einer Generation (*horizontaler Gentransfer*) weitergegeben werden. Die Weitergabe der genetischen Information von einer plasmidhaltigen zu einer nicht plasmidhaltigen Zelle in derselben Generation erfolgt hauptsächlich über einen als Konjugation bezeichneten Mechanismus, nach dessen Abschluss beide Zellen Kopien des Plasmids besitzen (→ **3.4.3.3**). Plasmide, die den DNS-Transfer durch Zell-zu-Zell-Kontakt steuern, werden als *konjugative Plasmide* bezeichnet. Bestimmte konjugative Plasmide einiger gramnegativer Bakterien können nicht nur zwischen Bakterien der gleichen Art, sondern auch zwischen verschiedenen gramnegativen Spezies weitergegeben werden und auf diese Weise die Eigenschaften dieser Bakterien verändern. Die auf den Plasmiden lokalisierten Gene können für eine Reihe unterschiedlicher Phänotypen, also erkennbarer Eigenschaften der Bakterien codieren. Zu den humanmedizinisch bedeutsamsten und am weitesten verbreiteten Plasmidtypen gehören Resistenzplasmide und Virulenzplasmide.

Resistenzplasmide (R-Plasmide) vermitteln eine Resistenz gegenüber antibakteriellen Antiinfektiva und nicht selten auch gegenüber Schwermetallen wie Cadmium, Kobalt, Quecksilber, Nickel und Zink. Eine plasmidcodierte Resistenz kann gegenüber nahezu allen Antiinfektiva vorkommen und in Abhängigkeit vom R-Plasmid und Bakterienart zahlreiche Antiinfektiva betreffen. Das weit verbreitete Auftreten konjugativer R-Plasmide sowie die häufige Transponierbarkeit der auf R-Plasmiden vorkommenden für Resistenzen codierenden Elemente führte in den letzten Jahrzehnten bei vielen Bakterienarten zur Akquirierung zahlreicher Resistenzgene und zu entsprechenden therapeutischen Problemen bei der Therapie der durch diese Organismen verursachten Erkrankungen.

Die für Pathogenitätsfaktoren humanpathogener Bakterien codierenden Gene befinden sich nicht nur auf dem Chromosom, sondern häufig auch auf *Virulenzplasmiden* oder anderen mobilen genetischen Elementen. So sind viele Exotoxine und Enterotoxine gramnegativer und grampositiver Bakterien sowie zahlreiche Adhäsine und Siderophore gramnegativer Bakterien plasmidcodiert.

3.4.1.2 Transponierbare Elemente

Die Anordnung der Gene auf einem Chromosom kann in gewissen Grenzen variieren. Einige Gene sind in der Lage, sich zu bewegen. Der Vorgang, bei dem sich Gene im Genom von einem Ort zum anderen bewegen, wird als *Transposition* bezeichnet. Die Transposition ist ein relativ seltenes Ereignis (Häufigkeit 10^{-5} bis 10^{-7} pro Generation) und ist abhängig von der Anwesenheit spezifischer genetischer Strukturen, die als transponierbare Elemente bezeichnet werden. Man unterscheidet verschiedene Typen transponierbarer Elemente:

- *Insertionssequenzen* (IS-Elemente) stellen den einfachsten Typ eines transponierbaren Elements dar. Solche Sequenzen besitzen nur Gene, die notwendig sind, um sich zu einem neuen Ort zu bewegen. IS-Elemente sind meist kurze DNS-Fragmente mit einer Länge von etwa 1.000 Nukleotiden, die an spezifischen Stellen in das Genom integriert werden können. Sie kommen in der chromosomalen und Plasmid-DNS sowie in einigen Bakteriophagen vor.
- *Transposons* sind größer als Insertionssequenzen und tragen häufig auch Gene, die für Resistenzeigenschaften gegenüber antibakteriellen Antiinfektiva codieren. Einige Transposons können sich nicht nur von einer Stelle des Genoms zu einer anderen, sondern von einer Bakterienzelle zur nächsten bewegen (Konjugation). Diese Transposons besitzen folglich die für die Konjugation erforderlichen *tra*-Gene ($\rightarrow$ **3.4.3.3**).

Besondere Formen des Transposons bzw. Bestandteile eines Transposons, Plasmids oder auch bakteriellen Chromosoms sind die so genannten *Integrons*. Diese sind mobile genetische Elemente, die Gene unterschiedlicher Herkunft »einfangen« und exprimieren. Integrons enthalten ein Gen, das für ein als Integrase bezeichnetes Protein codiert, das für die ortsspezifische Rekombination benötigt wird. Darüber hinaus enthalten Integrons eine spezifische DNS-Sequenz, die es der Integrase ermöglicht, als *Genkassetten* bezeichnete Gruppen von Genen zusammen mit einem Promotor für die Expression der neu integrierten Genkassette einzufügen. Integrons können bis zu fünf verschiedene Genkassetten besitzen, von denen jede potenziell mehr als 40 verschiedene Antiinfektiva-Resistenzgene beherbergen kann. Neben Resistenzgenen werden auf Genkassetten nicht selten auch Gene gefunden, die für Pathogenitätsfaktoren codieren.

3.4.2 Mutationen

Mutationen sind vererbbare Veränderungen in der Basensequenz der Nukleinsäure im Genom eines Organismus. Sie sind für die antibakterielle Therapie von großer Bedeutung, da Mutationen in Genen, die für die Zielstrukturen von Antiinfektiva codieren, eine Resistenz des Erregers gegenüber den entsprechenden Antiinfektiva nach sich ziehen können. Infolge von Mutation und Selektion resistenter Erregerstämme kann es zu einer raschen »Ansammlung« resistenter Stämme im erkrankten Wirt und insbesondere im Krankenhausbereich zu einer schnellen Ausbreitung resistenter Erreger kommen. Mutanten, also Träger einer durch Mutation hervorgegangenen Veränderung in der Basensequenz ihrer Nukleinsäure, können spontan auftreten oder induziert werden. Betreffen Mutationen ein bestimmtes Basenpaar, werden sie als *Punktmutationen* bezeichnet. Sie entstehen durch Basenpaarsubstitutionen in der DNS. Wird hierbei eine Purinbase (also Adenin oder Guanin) durch ein anderes Purin oder eine Pyrimidinbase (also Cytosin oder Thymin) durch ein anderes Pyrimidin ersetzt, wird die Punktmutation als Transition bezeichnet. Wird eine Pyrimidinbase durch eine Purinbase oder eine Purinbase durch eine Pyrimidinbase ersetzt, spricht man von einer Transversion.

> **(Be-) merkenswertes:**
> *Transition*: Punktmutation mit Austausch Purin ↔ Purin *oder* Pyrimidin ↔ Pyrimidin
> *Transversion*: Punktmutation mit Austausch Pyrimidin ↔ Purin *oder* Purin ↔ Pyrimidin
> *Purine* sollten nicht mit *Porinen* verwechselt werden (→ **3.1.4.3**)

3.4.3 Horizontaler Gentransfer

Der auch als lateraler Genfluss bezeichnete horizontale Gentransfer ist als die Übertragung von Genen innerhalb einer Generation definiert. Es sind drei wesentliche Mechanismen des horizontalen genetischen Austauschs zwischen Bakterien bekannt:

- die Transformation, bei der »nackte« DNS, die in der Regel von einer Bakterienzelle freigesetzt wurde, von einer anderen Bakterienzelle aufgenommen wird;
- die Transduktion, bei der ein DNS-Transfer zwischen Bakterienzellen mithilfe eines Bakteriophagen erfolgt;
- die Konjugation, bei der ein konjugatives Plasmid durch einen Zell-Zell-Kontakt von einer Bakterienzelle auf eine andere übertragen wird.

3.4.3.1 Transformation

Die Entdeckung der Transformation bildete eine der wichtigsten Grundlagen für die Entwicklung der Molekularbiologie und modernen Genetik. Die berühmten Pneumokokken-Experimente von GRIFFITH, die das Phänomen der Transformation erstmalig zeigten (**Abb. 21**), lieferten zudem die Basis für Untersuchungen, die bewiesen, dass die DNS die Erbsubstanz der Zelle darstellt. Die Transformation ist ein Prozess, bei dem freie DNS in eine Empfängerzelle aufgenommen wird und dort eine genetische Veränderung hervorruft.

> **(Be-) merkenswertes**: Die freie DNS stammt normalerweise aus einem Bakterium (»normale« Transformation), als Donor kann aber auch ein Bakteriophage fungieren. Diese Sonderform der Transformation, also die Übertragung »nackter«, aus Bakteriophagen stammender DNS, wird als *Transfektion* bezeichnet.

Im typischen Fall bindet die transformierende DNS durch ein DNS-Bindeprotein an die Zelloberfläche einer kompetenten Zelle, also an ein Bakterium, das in der Lage ist, DNS aufzunehmen. Nach Anbindung wird entweder das gesamte doppelsträngige DNS-Stück oder ein einzelner Strang – nach Nuklease-Abbau des anderen Strangs – in die Zelle aufgenommen und die DNS an ein so genanntes kompetenzspezifisches Protein gebunden. Hierdurch wird die Nukleinsäure durch den Angriff von Nukleasen geschützt, bis sie das Chromosom erreicht. Dort wird sie dann durch Rekombination in das Chromosom der Empfängerzelle aufgenommen.

Eine Reihe humanpathogener Bakterien wie *Streptococcus*-, *Bacillus*- und *Neisseria*-Arten können natürlicherweise einfach DNS durch Transformation aufnehmen. Solche Bakterien werden als leicht transformierbar bezeichnet. Zu den natürlicherweise schwer transformierbaren Bakterien gehören *Escherichia coli* und viele andere Enterobacteriaceae-Spezies.

Ende der 1920er-Jahre injizierte der britische Wissenschaftler Frederick GRIFFITH (1877–1941) Mäusen unterschiedliche *Streptococcus-pneumoniae*-Stämme (Pneumokokken). Virulente Pneumokokken bilden eine Kapsel, die für das Überleben im Wirt unabdingbar ist. Derartige Stämme zeigen auf Agaroberflächen ein glattes Erscheinungsbild und werden daher als S-Stämme (S für *smooth*) bezeichnet. Avirulente Stämme, deren Kolonien auf Agar rau erscheinen und daher R-Stämme (R für *rough*) genannt werden, sind hingegen kapsellos. GRIFFITH injizierte Mäusen zunächst lebende (**A**) oder durch Hitze inaktivierte (**B**) S-Zellen, woraufhin die Mäuse wie zu erwarten starben, sofern die virulenten Bakterienzellen zuvor nicht abgetötet worden waren. Die Injektion der kapsellosen R-Zellen überlebten die Mäuse indes erwartungsgemäß (**C**). Überraschenderweise starben die Mäuse jedoch, nachdem ihnen lebende R-Zellen und durch Hitze inaktivierte S-Zellen injiziert worden waren (**D**). Da die aus den toten Mäusen isolierten Bakterien vom S-Typ waren und den Kapseltyp der durch Hitze abgetöteten S-Zellen besaßen, schloss GRIFFITH, dass die R-Zellen die Information zur Kapselbildung von den toten Zellen erhalten haben mussten. Tatsächlich wurde aus den toten S-Zellen DNS mit den für die Kapselbildung codierenden Genen freigesetzt und von den R-Zellen aufgenommen. Auf dieser Weise wurden die R-Zellen zu Zellen vom S-Typ *transformiert*.

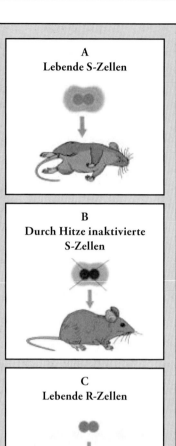

A
Lebende S-Zellen

B
Durch Hitze inaktivierte S-Zellen

C
Lebende R-Zellen

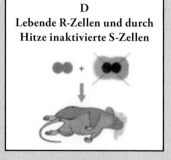

D
Lebende R-Zellen und durch Hitze inaktivierte S-Zellen

Abbildung 21: *Entdeckung der Transformation –* GRIFFITHs *Pneumokokken-Experimente*

3.4.3.2 Transduktion

Neben der Transformation ist auch die Transduktion ein in der Natur weit verbreitetes und für den genetischen DNS-Transfer zwischen Bakterien wichtiges Phänomen.

Die Transduktion bezeichnet einen Vorgang, bei dem DNS des Wirts mithilfe eines Bakteriophagen von einer Bakterienzelle zur nächsten übertragen wird. Der genetische Transfer von Wirtsgenen durch Viren kann auf zwei unterschiedlichen Wegen erfolgen, die als allgemeine und spezielle Transduktion bezeichnet werden. Bei der *allgemeinen Transduktion* kann prinzipiell jedes Gen des Wirtschromosoms zum Empfänger transferiert werden. Die Viruspartikel nehmen hierbei die Teilstücke der chromosomalen DNS mit geringer Effizienz nach dem Zufallsprinzip auf. Die Donorgene sind jedoch nicht Bestandteil des viralen Genoms und gehen verloren, sofern sie mit dem bakteriellen Genom keine Rekombination durchlaufen. Bei der *speziellen Transduktion* wird DNS aus einer spezifischen Region des Wirtschromosoms direkt in das Genom eines temperenten Bakteriophagen, also eines Virus, dessen Erbinformation in das Chromosom des Wirts eingefügt ist, integriert. Dies geschieht, wenn die DNS des temperenten Phagen falsch ausgeschnitten wird und angrenzende Wirtsgene mit sich nimmt. In der Folge kann die bakterielle Donor-DNS im Empfänger im lytischen Viruszyklus mitrepliziert oder während der Lysogenisierung in das Wirtschromosom integriert werden. (→ **4.3**).

3.4.3.3 Konjugation

Der horizontale Gentransfer durch Konjugation ist für die Therapie bakterieller Infektionskrankheiten von großer Bedeutung, da konjugative R-Plasmide insbesondere zwischen gramnegativen Bakterien mit hoher Effizienz übertragen werden. Generell wird unter einer Konjugation die Übertragung eines konjugatives Plasmids durch einen Zell-Zell-Kontakt von einer Bakterienzelle auf eine andere verstanden. An der Konjugation beteiligt sind eine Donorzelle, die einen bestimmten Typ eines konjugativen Plasmids (also z. B. ein R-Plasmid) enthält, sowie eine Empfängerzelle, die kein konjugatives Plasmid besitzt. Die Übertragung wird durch Gene auf dem Plasmid gesteuert, die als *tra-*Gene (»tra-« für »Transfer«) bezeichnet werden.

Bei gramnegativen Bakterien sind eine Reihe dieser Gene an der Bildung von Oberflächenstrukturen beteiligt, die einen spezifischen Kontakt zwischen Donorzelle und Empfängerzelle vermitteln. Diese von den Donorzellen ausgebildeten *Sexpili* ziehen sich nach Ausbildung des Kontakts zusammen, sodass in der Folge auch die beiden Zellen zusammengezogen werden. Der Kontakt zwischen Donor- und Empfängerzelle wird dann durch Fusion der äußeren Membranen stabilisiert. Anschließend wird in der Donorzelle ein Strang der

Plasmid-DNS gebrochen und zum Empfänger transferiert. Noch während des Transfers wird im Donor der transferierte Strang ersetzt und im Empfänger der komplementäre DNS-Strang synthetisiert. Am Ende des Prozesses besitzen daher Donorzelle und Rezeptorzelle zwei vollständig ausgebildete Plasmide, und beide Zellen können fortan als Donorzellen fungieren.

Bei grampositiven Bakterien läuft die Konjugation vielfach ähnlich ab, jedoch werden von Donorzellen in der Regel keine Sexpili ausgebildet. Untersuchungen mit *Enterococcus faecalis* zeigten, dass plasmidfreie Zellen »Sexuallockstoffe« ausscheiden, die plasmidhaltige Donorzellen zur Bildung eines so genannten Aggregationsproteins veranlassen. Die Expression dieses Proteins führt zu einer Zellaggregation und ermöglicht schließlich die Konjugation.

3.5 Antibakterielle Antiinfektiva und Resistenz

3.5.1 Antiinfektiva: Definitionen und bakterielle Zielstrukturen

Antibakterielle Antiinfektiva sind Substanzen, die bereits in geringer Konzentration das Wachstum von Bakterien inhibieren. Viele dieser Wirkstoffe werden durch Partialsynthese aus natürlichen Antibiotika oder vollsynthetisch hergestellt. Im Gegensatz zu einem antibakteriellen Antiinfektivum ist ein Antibiotikum als eine Substanz mikrobieller Herkunft (Bakterien oder Pilze) definiert, die bereits in geringer Konzentration das Wachstum eines anderen Mikroorganismus unterbindet. Die Begriffe »antibakterielles Antiinfektivum« und »Antibiotikum« werden in der Praxis jedoch weitgehend synonym verwendet. Nach dem Wirkungstyp zeigen antibakterielle Antiinfektiva entweder eine primär *bakterizide* (den Erreger abtötende) oder *bakteriostatische* (das Wachstum des Erregers hemmende) Wirkung.

Seit der Entdeckung des Benzylpenicillins durch FLEMING im Jahr 1928 und des nach den Arbeiten von FLOREY und CHAIN zu Beginn der 1940er-Jahre erstmalig möglichen Einsatzes der Substanz wurden zahlreiche antibakterielle Antiinfektiva entwickelt. Viele dieser Substanzen sind *Breitspektrum-Antiinfektiva*. Derartige Antiinfektiva sind gegen zahlreiche gramnegative und grampositive Bakterien wirksam und eignen sich daher für die *kalkulierte Initialtherapie* (»Blindtherapie«: Der Erreger und seine Antiinfektiva-Empfindlichkeit sind zunächst nicht bekannt). Andere Substanzen sind hingegen *Schmalspektrum-Antiinfektiva* und werden daher nur für die *gezielte Therapie*, also nach mikrobiologischer Diagnostik und Resistenzbestimmung des Erregers, eingesetzt.

Die heute verfügbaren antibakteriellen Antiinfektiva wirken auf eine Reihe unterschiedlicher Zielstrukturen (»Targets«) der Bakterienzelle. Zu den wichtigsten Zielstrukturen gehört die bakterielle Zellwand und Zytoplasmamembran, die Orte der bakteriellen Proteinbiosynthese sowie DNS-Topoisomerasen (**Tab. 17**). Darüber hinaus interagieren antibakterielle Antiinfektiva mit bakteriellen Enzymen des Kohlenhydrat-Stoffwechsels, der Tetrahydrofolat-Synthese, mit der RNS-Polymerase und über radikalbildende Mechanismen.

Tabelle 17: *Bakterielle Zielstrukturen für Antiinfektiva*

Anabolismus	Angriffspunkt	Antiinfektiva-Gruppe/Antibakterielles Antiinfektivum
Zellwandsynthese	Penicillin-Bindeproteine	β-Lactame
	Pentapeptide der Peptidoglykankette	Glykopeptide
	Pyruvyltransferase	Fosfomycin
Proteinbiosynthese	Ribosomale 30S-Untereinheit	Tetracycline, Glycylcycline, Aminoglykoside
	Ribosomale 50S-Untereinheit	Makrolide, Ketolide, Lincosamide, Streptogramine, Oxazolidinone, Chloramphenicol, Pleuromutiline
	Elongationsfaktor G	Fusidinsäure
Nukleinsäuresynthese	Topoisomerase-II, -IV	Chinolone
	RNS-Polymerase	Ansamycine (z. B. Rifampicin)
	Dihydropteroinsynthetase [a]	Sulfonamide
	Dihydrofolat-Reduktase [a]	Diaminopyrimidine (z. B. Trimethoprim)
	u. a. DNS	Nitroimidazole (z. B. Metronidazol)
β-Galactosidase-/Galactokinase-Synthese		Nitrofurane (z. B. Nitrofurantoin)
	Zellmembran	Zyklische Lipopeptide, Polymyxine

[a] Enzym im Tetrahydrofolat-Syntheseweg

3.5.2 Wichtige Antiinfektiva und ihre Eigenschaften

3.5.2.1 β-Lactame

Die β-Lactame sind die in Klink und Praxis am häufigsten eingesetzten antibakteriellen Antiinfektiva. Ihre primär bakterizide Wirkung beruht auf einer Interaktion mit den am Peptidoglykan-Metabolismus beteiligten Enzymen. Bei gramnegativen Bakterien binden β-Lactame an die Penicillin-Bindeproteine im periplasmatischen Raum und inhibieren in erster Linie die enzymatische Funktion der Transpeptidasen und Transglykosidasen, während die am Ab- oder Umbau der Zellwand beteiligten Endopeptidasen und Carboxypeptidasen kaum gehemmt werden (→ **3.1.4.4**). Dies führt zusammen mit der ebenfalls nicht gehemmten Aktivität weiterer Zellwand-abbauender Enzyme zu einem verstärkten Zellwandabbau und schließlich zur Lysis der Zelle infolge des hohen osmotischen Drucks.

> **(Be-) merkenswertes**: β-Lactame wirken ausschließlich auf Zellen in der Wachstumsphase, da nur hier die am Aufbau der Zellwand beteiligten Enzyme aktiv sind. β-Lactame wirken nicht auf ruhende, langsam wachsende und zellwandlose Bakterien. Viele β-Lactame penetrieren in menschliche Zellen nur schlecht; diese Substanzen zeigen daher keine Wirkung auf intrazelluläre Erreger.

Zu den β-Lactamen gehört eine Vielzahl von Substanzen mit unterschiedlichen Wirkungsspektren, pharmakokinetischen Eigenschaften und entsprechend unterschiedlichen Indikationen. Nach der molekularen Struktur werden β-Lactame in vier Gruppen, die Penicilline, Cephalosporine, Carbapeneme und Monobactame, unterteilt. Allen Substanzen gemein ist der unterschiedlich substituierte β-Lactam-Ring (**Abb. 22**). Je nach Struktur oder Wirkungsspektrum erfolgt eine Einteilung in weitere Untergruppen. Die Wirksamkeit eines β-Lactams beruht auf dem Zusammenspiel zwischen verschiedenen substanzspezifischen Eigenschaften. Insbesondere die Penetrationseigenschaften durch die Bakterienzellwand, die Affinität zu den Penicillinbindeproteinen, die β-Lactamase-Affinität und die β-Lactamase-Stabilität beeinflussen die Aktivität eines β-Lactams (Erläuterungen zu β-Lactamasen in **3.5.4.3**).

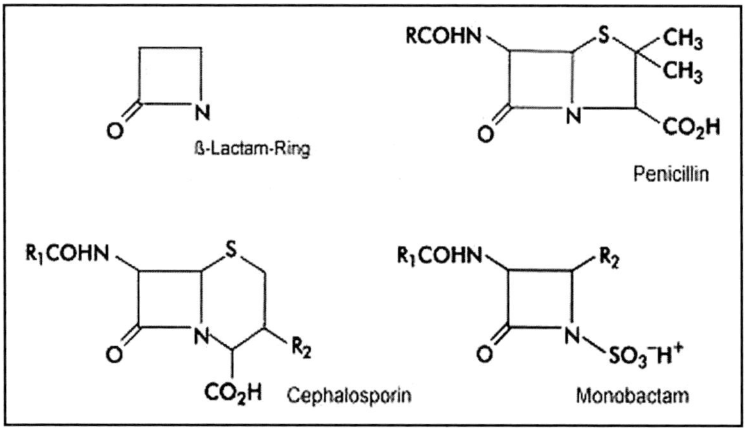

Abbildung 22: *Grundstruktur der β-Lactame*

Penicilline

Penicilline sind Derivate der 6-Aminopenicillansäure (**Abb. 22**). Sie werden nach ihrer chemischen Struktur verschiedenen Gruppen zugeordnet, die zum Teil unterschiedliche Erregergruppen erfassen (**Tab. 18**). Benzylpenicillin und Penicillin V wirken primär gegen grampositive Bakterien, die keine Penicillinasen, also Penicilline inaktivierende β-Lactamasen, bilden. Im Gegensatz zu Benzylpenicillin ist Penicillin V säurefest und kann oral appliziert werden. Oxacillin wirkt vor allem gegen β-Lactamase-bildende Staphylokokken, sofern diese sensibel gegenüber Oxacillin bzw. Methicillin (→ **3.6.1.2**) sind. Gegenüber gramnegativen Bakterien ist es meist nicht aktiv. Aminopenicilline wie Amoxicillin und Ampicillin zeigen eine relativ starke Wirkung auf gramnegative, nicht Penicillinase-bildende Bakterien. Sie werden oft in Verbindung mit β-Lactamase-Inhibitoren (Ampicillin plus Sulbactam; Amoxicillin plus Clavulansäure) angewendet, wodurch auch prinzipiell auf diese Penicilline ansprechende Bakterien mit nicht Inhibitor-resistenten β-Lactamasen erfasst werden.

> **(Be-) merkenswertes**: *β-Lactamase-Inhibitoren* sind β-Lactame mit einer meist geringen eigenen antibakteriellen Aktivität, die mit hoher Affinität β-Lactamasen, die gegenüber den Inhibitoren nicht resistent sind, binden und inaktivieren. Auf diese Weise schützen β-Lactamase-Inhibitoren bei Anwendung in Kombination mit β-Lactamen das antibakteriell wirksame β-Lactam-Molekül.

Piperacillin und Azlocillin haben ein ähnliches Wirkungsspektrum wie Aminopenicilline, zeigen jedoch gegenüber vielen nicht Penicillinase-bildenden Enterobacteriaceae eine verstärkte Wirkung und sind auch gegenüber *Pseudomonas aeruginosa* aktiv. Häufig wird Piperacillin in Kombination mit dem β-Lactamase-Inhibitor Tazobactam eingesetzt, wodurch viele β-Lactamase-bildende gramnegative und grampositive Bakterien erfasst werden. Das generell eher schwach wirksame Ticarcillin besitzt einen großen Stellenwert für die phänotypische Detektion von β-Lactamasen der Gruppe A (→ **3.5.4.3**, S. 122).

Tabelle 18: *Penicilline: Einteilung, Wirkungsspektrum und Indikation*

Untergruppe Applikation	Repräsentative Substanz	Wirkungsspektrum – Indikation
Benzylpenicillin parenteral	Benzylpenicillin	Viele grampositive Bakterien (Nicht-penicillinase-bildende Staphylokokken, Streptokokken; einige Clostridien, *Bacillus anthracis*); einige gramnegative Bakterien (Neisserien, *Treponema pallidum*) – zahlreiche Erkrankungen
Phenoxypenicilline oral	Penicillin V	Ähnlich Benzylpenicillin – Erkrankungen durch Penicillin-sensible Streptokokken
Isoxazolylpenicilline parenteral/oral	Oxacillin (p), Flucloxacillin (o)	Penicillinase-bildende Staphylokokken – MSSA-Erkrankungen (leichte Haut- und Wundinfektionen)
Aminopenicilline oral	Ampicillin, Amoxicillin	Viele gramnegative Bakterien (z. B. *Escherichia coli*, *Haemophilus influenzae*), *Enterococcus faecalis* ; nicht penicillinasefest – zahlreiche Erkrankungen
Acylaminopenicilline parenteral	Piperacillin, Azlocillin	Viele gramnegative Bakterien, nicht penicillinasefest – Überwiegend schwere Erkrankungen
Carboxypenicilline parenteral	Ticarcillin	Ähnlich Acylaminopenicilline, jedoch geringere Aktivität – Klinisch nicht mehr relevant

Cephalosporine

Grundgerüst der Cephalosporine ist die 7-Aminocephalosporansäure (β-Lactamring plus Dihydrothiazinring, **Abb. 22**). Cephalosporine werden nach ihren antibakteriellen Eigenschaften in Gruppen oder gemäß ihrer chronologischen Entwicklung in Generationen eingeteilt (**Tab. 19**, S. 97). Die Einteilung der Cephalosporine in vier Generationen wird Unterschieden in der antibakteriellen Wirksamkeit der Substanzen nur bedingt gerecht.

Carbapeneme

Carbapeneme sind weitgehend β-Lactamase-stabile β-Lactame mit einem breiten Wirkungsspektrum, die zahlreiche gramnegative Bakterien (z. B. Enterobacteriaceae-Arten, zum Teil auch Nonfermenter) und grampositive Bakterien einschließlich vieler Anaerobier erfassen. Sie werden häufig für die kalkulierte Initialtherapie lebensbedrohender bakterieller Nosokomialinfektionen eingesetzt. Die in Deutschland zugelassenen Carbapeneme sind Imipenem, Meropenem, Ertapenem sowie das kürzlich eingeführte Doripenem, das gegen *Pseudomonas aeruginosa* und einige andere Nonfermenter eine verstärkte Aktivität zeigt.

Monobactame

Monobactame sind im Gegensatz zu allen anderen β-Lactamen monozyklisch (**Abb. 22**). Das einzig klinisch angewandte Monobactam ist Aztreonam. Es wirkt nur auf gramnegative Bakterien (insbesondere Enterobacteriaceae) und wird vor allem für die Therapie komplizierter Harnwegsinfektionen durch sonst resistente gramnegative Erreger eingesetzt. Aztreonam ist gegenüber den meisten von gramnegativen Bakterien gebildeten β-Lactamasen stabil.

Tabelle 19: *Cephalosporine: Einteilung, Wirkungsspektrum und Indikationen*

Untergruppe Applikation	Repräsentative Substanz	Wirkungsspektrum – Indikation (Beispiel)
Cefazolin-Gruppe = Basis- Cephalosporine parenteral	Cefazolin	Einige gramnegative und viele grampositive Bakterien (einschl. Penicillinase-bildende Staphylokokken) – Staphylokokken-Infektionen, Wundinfektionen
Cefuroxim-Gruppe = Intermediär- Cephalosporine parenteral	Cefuroxim Cefotiam	Viele gramnegative Bakterien (z. B. *Haemophilus*, einige Enterobacteriaceae), einige Streptokokken, Neisserien – Ambulant erworbene tiefe Infektionen der Atemwege, komplizierte Harnwegsinfektionen
Cefoxitin-Gruppe = Cephamycine parenteral	Cefoxitin	Viele gramnegative Bakterien (z. B. zahlreiche Enterobacteriaceae), Anaerobier; gegenüber vielen β-Lactamasen stabil – Anaerobier-Infektionen
Cefotaxim-Gruppe = Breitspektrum- Cephalosporine parenteral	Cefotaxim Ceftriaxon	Viele gramnegative Bakterien (z. B. zahlreiche Enterobacteriaceae); gegenüber vielen β-Lactamasen stabil – Schwere Infektionen (z. B. Sepsis, Pneumonie)
Ceftazidim-Gruppe = *Pseudomonas*- Cephalosporine parenteral	Ceftazidim Cefepim	Zahlreiche gramnegative Bakterien (Enterobacteriaceae, *Pseudomonas*), Staphylokokken (nur Cefepim); gegenüber vielen β-Lactamasen stabil – Schwere *Pseudomonas*-Infektionen
Cephalexin-Gruppe = Klassische Oralcephalosporine oral	Cephalexin Cefaclor	Viele grampositive Bakterien (z. B. Penicillinase-bildende Staphylokokken), einige gramnegative Bakterien – Haut-/Weichgewebsinfektionen
Cefixim-Gruppe = Breitspektrum- Oralcephalosporine oral	Cefuroximaxetil Cefixim Cefpodoxim	Im Vergleich zur Cephalexin-Gruppe verstärkte Aktivität gegen gramnegative, zum Teil aber schlechtere Aktivität gegen grampositive Bakterien – Harnwegsinfektionen, Haut-/Weichgewebsinfektionen

Fortsetzung nächste Seite

Tabelle 19: *Fortsetzung*

Einteilung in Generationen	Beispiel
1. Generation	Cefazolin
2. Generation	Cefuroxim, Cefotiam, Cefoxitin
3. Generation	Cefotaxim, Ceftriaxon, Ceftazidim
4. Generation	Cefepim

3.5.2.2 Glykopeptide

Glykopeptide sind großmolekulare Substanzen, die ausschließlich auf grampositive Bakterien wirken. Ihr bakterizider Wirkungstyp beruht auf der Hemmung der Peptidoglykansynthese. Glykopeptide wirken auf die für die Mureinsynthese benötigten Pentapeptide (**Abb. 11**, S. 46). Durch Bindung an die terminalen D-Alanyl-D-Alanin-Reste der Pentapeptide in der wachsenden Peptidoglykankette wird vor allem die durch die Transglykosidase katalysierte Quervernetzung der Kette mit einem bereits synthetisierten Strang unterbunden.

Glykopeptide haben insbesondere infolge der Zunahme nosokomialer Erkrankungen durch Methicillin-resistente Staphylokokken in den letzten Jahren eine große Bedeutung erlangt. Neben Staphylokokken werden durch Glykopeptide auch Streptokokken, viele Enterokokken, *Clostridium difficile* und andere grampositive Anaerobier erfasst. Trotz ihrer guten Wirksamkeit auf zahlreiche grampositive Bakterien gelten Glykopeptide bei der Therapie vieler Erkrankungen durch grampositive Bakterien als Reserve-Antiinfektiva, die erst bei Unverträglichkeit gegenüber β-Lactamen oder bei Resistenz des Erregers gegenüber anderen Wirkstoffen eingesetzt werden. Die klinisch derzeit eingesetzten Glykopeptide sind Vancomycin und Teicoplanin, vor der Zulassung stehen Dalbavancin, Oritavancin und Telavancin.

(Be-) merkenswertes: Telavancin zeigt im Gegensatz zu anderen Glykopeptiden einen multiplen Wirkungsmechanismus, da es nicht nur mit der Peptidoglykansynthese interferiert, sondern auch eine Depolarisation der bakteriellen Plasmamembran und eine Zunahme ihrer Permeabilität herbeiführt. Hierdurch wird die Integrität der Membran irreversibel zerstört.

	Wichtigste Indikationen
Vancomycin:	Schwere Staphylokokken-Infektionen (bei Penicillin-Allergie, Methicillin-Resistenz), *Streptococcus-pneumoniae*-Meningitis, Enterokokken-Meningitis, *Clostridium-difficile*-assoziierte Erkrankungen (orale Anwendung)
Teicoplanin:	ähnlich Vancomycin

3.5.2.3 Fosfomycin

Fosfomycin ist ein bakterizid wirkendes niedermolekulares Epoxyd, das strukturell keine Ähnlichkeit zu anderen Antiinfektiva aufweist (**Abb. 23**). Die Substanz greift zu einem frühen Zeitpunkt in die Peptidoglykansynthese ein, indem sie die Pyruvyltransferase hemmt. Dieses Enzym katalysiert die Synthese der UDP-N-Acetylmuraminsäure aus UDP-N-Acetylglucosamin und Phosphoenolpyruvat (**Abb. 11**, S. 46). Fosfomycin besitzt ein breites Wirkungsspektrum, das viele gramnegative und grampositive Bakterien erfasst. Allerdings ist ein meist nicht unbeträchtlicher Anteil der Erreger vieler Arten gegenüber der Substanz resistent, unter Monotherapie kommt es zudem oft zu einer raschen Resistenzentwicklung. Bei vorliegender Sensibilität des Erregers wird Fosfomycin i.v. als Reserve-Antiinfektivum für die Therapie schwerer Erkrankungen zumeist in Kombination mit einem Penicillin oder Cephalosporin angewendet. In oraler Form wird Fosfomycin für die Therapie von Harnwegsinfektionen bei der Frau eingesetzt.

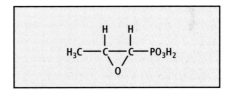

Abbildung 23: *Struktur des Fosfomycins*

	Wichtige Indikationen
Fosfomycin i.v.	Staphylokokken-Osteomyelitiden, ZNS-Infektionen (als Kombinationstherapie)
Fosfomycin-Trometamol (oral)	Einmaltherapie unkomplizierter Harnwegsinfektionen der Frau (einzige Indikation!)

3.5.2.4 Tetracycline und Glycylcycline

Tetracycline sind mit einem Naphthacen-Ringsystem ausgestattete, bakteriostatisch auf extra- und intrazellulär vorliegende Bakterien wirkende Antiinfektiva. Ihre antibakterielle Wirkung beruht auf einer Hemmung der Proteinbiosynthese. Durch Anbindung an die 30S-Untereinheit des bakteriellen Ribosoms unterbinden Tetracycline die Anlagerung der Aminoacyl-tRNS-Moleküle an die ribosomale Akzeptorstelle. Hierdurch wird der Einbau von Aminosäureresten in die wachsende Peptidkette unterbunden. Das gegenwärtig am meisten eingesetzte Tetracyclin ist Doxycyclin, eine Substanz mit einem sehr breiten Wirkungsspektrum, das zahlreiche grampositive und gramnegative, extra- und intrazelluläre Bakterien umschließt. So wirkt Doxycyclin beispielsweise auch auf »atypische« bakterielle Erreger von Atemwegsinfektionen wie Mycoplasmen bzw. Ureaplasmen sowie Chlamydien. Des Weiteren besitzt Doxycyclin eine Wirksamkeit gegenüber Protozoen, insbesondere den Malaria-Erreger *Plasmodium falciparum*, bestimmten Fadenwürmern (Filarien) und der pathogenen Form des Prionproteins. Therapeutisch problematisch ist der hohe Anteil sekundär resistenter Stämme bei einigen Bakterienarten. Aufgrund einer möglichen irreversiblen Gelbfärbung des Zahnschmelzes sollte Doxycyclin nicht bei Kindern unter neun Jahren eingesetzt werden.

Glycylcycline sind Tetracyclin-Analoga und trotz eines ähnlichen Wirkungsmechanismus häufig auch gegenüber grampositiven Bakterien mit Tetracyclin-Resistenz wirksam. Dies ist vor allem darauf zurückzuführen, dass Glycylcycline von den beiden häufigsten Resistenzmechanismen gegenüber Tetracyclinen nicht erfasst werden. So binden Glycylcycline mit hoher Affinität an Ribosomen, wodurch schützende Proteine unwirksam werden. Darüber hinaus werden sie von den meisten Effluxpumpen nicht transportiert. Das in der Praxis bislang einzige angewandte Glycylcyclin ist das parenteral einsetzbare Tigecyclin. Es wurde 2006 in Europa als Monotherapeutikum für die intravenöse Behandlung komplizierter bakterieller Haut- und Weichgewebeinfektionen zugelassen.

	Wichtigste Indikationen
Doxycyclin	*Chlamydophila-pneumoniae*-Pneumonie, Ornithose, nichtgonorrhoische Urethritis, *Mycoplasma*-Pneumonie, Lyme-Borreliose, Syphilis, Q-Fieber, Pest, Cholera, etc.
Tigecyclin	Komplizierte Haut- und Weichgewebeinfektionen durch gramnegative und grampositive Bakterien

3.5.2.5 Aminoglykoside

Aminoglykoside sind zyklische Aminoalkohole, die mit Aminozuckern glykosidisch verbunden sind. Die einzelnen Verbindungen unterscheiden sich durch die Anzahl und Art der Aminozucker. Aminoglykoside wirken bakterizid gegen Bakterien in der Wachstumsphase und in der Ruhephase. Ihre Anwendung erfolgt parenteral oder topisch, da sie nach oraler Gabe kaum resorbiert werden. Die antibakterielle Wirksamkeit beruht vor allem auf einer Hemmung der Initiation der Proteinbiosynthese. Aminoglykoside blockieren die Aminoacylbindungsstelle in der 50S-Untereinheit der Ribosomen, sodass die Anbindung von Aminoacyl-rRNS-Molekülen verhindert wird. In höheren Konzentrationen bedingen sie zudem eine fehlerhafte Ablesung der mRNS. Die gebildeten Genprodukte verursachen Konformationsveränderungen in letztlich funktionsunfähigen Proteinen. Aminoglykoside haben ein relativ schmales Wirkungsspektrum und wirken vor allem auf Enterobacteriaceae, zum Teil auch auf *Pseudomonas aeruginosa*. Auf grampositive Bakterien wirken sie bei alleiniger Anwendung in der Regel schlecht, zeigen jedoch eine therapeutisch relevante Aktivität gegen Mykobakterien. In Kombination mit β-Lactamen wirken Aminoglykoside auf einige Bakterien wie Enterokokken, *Pseudomonas aeruginosa* und viele Enterobacteriaceae stark synergistisch. Zu den wichtigsten neueren Substanzen gehören Gentamicin, Tobramycin und Amikacin, von den älteren Aminoglykosiden sind neben dem für die Tuberkulose-Therapie eingesetzten Streptomycin vor allem Neomycin und Kanamycin für die lokale Anwendung bedeutsam. Da parenteral eingesetzte Aminoglykoside ein relativ hohes nephro- und ototoxisches Potenzial besitzen und den Gleichgewichtssinn beeinträchtigen können, ist ihr Einsatz schweren Infektionen vorbehalten. Die Dosierung bei parenteraler Gabe ist durch Medikamentenspiegelbestimmung (therapeutisches Drug-Monitoring) zu kontrollieren.

> **(Be-) merkenswertes:** *Schreibweise der Aminoglykoside* – Aminoglykoside werden halbsynthetisch (z. B. Amikacin) oder biosynthetisch hergestellt. Im Namen biosynthetisch gewonnener Aminoglykoside taucht entsprechend des natürlichen Produzenten ein **–y–** (z. B. Streptom**y**cin, Tobram**y**cin; Produzent: *Streptomyces*-Arten) oder **–i–** (z. B. Gentam**i**cin; Produzent: *Micromonospora*-Arten) auf.
> *Streptomyces-* und *Micromonospora*-Arten sind fadenförmige, »Pseudohyphen« bildende Bakterien (Aktinomyceten).

Wichtige Indikationen	
Neuere Aminoglykoside:	vorwiegend schwere Infektionen in Kombination mit anderen Antiinfektiva
Streptomycin:	Kombinationspräparat für die Standardtherapie der Tuberkulose
Spectinomycin:	Einmaltherapie der unkomplizierten Gonorrhö
Andere ältere Aminoglykoside:	Ausschließlich Lokalbehandlung (z. B. ophthalmologische Infektionen)

3.5.2.6 Makrolide und weitere Inhibitoren der Proteinbiosynthese

Makrolide sind hochmolekulare zyklische Antiinfektiva, die aus jeweils einem 14-, 15- oder 16-gliedrigen Lactonring bestehen, an den in glykosidischer Bindung ein Zucker (meist Cladinose) und/oder Aminozucker (meist Desosamin) geknüpft ist (**Abb. 24**). Bei den sich von den Makroliden ableitenden Ketoliden, die auch als Untergruppe der Makrolide aufgefasst werden, ist die Cladinose durch eine Ketogruppe substituiert.

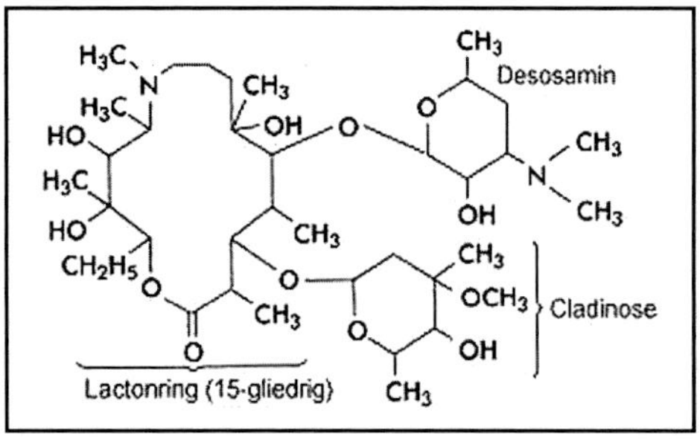

Abbildung 24:
Makrolidstruktur am Beispiel des Azithromycins[1]

[1] Cladinose und Desosamin sind auch Bestandteile der therapeutisch relevanten Makrolide Erythromycin, Roxithromycin und Clarithromycin, die einen 14-gliedrigen Lactonring besitzen.

Die bakteriostatisch wirkenden Makrolide und Ketolide binden an die 50S-Untereinheit der Ribosomen und unterbinden durch Inhibierung der Transpeptidierungsreaktion bzw. der Translokation der Aminoacyl-tRNS den Elongationszyklus der Proteinbiosynthese. Einige Makrolide inhibieren darüber hinaus die Bildung der 50S-ribosomalen Untereinheit. Das Wirkungsspektrum der Makrolide variiert in Abhängigkeit von der Substanz, wobei vor allem grampositive Bakterien erfasst werden. Allen Makroliden gemeinsam ist eine relativ gute intrazelluläre Penetration, wobei sich die Substanzen in Körperzellen wie Granulozyten und Makrophagen anreichern. Von therapeutischer Bedeutung sind insbesondere Erythromycin (Leitsubstanz) sowie die »neueren« Makrolide Roxithromycin, Clarithromycin und Azithromycin, die im Vergleich zu Erythromycin eine längere Halbwertszeit aufweisen. Dies gilt vor allem für Azithromycin, weswegen mit dieser Substanz zumeist eine drei- bis fünftägige Behandlung ausreichend ist. Im Gegensatz zu anderen Makroliden ist Azithromycin auch gegenüber vielen gramnegativen Bakterien, beispielsweise den meisten Enterobacteriaceae-Arten und *Haemophilus influenzae*, wirksam und erreicht besonders hohe intrazelluläre Konzentrationen. Das bislang einzige zugelassene Ketolid ist Telithromycin. Therapeutisch bedeutsam ist seine Aktivität auf Erythromycin-resistente *Streptococcus-pneumoniae*-Stämme.

Neben den Tetracyclinen, Glycylcyclinen, Aminoglykosiden und Makroliden gibt es noch einige weitere Antiinfektiva, die die bakterielle Proteinbiosynthese inhibieren. Zu diesen Wirkstoffen gehören die Lincosamide (Clindamycin), die Streptogramine vom Typ A (Dalfopristin) und Typ B (Quinupristin), die Oxazolidinone (Linezolid), Pleuromutiline (Retapamulin), Fusidinsäure sowie Chloramphenicol.

Wichtigste Indikationen	
Erythromycin:	Legionellose (Mittel der Wahl als i.v.-Applikation)
Roxithromycin:	Akute Atemwegsinfektionen
Clarithromycin:	Akute Atemwegsinfektionen, *Helicobacter-pylori*-Infektion (in Kombination mit anderen Antiinfektiva)
Azithromycin:	Akute Atemwegsinfektionen, insbesondere durch *Haemophilus influenzae*, leichtere Pneumonien, Trachom, *H.-pylori*-Infektion
Telithromycin:	ambulant erworbene Pneumonie, akute Exazerbation einer chronischen Bronchitis, akute Sinusitis
Clindamycin:	schwere Infektionen durch Anaerobier oder Staphylokokken
Dalfopristin/ Quinupristin:	Reserve-Antiinfektiva-Kombination bei schweren Erkrankungen durch multiresistente grampositive Bakterien
Linezolid:	Schwere Erkrankungen durch hochresistente grampositive Bakterien
Retapamulin:	Topische Therapie von Hautinfektionen durch grampositive Bakterien
Fusidinsäure:	Reserve-Antiinfektivum zur Kombinationstherapie bei schweren Staphylokokken-Erkrankungen
Chloramphenicol:	Kurzzeitige Lokalbehandlung von Augeninfektionen

3.5.2.7 Chinolone

Chinolone gehören weltweit zu den am häufigsten eingesetzten Antiinfektiva. Es handelt sich um rasch bakterizid wirkende Chinolinsäure-Derivate, die nach oraler Aufnahme hohe Serumspiegel und gute intrazelluläre Penetrationseigenschaften aufweisen. Ihre antibakterielle Wirkung beruht auf einer spezifischen Hemmung bakterieller Topoisomerasen. Diese Enzyme sind für die räumliche Anordnung der Erbsubstanz in der Bakterienzelle verantwortlich. Bei gramnegativen Bakterien ist die primäre Zielstruktur der Chinolone die Topoisomerase-II (Gyrase). Dieses Enzym überführt in einer energieabhängigen Reaktion relaxierte DNS-Stränge des bakteriellen Chromosoms in einen negativ überspiralisierten Zustand. Die kompakte energiereiche Form des Chromosoms wird für die DNS-Replikation benötigt. In Anwesenheit eines Chinolons bildet sich ein stabiler DNS-Topoisomerase-II-Chinolon-Komplex, wodurch die Aktivität der Topoisomerase inhibiert wird. Bei grampositiven Bakterien wirken insbesondere moderne Chinolone neben der Gyrase häufig auch verstärkt auf die Topoisomerase-IV. Dieses Enzym katalysiert die Trennung (Dekatenierung) der DNS-Tochterstränge im Anschluss an die DNS-Replikation. Infolge der Hemmung der Topoisomerase-IV wird die Zellteilung inhibiert.

> **(Be-) merkenswertes**: Die häufig anstelle von Chinolonen verwendete Bezeichnung »*Gyrasehemmer*« ist nicht präzise, da Chinolone sowohl mit der Gyrase als auch mit der Topoisomerase-IV interagieren.

Chinolone sind Breitspektrum-Antiinfektiva, die insbesondere gegen gramnegative Bakterien, je nach Substanz aber auch gegen verschiedene grampositive Erreger wirken. Nach ihrer antibakteriellen Aktivität ist eine Einteilung der Chinolone in vier Gruppen möglich (**Tab. 20**). In Deutschland sind derzeit sechs parenterale und/oder oral applizierbare Substanzen (Norfloxacin, Enoxacin, Ofloxacin, Ciprofloxacin, Levofloxacin, Moxifloxacin) sowie das ausschließlich in Form von Augentropfen anwendbare Lomefloxacin im Handel. Alle diese Chinolone sind einfach oder mehrfach fluoridiert und werden daher als Fluorchinolone bezeichnet. Je nach Substanz variieren die Hauptindikationen, wobei ältere Chinolone wie Norfloxacin und Lomefloxacin ein sehr enges Indikationsspektrum besitzen (**Tab. 20**).

Tabelle 20: *Fluorchinolone: Einteilung, Wirkungsspektrum und Indikationen*

Gruppe	Applikation	Substanz	Wirkungsspektrum – Indikation (Beispiel)
I	Oral	Nur Norfloxacin[a]	Viele gramnegative Bakterien (z. B. Enterobacteriaceae, *Pseudomonas aeruginosa*) – Harnwegsinfektionen (außer komplizierte Pyelonephritis)
II	Oral/ parenteral	Ciprofloxacin Ofloxacin Enoxacin	Viele gramnegative Bakterien (z. B. Enterobacteriaceae, *Pseudomonas aeruginosa*), einige grampositive Bakterien – breite Indikation, z. B. Harnwegsinfektionen, Infektionen des Intestinalsystems und der Gallenwege, respiratorische Erkrankungen durch gramnegative Erreger, typhöse Salmonellosen (Ciprofloxacin)
III	Oral/ parenteral	Nur Levofloxacin[a]	Viele gramnegative Bakterien, verbesserte Aktivität gegen viele grampositive Bakterien und einige atypische Erreger[b] von Atemwegserkrankungen – ambulant erworbene Atemwegserkrankungen[c] (Hauptindikation)
IV	Oral/ parenteral	Nur Moxifloxacin[a]	Viele gramnegative Bakterien, verbesserte Aktivität gegen grampositive Bakterien (einschl. *Streptococcus pneumoniae* und Anaerobier) und einige atypische Erreger[b] von Atemwegserkrankungen – typische und atypische respiratorische Erkrankungen, komplizierte Haut- und Weichgewebeinfektionen

[a] Andere Substanzen der Gruppe in Deutschland nicht mehr im Handel
[b] z. B. *Legionella*, *Mycoplasma*, *Chlamydia*
[c] ausgenommen *Streptococcus-pneumoniae*-Pneumonie

3.5.2.8 Sulfonamide, Diaminopyrimidine, Ansamycine

Sulfonamide, Diaminopyrimidine und Ansamycine sind neben den Chinolonen weitere Substanzen, die direkt oder indirekt mit der Synthese von Nukleinsäuren interferieren.

Sulfonamide/Diaminopyrimidine

Die in den 1930er-Jahren als Antiinfektiva entdeckten Sulfonamide gehören zu den Pioniersubstanzen der antimikrobiellen Therapie. Sie greifen ebenso wie die später entwickelten Diaminopyrimidine als Folatantagonisten (Antifolate) in den bakteriellen Folsäurestoffwechsel ein, bei der es zur Bildung von

Tetrahydrofolat kommt (**Abb. 25**). Tetrahydrofolsäure-Derivate fungieren bei einer Vielzahl von Biosynthesen als Donatoren aktivierter C_1-Einheiten, beispielsweise bei der Synthese von Purinnukleotiden und Thymin. Sulfonamide verhindern die Bildung der für die Tetrahydrofolsäuresynthese benötigten Dihydropteroinsäure, indem sie kompetitiv die von der Dihydropteroinsynthetase benötigte p-Aminobenzoesäure verdrängen. Diaminopyrimidine verhindern im gleichen Syntheseweg die Bildung der Tetrahydrofolsäure, indem sie die Dihydrofolat-Reduktase inhibieren. Folatantagonisten wirken nicht auf Säugerzellen, da diese keine Tetrahydrofolsäure synthetisieren und die Substanz daher als Vitamin aufnehmen müssen.

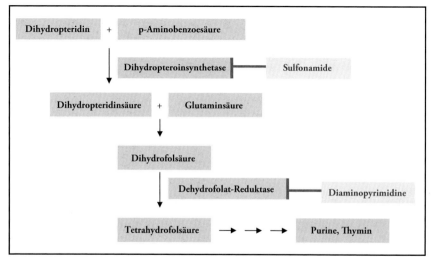

Abbildung 25: *Tetrahydrofolsäure-Synthese und Angriffspunkte der Antifolate*

Sulfonamide sind bakteriostatisch wirkende Antiinfektiva und prinzipiell gegenüber gramnegativen und grampositiven Bakterien aktiv. Gleichwohl sind sie für die Monotherapie bakterieller Infektionen nicht geeignet, da ihre antibakterielle Aktivität gering ist und meist zahlreiche Stämme vieler Bakterienarten gegenüber den Substanzen sekundär resistent sind. Eine Selektion resistenter Stämme kommt zudem auch im Therapieverlauf häufig vor. Die Anwendung von Sulfonamiden erfolgt daher heutzutage immer in Kombination mit Diaminopyrimidinen, wodurch die antibakterielle Aktivität der Sulfonamide (in der Regel aber nicht diejenige der Diaminopyrimidine) erheblich gesteigert werden kann. Die in Deutschland am häufigsten eingesetzte derartige Kombination ist Co-trimoxazol, bestehend aus dem Diaminopyrimidin Trimethoprim und dem Sulfonamid Sulfamethoxazol.

Ansamycine

Ansamycine sind strukturell einzigartige Antiinfektiva, die eine bakterizide Wirkung auf zahlreiche grampositive Bakterien haben. Ihr Wirkungsmechanismus besteht in einer Inhibierung der DNS-abhängigen RNS-Polymerase infolge einer Bindung an die β-Untereinheit dieses Enzyms. Zu den therapeutisch bedeutsamsten Substanzen gehört das oral oder intravenös einsetzbare Rifampicin, das insbesondere auf Staphylokokken, Streptokokken, Enterokokken und einige Mykobakterien, einschließlich *Mycobacterium tuberculosis*, wirkt. Es gehört zu den Standard-Therapeutika für die Therapie der Tuberkulose und wird hier in Kombination mit anderen Antituberkulotika verwendet. Darüber hinaus wird Rifampicin im Rahmen einer Kombinationstherapie für die Behandlung zahlreicher weiterer schwerer Erkrankungen durch grampositive Erreger eingesetzt. Auf eine Rifampicin-Monotherapie sollte generell verzichtet werden, da es zu einer raschen Selektion resistenter Stämme im Therapieverlauf kommen kann.

Wichtigste Indikationen	
Co-trimoxazol:	Akute und chronische Harnwegsinfektionen, Enteritiden, bestimmte Protozoen-Erkrankungen und Mykosen (z. B. *Pneumocystis*-Pneumonie)
Trimethoprim:	unkomplizierte Harnwegsinfektionen
Rifampicin:	Tuberkulose, Lepra (jeweils in Kombination mit anderen Antiinfektiva), Fremdkörperinfektionen durch Staphylokokken, Erkrankungen durch Methicillin-resistente *Staphylococcus-aureus*-Stämme (in Kombination mit Vancomycin)

3.5.2.9 Nitroimidazole, Nitrofurane

Nitroimidazole und Nitrofurane sind heterozyklische Verbindungen, die über radikalische Metabolite verschiedene Zellfunktionen inhibieren.

Nitroimidazole sind auf den Stoffwechsel von anaeroben Bakterien und Protozoen wirkende Antiinfektiva. Die Substanzen werden innerhalb der Mikroben reduziert, wodurch sich radikalische Metabolite bilden, die verschiedene Zellstrukturen angreifen. Bei Bakterien verursachen die stark bakterizid wirkenden Substanzen unter anderem DNS-Strangbrüche und bewirken eine irreversible Hemmung der DNS-Synthese. Das bedeutendste Nitroimidazol-Derivat für die Therapie von Anaerobier-Infektionen ist Metronidazol. Es wirkt auf zahlreiche anaerobe Bakterien, das mikroaerophile Bakterium *Helicobacter pylori* sowie viele klinisch bedeutsame Protozoen, nicht jedoch auf fakultativ anaerobe oder aerobe Bakterien.

> **(Be-) merkenswertes**: Nitroimidazole wirken nur, wenn sie von *Nitroreduktasen* reduziert werden. Diese Enzyme kommen bei Anaerobiern, nicht aber bei aeroben oder fakultativ anaeroben Bakterien vor.

Nitrofurane sind seit langem bekannte Antiinfektiva und galten bis vor kurzem aufgrund ihrer Toxizität für die antibakterielle Therapie als weitgehend obsolet. Infolge der rasch zunehmenden Resistenzhäufigkeiten vieler Harnwegsinfektionen verursachender Erreger gegenüber den gängigen Standardmedikamenten wurde Nitrofurantoin als das derzeit einzige verfügbare Nitrofuran teilweise neu bewertet. Nitrofurantoin wirkt in geringer Konzentration durch Inhibierung der Synthese der β-Galactosidase und β-Galactokinase bakteriostatisch. Höhere Konzentrationen induzieren hingegen eine reduktive Umsetzung der dann bakterizid wirkenden Substanz. Bakterielle Reduktasen reduzieren Nitrofurantoin unter Bildung elektrophiler Metabolite, die unspezifisch verschiedene Makromoleküle der Bakterienzelle angreifen. Infolgedessen werden die Proteinbiosynthese, Membranfunktionen sowie Enzyme des Citratzyklus und der Atmungskette inhibiert. Nitroradikale greifen zudem die DNS an und wirken mutagen. Nitrofurantoin wirkt auf zahlreiche gramnegative und grampositive Erreger, ist aber aufgrund seiner raschen Elimination und geringen Gewebegängigkeit nur bei unkomplizierten Harnwegsinfektionen einsetzbar. Aufgrund der vielfältigen Angriffspunkte in der Bakterienzelle ist die Resistenzhäufigkeit gegenüber Nitrofurantoin bei vielen Erregern von Harnwegsinfektionen seit mehreren Jahrzehnten unverändert günstig. Wegen des toxischen Potenzials der Substanz, die sich in schweren pulmonalen Reaktionen, aber auch als Polyneuropathie und in Form von Leberschäden zeigen kann, sollte Nitrofurantoin aber nur nach sorgfältiger Nutzen-Risiko-Abwägung eingesetzt werden.

Wichtigste Indikationen

Metronidazol: Anaerobier-Infektionen, Mischinfektionen mit anaeroben und aeroben Bakterien[1], *Helicobacter-pylori*-Infektionen[2], viele Protozoen-Erkrankungen

Nitrofurantoin: unkomplizierte Harnwegsinfektionen (akute und rezidivierende Zystitis), jedoch nur als therapeutische Alternative

[1] in Kombination mit Aerobier-wirksamem Breitspektrum-Antiinfektivum (z. B. Fluorchinolon)
[2] in Kombination mit Clarithromycin und Omeprazol (»Tripeltherapie«)

3.5.2.10 Andere Antiinfektiva

Zyklische Lipopeptide sind eine neue Antiinfektivagruppe mit einem bakteriziden Wirkungstyp. Der bislang einzige kommerziell verfügbare Vertreter ist Daptomycin. Diese intravenös applizierbare Substanz inseriert in die Zytoplasmamembran und bildet Ionenkanäle, wobei es zu einem Kalium-Efflux und einer Depolarisation der Membran kommt. Der bakterielle Zelltod tritt schließlich durch eine Dysfunktion der Protein-, DNS- und RNS-Synthese auf. Daptomycin wirkt überwiegend auf grampositive Bakterien, einschließlich Methicillin-resistenter *Staphylococcus-aureus*-Stämme und Vancomycin-resistenter Enterokokken und ist zur Therapie schwerer Haut- und Weichgewebeinfektionen durch grampositive Bakterien zugelassen.

Polymyxine sind kationische, verzweigte, zyklische Dekapeptide, deren antibakterielle Wirkung seit langem bekannt ist. Aufgrund einer nicht unbeträchtlichen Toxizität der Substanzen werden jedoch nur wenige Polymyxine wie Polymyxin B und Colistin (Polymyxin E) in gewissem Umfang therapeutisch genutzt. Beide Substanzen gelten als wichtige Lokal-Antiinfektiva, können aber auch parenteral eingesetzt werden. Polymyxine zerstören bakterielle Zellmembranen, indem sie mit den Phospholipiden in der Membran reagieren und ihre Permeabilität erhöhen. Die Substanzen wirken gegen zahlreiche gramnegative Bakterien, beispielsweise viele Enterobacteriaceae-Arten und Nonfermenter.

Neben den genannten Antiinfektiva gibt es weitere antibakteriell wirksame Substanzen, von denen insbesondere einige mit einem extrem schmalen Wirkungsspektrum therapeutisch bedeutsam sind. Zu diesen Antiinfektiva gehören die *Antituberkulotika* Isoniazid, Pyrazinamid und Ethambutol, die auf Tuberkulose-Erreger und zum Teil weitere Mykobakterien, nicht jedoch auf andere Bakterien wirken (**Tab. 21**). Sie werden in Kombination mit Rifampicin für die Therapie von pulmonalen und extrapulmonalen Tuberkuloseformen sowie anderen Mykobakterien-Erkrankungen eingesetzt.

Ein weiteres, nur auf Staphylokokken und Streptokokken und vorwiegend bakteriostatisch wirkendes Antiinfektivum ist *Mupirocin*. Die Substanz wird in topischer Form als Nasensalbe zur Elimination von Methicillin-resistenten Staphylokokken auf der Nasenschleimhaut eingesetzt. Primäres Ziel der Anwendung ist in der Regel die Unterbrechung von Infektionsketten in Krankenhäusern. Mupirocin ist daher vor allem infektionsepidemiologisch bedeutsam.

Tabelle 21: *Schmalspektrum-Antituberkulotika*

	Isoniazid	Pyrazinamid	Ethambutol
Wirkstoffgruppe	Isonicotinsäure-Derivat	Pyrazincarbonsäure-Derivat	Ethylendiamin-Derivat
Wirkungs-Spektrum	Nahezu ausschließlich Tuberkulose-Erreger	*Mycobacterium tuberculosis* und andere Mykobakterien	*Mycobacterium tuberculosis* und andere Mykobakterien
Wirkungstyp	Bakterizid	Bakterizid	Bakteriostatisch
Wirkungs-Mechanismus	Hemmung der Nukleinsäure- und Mycolsäuresynthese	Hemmung des Membrantransports und Zerstörung der Membranenergetik	Interferenz mit der Integrität der Mykobakterien-Zellwand
Resistenz	In Europa selten ($\leq 5\,\%$), bei AIDS-Patienten häufiger, rasche Resistenzentwicklung unter Monotherapie	zumeist niedrige Resistenzraten, rasche Resistenzentwicklung unter Monotherapie	in Europa selten ($\leq 5\,\%$), bei AIDS-Patienten häufiger, langsame Resistenzentwicklung

3.5.3 Bakterielle Empfindlichkeit gegenüber Antiinfektiva

3.5.3.1 Allgemeine Definitionen

Es gibt zahlreiche Kenngrößen, die die Wechselwirkungen zwischen Antiinfektiva und Bakterien beschreiben. Sie werden als pharmakodynamische Parameter bezeichnet. Der wichtigste pharmakodynamische Parameter ist die *minimale Hemmkonzentration* (MHK). Diese ist definiert als die *in vitro* gemessene niedrigste Konzentration einer antibakteriellen Substanz, die ausreichend ist, um ein mit dem bloßen Auge erkennbares Wachstum eines Bakterienstammes unter definierten Bedingungen gerade noch zu verhindern. Sie unterscheidet sich damit von einer weiteren verbreiteten Kenngröße, der *minimalen bakteriziden Konzentration* (MBK). Diese ist definiert als die *in vitro* gemessene niedrigste Konzentration einer antibakteriellen Substanz, die die in einem flüssigen Nährmedium vorhandene Erregerzahl einer bestimmten Bakterienart nach einer Zeitspanne von 16 Stunden (*Streptococcus pneumoniae*: 6 bis 8 h) unter definierten Bedingungen um 99,9 % reduziert.

Die minimale Hemmkonzentration wird benötigt, um die In-vitro-Empfindlichkeit eines Bakterienstammes gegenüber einem Antiinfektivum zu bestimmen und lässt gleichzeitig einen gewissen Rückschluss auf die klinische Anwendbarkeit der Substanz zu. Zu diesem Zweck werden in nationalen und internationalen Standards für die Beurteilung der klinischen Empfindlichkeit bestimmte Grenzkonzentrationen (Syn.: Grenzwerte) festgesetzt, die die gemessenen MHK-Werte mit dem zu erwartenden klinischen Erfolg korrelieren. Entsprechend der in den Standards festgelegten Kriterien wird die Empfindlichkeit eines Erregerstammes gegenüber einem Antiinfektivum als klinisch sensibel, intermediär oder resistent bewertet:

- Ein Erreger wird als *(klinisch) sensibel* eingestuft, wenn die für ein entsprechendes Antiinfektivum ermittelte MHK so gering ist (kleiner oder gleich einer geeignet gewählten Grenzkonzentration), dass bei therapeutisch üblicher Dosierung und geeigneter Indikation im Allgemeinen ein Therapieerfolg zu erwarten ist.
- Ein Erreger zeigt eine *(klinisch) intermediär* zu bewertende Empfindlichkeit, wenn die für ein entsprechendes Antiinfektivum ermittelte MHK in einem Bereich (zwischen zwei Grenzkonzentrationen) liegt, für den ohne zusätzliche Berücksichtigung weiterer Kriterien keine Beurteilung hinsichtlich des zu erwartenden klinischen Erfolgs möglich ist.
- Ein Erreger gilt als *(klinisch) resistent*, wenn die für ein entsprechendes Antiinfektivum ermittelte MHK so hoch ist (über einer Grenzkonzentration liegt), dass auch bei Anwendung der zugelassenen Höchstdosierung kein therapeutischer Erfolg zu erwarten ist.

Abb. 26 zeigt die Bewertung der Empfindlichkeit eines klinischen *Enterococcus*-Isolats gegenüber verschiedenen Antiinfektiva.

Material: Urin - Mittelstrahlurin		[1]
Abnahme: 23.03.2009	Penicillin G (Megacillin)	I
Tagesnummer: is28114	Ampicillin (Binotal)	S
Befunddatum: 25.03.2009	Oxacillin (Staphylex)	R
	Cefotiam (Spizef)	R
[1] Enterokokken	Cefuroxim (Zinacef)	R
Keimzahl: 10E4/ml	Imipenem (Zienam)	S
Differenzierung und Resistenztestung folgen	Ciprofloxacin (Ciprobay)	R
Antimikrobielle Aktivität nachweisbar	Moxifloxacin (Avalox)	R
	Erythromycin (Erythrocin)	R
Mikroskopie-Grampräparat	Clindamycin (Sobelin)	R
Granulozyten: vereinzelt	Gentamicin (Refobacin)	R
Grampositive Kokken: vereinzelt	Cotrimoxazol (Cotrim ratiopharm)	S
Grampositive Stäbchen: vereinzelt	Doxycyclin (Vibramycin)	R
	Vancomycin (Vancomycin)	S
	Linezolid (Zyvoxid)	S
	Fosfomycin (Infectofos)	S
	Rifampicin (Rifa/Rimactam/Eremfat)	S

Abbildung 26: *Beispiel für ein klinisches Antibiogramm*

R = resistent, S = sensibel, I = intermediär

> **(Be-) merkenswertes:** In Deutschland werden mittlerweile in der Regel die vom European Committee of Antimicrobial Susceptibility Testing (EUCAST) veröffentlichten Grenzwerte verwendet. Die Bestimmung der minimalen Hemmkonzentration erfolgt zumeist mithilfe der Mikrodilution (Referenzmethode → Dilutionsverfahren in **3.5.3.3**) entsprechend der Norm DIN EN ISO 20776-1 (ehemals DIN 58940).

Die der (klinischen) Resistenz zugrunde liegenden Mechanismen sind vielfältig und können natürlicherweise vorhanden sein oder erworben werden. Von einer *natürlichen Resistenz* spricht man, wenn die so genannte natürlich vorkommende Population der Bakterienart, zu der der Erreger gehört, nach dem zugrunde liegenden Standard als klinisch resistent bewertet wird (→ **3.5.3.2**). Die natürliche Resistenz ist entsprechend dieser Definition ein Spezies-spezifisches Merkmal und kommt bei (fast) allen Stämmen einer Art vor. Die zugrunde liegenden Resistenzmechanismen sind meistens chromosomal codiert. Ein Erreger kann eine Resistenz gegenüber einem Antiinfektivum aber auch infolge einer Mutation oder durch Akquirierung von Resistenzgenen von anderen Bakterien erwerben. Die *erworbene Resistenz (Syn.: sekundäre Resistenz)* ist dementsprechend ein Stamm-spezifisches Merkmal und tritt in einer mehr oder weniger großen Population innerhalb einer Bakterienart auf. Die der erworbenen Resistenz zugrunde liegenden Gene befinden sich auf dem Chromosom, auf Plasmiden oder anderen mobilen genetischen Elementen.

3.5.3.2 Bestimmung der natürlichen Empfindlichkeit

Beim Auftrag der minimalen Hemmkonzentration eines bestimmten Antiinfektivums gegen die Anzahl der gefundenen Stämme mit dem entsprechenden MHK-Wert ergibt sich für eine Bakterienart in der Regel eine bimodale Häufigkeitsverteilung. Die zum linken »Peak« gehörende Population (relativ kleine MHK-Werte) repräsentiert dabei in der Regel die natürliche Population. Man spricht von der *natürlichen Empfindlichkeit* der Art gegenüber dem entsprechenden Antiinfektivum. Die zum rechten »Peak« gehörende Population (relativ große MHK-Werte) repräsentiert die Population mit einer *verminderten Empfindlichkeit* oder – anders ausgedrückt – die Stämme mit einer erworbenen Resistenz. In vielen Fällen ist die sekundär resistente Population kleiner als die natürliche Population.

Für die Evaluierung der natürlichen Empfindlichkeit ist die Ermittlung eines biologischen Grenz- oder Schwellenwertes bedeutsam, da er die natürliche Population an ihren hohen MHK-Werten begrenzt (**Abb. 27, 28**). Er kann durch die Analyse der MHK-Verteilung aller Stämme einer Art für jedes

Antiinfektivum ermittelt werden. Daten über die natürliche Resistenz und Sensibilität werden erhalten, indem die MHK-Werte der natürlichen Population mithilfe der Grenzwerte, die in den Standards für die Beurteilung der klinischen Empfindlichkeit festgelegt wurden, bewertet werden. Für die Bewertung wird festgestellt, ob die MHK-Werte der natürlichen Population oberhalb oder unterhalb dieser Grenzwerte liegen. Ist die natürliche Population nach einem bestimmten Standard (klinisch) sensibel oder (klinisch) intermediär, wird sie als *natürlich sensibel* bzw. *natürlich intermediär* – nach dem entsprechenden Standard – bezeichnet (**Abb. 27**). Ist die natürliche Population nach einem bestimmten Standard hingegen (klinisch) resistent, wird sie als *natürlich resistent* – nach dem entsprechenden Standard – bezeichnet (**Abb. 28**).

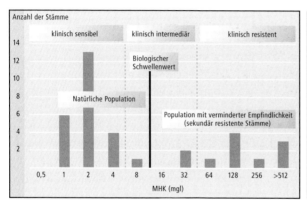

Die klinische Beurteilung der MHK-Werte ist nach DIN 58940 dargestellt, klinische Grenzwerte sind durch unterbrochene Linien angezeigt. Die Enterobacteriaceae-Art *P. stuartii* ist nach DIN natürlich sensibel gegenüber Piperacillin, da die natürliche Population – nach DIN – (klinisch) sensibel ist.

Abbildung 27: *Empfindlichkeit von Providencia stuartii gegenüber Piperacillin*

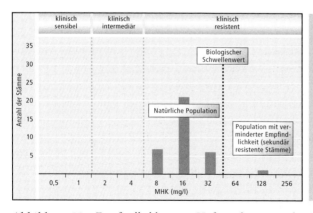

Die klinische Beurteilung der MHK-Werte ist nach DIN 58940 dargestellt, klinische Grenzwerte sind durch unterbrochene Linien angezeigt. Die Enterobacteriaceae-Art *H. alvei* ist nach DIN natürlich resistent gegenüber Tetracyclin, da die natürliche Population – nach DIN – (klinisch) resistent ist.

Abbildung 28: *Empfindlichkeit von Hafnia alvei gegenüber Tetracyclin*

Kenntnisse der natürlichen Antiinfektiva-Empfindlichkeit und insbesondere der natürlichen Resistenz sind für die Therapie von Infektionskrankheiten von großer Bedeutung. Bei Vorliegen einer natürlichen Resistenz einer Bakterienspezies gegenüber einem Antiinfektivum ist meist davon auszugehen, dass eine durch diese Art (unabhängig vom Bakterienstamm) verursachte Erkrankung nicht erfolgreich mit dem entsprechenden Antiinfektivum therapiert werden kann. Dies gilt allerdings nicht unbedingt bei Anwendung in Kombination mit Wirkstoffen, gegenüber denen der verantwortliche Erreger sensibel ist. So wird beispielsweise bei der Behandlung von Enterokokken-Erkrankungen eine synergistische Wirkung mit der Kombinationstherapie aus einem β-Lactam und einem Aminoglykosid erzielt, obwohl Enterokokken gegenüber Aminoglykosiden natürlich resistent sind (→ **3.6.3.2**).

3.5.3.3 Methoden der Empfindlichkeitsprüfung

Die Bestimmung der In-vitro-Empfindlichkeit eines krankheitserregenden Bakterienstammes gegenüber Antiinfektiva gehört zu den wichtigsten Aufgaben des klinisch mikrobiologischen Labors. Sie dient einerseits dazu, Resistenzen des Erregers festzustellen, um die Auswahl des richtigen Antiinfektivums für den Patienten zu erleichtern oder eine Anpassung der Initialtherapie zu ermöglichen. Durch die Erfassung von Resistenzen können andererseits lokale und überregionale Trends in der Resistenzentwicklung festgestellt werden, die von großem Interesse für das öffentliche Gesundheitswesen sind. Zur Empfindlichkeitsprüfung schnellwachsender Bakterien werden Diffusions- und Dilutionsmethoden eingesetzt. Sie haben unterschiedliche Vor- und Nachteile, die je nach Ziel der Untersuchung mehr oder weniger bedeutsam sind.

Dilutionsverfahren

Dilutionsverfahren ermöglichen die quantitative Bestimmung der Antiinfektiva-Empfindlichkeit von Bakterien durch Bestimmung der minimalen Hemmkonzentration. Derartige Verfahren können in Flüssigmedien (Bouillon-Makrodilutions- oder Bouillon-Mikrodilutionsmethode) oder Festmedien (Agardilutionstest) durchgeführt werden. Bei Dilutionsverfahren in Flüssigmedien wird der zu testende Bakterienstamm in Nährlösungen mit in geometrischer Verdünnungsreihe fallenden, am therapeutisch relevanten Bereich orientierten Konzentrationen des Antiinfektivums überführt und der MHK-Wert nach Bebrüten (bei vielen Erregern 18 Stunden bei 36 °C) ermittelt. Dieser Reihenverdünnungstest wird bei der *Makrodilutionsmethode* in einem größeren Volumen (Endvolumen meist 2 ml) als bei der *Mikrodilutionsmethode* (in Mikrotitrationsplatten, Endvolumen meist 0,2 ml) durchgeführt. Beim *Agardilutionstest* hingegen wird der zu untersuchende Bakterienstamm auf eine Reihe von Nähragarplatten, die das Antiinfektivum in geometrisch fallenden Konzentrationen enthalten, punktförmig angeimpft und die minimale Hemmkonzentration nach entsprechender Bebrütung ermittelt. Die mithilfe von Dilutionsverfahren erhobenen Daten sind bei sorgfältiger Durchführung gut reproduzierbar und die Ergebnisse verschiedener Dilutionstechniken in der Regel untereinander kongruent.

> **(Be-) merkenswertes**: Die Mikrodilution gilt inzwischen als Referenzmethode zur Testung der In-vitro-Aktivität antibakterieller Substanzen gegen schnell wachsende aerobe humanpathogene Bakterien. Die Empfindlichkeitsbestimmung erfolgt in Deutschland entsprechend der Norm DIN EN ISO 20776-1.

Agardiffusionstest

Ein in der Routinediagnostik häufig für die Empfindlichkeitsprüfung eingesetztes Verfahren ist der Agardiffusionstest. Bei dieser Methode werden mit Antiinfektiva getränkte Filterpapierblättchen mit definierter Substanzkonzentration auf eine beimpfte Agaroberfläche aufgetragen. Entsprechend seinem Konzentrationsgradienten diffundiert das Antiinfektivum während der Bebrütung (in der Regel 18 Stunden bei 36 °C) radiär in den Agar hinein. Sensible Stämme bilden einen mehr oder weniger großen Hemmhof um das Testblättchen (**Abb. 29-A**). Der Hemmhof wird in der Regel manuell vermessen und erlaubt einen Rückschluss auf die minimale Hemmkonzentration.

Für die Fragestellungen in der Routine liefert der Agardiffusionstest vielfach akzeptable und für die Therapie hilfreiche Ergebnisse. Dennoch ist er im Vergleich zu Dilutionsverfahren mit einer größeren Anzahl von Fehlern behaftet. Variationen des Inokulums, unterschiedliche Schichtdicken des Agars, das Alter der Agarplatten, Lagerungsort und -zeit der Testplättchen, die Positionierung der Plättchen auf der Agarplatte, die Prädiffusionszeit und weitere Faktoren können das Ergebnis beeinflussen (**Abb. 29-B**). Aufgrund der Vielzahl an Fehlerquellen ist eine gewissenhafte Durchführung des Agardiffusionstests unter möglichst standardisierten Bedingungen unabdingbar. Der Test zeigt jedoch auch bei sorgfältiger Durchführung eine hohe Schwankungsbreite, wodurch Diskrepanzen beim Vergleich der mithilfe der Agardiffusion und mit Dilutionsverfahren gewonnenen Daten resultieren können.

> **(Be-) merkenswertes:** Bei einer im Jahr 2002 durchgeführten Datenanalyse der Instand-Ringversuche deutscher Referenzlaboratorien erbrachten etwa ein Viertel aller mit der Agardiffusionsmethode durchgeführten Testungen entweder zweifelhafte Ergebnisse (18 %) oder nicht auszuwertende Daten (7 %). Da in Referenzlaboratorien von einer gewissenhaften Durchführung der Testungen unter standardisierten Bedingungen auszugehen ist, sind diese Ergebnisse als nicht unerheblicher Fehler der Methode selbst zu werten. Quelle: Beyaert G. Uro-News 6, 34–38 (2002)

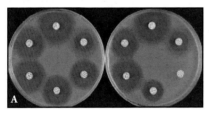
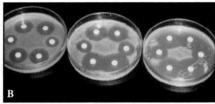

A. Unterschiedliche Hemmhofgrößen
B. Einfluss der Einsaatdichte auf den Durchmesser des Hemmhofs.
  Dargestellt sind Hemmhofdurchmesser für den gleichen Stamm und die gleichen Antiinfektiva bei drei verschiedenen Einsaatdichten.

Abbildung 29: *Agardiffusionstest*

Epsilon-Test

Der Epsilon-Test (E-Test) ist eine Gradient-Diffusionsmethode, bei der ein vorgefertigter Antiinfektivagradient von einem Kunststoffstreifen in ein Agarmedium diffundiert (**Abb. 30**) und auf diese Weise eine quantitative Resistenzbestimmung ermöglicht. Bei den meisten bakteriellen Krankheitserregern und für viele Antiinfektiva ist eine gute Korrelation zwischen den MHK-Ergebnissen in Dilutionsverfahren und den Ergebnissen des E-Tests beschrieben. Der Test ist flexibel und einfach durchzuführen und daher auch für Routinelaboratorien geeignet. Aufgrund seiner relativ hohen Kosten wird in der Routine jedoch häufig der Agardiffusionstest bevorzugt.

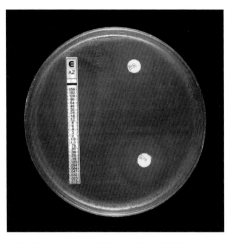

Ein E-Test-Streifen (linke Bildseite) enthält einen Antiinfektiva-Gradienten mit der höchsten Konzentration an der Streifenspitze (oben links) und der niedrigsten am Ende des Streifens (unten links). Im Gegensatz zum Agardiffusionstest (Testblättchen mit definierter Antiinfektiva-Konzentration; rechte Bildseite) entsteht beim E-Test kein gleichmäßiger Hemmhof, sondern eine ellipsenartige Hemmzone. Die miminale Hemmkonzentration eines Antiinfektivums entspricht der höchsten auf dem Teststreifen angegebenen Konzentration, bei der unmittelbar am Streifen makroskopisch gerade noch ein bakterielles Wachstum zu erkennen ist.

Abbildung 30: *E-Test vs. Agardiffusionstest*

3.5.4 Resistenzmechanismen

Die natürliche und erworbene Resistenz vieler Bakterienstämme gegenüber antibakteriellen Antiinfektiva ist ein großes Problem für die kausale Behandlung bakteriell bedingter Erkrankungen. Den Resistenzen liegt eine Vielzahl von Mechanismen zugrunde, die sich jedoch – von einigen Ausnahmen abgesehen – auf drei Grundprinzipien zurückführen lassen:

- Es existiert kein Zugang des Antiinfektivums zur Zielstruktur;
- die für die Wirkung des Antiinfektivums verantwortliche Zielstruktur ist verändert;
- das Antiinfektivum wird enzymatisch inaktiviert.

3.5.4.1 Unerreichbarkeit der Zielstruktur: Zellwand und Efflux

Ein Antiinfektivum kann nicht wirken, wenn die Substanz die bakterielle Zellwand nicht passiert oder vor Erreichen der Zielstruktur wieder aus der Zelle befördert wird.

Die bakterielle Zellwand ist aufgrund ihrer selektiven Permeabilität eine bedeutsame Barriere für zahlreiche Antiinfektiva. So können z. B. Glykopeptide, Streptogramine, Lincosamide, die meisten Makrolide, Fusidinsäure sowie Rifampicin wegen ihrer Größe oder anderen physikalischen Eigenschaften wie Ladung, Hydrophobie und räumlicher Konfiguration die äußere Membran der Enterobacteriaceae und vieler Nonfermenter kaum oder gar nicht passieren. Infolgedessen sind diese Bakterien gegenüber solchen Substanzen natürlich resistent. Die Bedeutung der Zellwand für die natürliche Resistenz zeigt sich in besonderem Maße bei Mykobakterien. Ihre Zellwände sind durch ihren hohen Wachs- und Lipidanteil für viele Antiinfektiva weitgehend impermeabel.

Bei einigen Bakterien können verschiedene Antiinfektiva zwar in die Zelle gelangen, werden aber vor Erreichen des Zielorts aktiv durch von Proteinen gebildete Kanalsysteme, so genannte Effluxpumpen, wieder aus der Zelle entfernt. *Unspezifische Effluxpumpen* transportieren mehrere strukturell nicht verwandte Antiinfektiva mit meist verhältnismäßig geringer Effizienz aus der Bakterienzelle; entsprechende Stämme weisen dann entweder eine verringerte Empfindlichkeit oder »niedriggradige« Resistenz (engl. *low level resistance*) gegenüber den entsprechenden Substanzen auf. So kommen bei *Escherichia coli* und vielen anderen gramnegativen Bakterien Effluxproteine vor, die Tetracycline, Chinolone und Chloramphenicol aus der Zelle befördern. *Spezifische Effluxpumpen* bedingen hingegen meist eine »hochgradige« Resistenz (engl. *high level resistance*) gegenüber einer bestimmten Antiinfektiva-Gruppe. Zu diesen Effluxpumpen gehören beispielsweise die bei zahlreichen Enterobacteriaceae vorkommenden Tetracyclin-spezifischen Effluxproteine.

3.5.4.2 Veränderte Zielstrukturen

Häufig wird ein Bakterienstamm gegenüber einem Antiinfektivum resistent, wenn infolge von Mutationen im Genom veränderte Zielstrukturen mit einer geringeren Affinität für das entsprechende Antiinfektivum entstehen. Veränderungen der Zielstruktur durch Mutationen als Ursache der Resistenz spielen unter anderem bei β-Lactamen, Chinolonen und Rifampicin eine wichtige Rolle. So geht beispielsweise die erworbene Rifampicin-Resistenz bei vielen grampositiven Bakterien auf eine Mutation in der DNS-abhängigen RNS-Polymerase zurück. Der Austausch einer Aminosäure im Gen, das für die β-Untereinheit dieses Enzyms codiert, bewirkt die Resistenz.

In manchen Fällen beruht die Resistenz auch auf einer *Regulatormutation*, wodurch es zu einer Überexpression der Zielstruktur kommt. Die anwesenden Antiinfektiva-Moleküle vermögen in diesem Fall die im »Überschuss« vorliegende Zielstruktur nicht zu inhibieren. Ein klassisches Beispiel ist die Trimethoprim-Resistenz, die häufig auf eine Überexpression der Dihydrofolat-Reduktase zurückzuführen ist.

Neben Mutationen und Regulatormutationen können auch bakterielle Enyzme die Zielstruktur für Antiinfektiva verändern. Ein typisches Beispiel für eine *enzymatische Veränderung* sind Methylasen, die eine Adeninbase der 23S rRNS methylieren und dadurch die ribosomale Bindungsstelle für Makrolide, Lincosamide und Streptogramin-B-Antiinfektiva gleichermaßen blockieren. Als Folge dieses Resistenzmechanismus kann die so genannte MLS_B-Resistenz, also die gleichzeitige Resistenz eines Erregerstammes gegenüber Makroliden, Lincosamiden und Streptograminen vom Typ B, auftreten.

PBP-vermittelte β-Lactamresistenz

Der häufigste Resistenzmechanismus gegenüber β-Lactamen bei grampositiven Bakterien ist die Ausbildung von Penicillinbindeproteinen (PBP) mit einer verminderten Affinität zu β-Lactamen. Ein typisches Beispiel ist die erworbene Methicillin-Resistenz von *Staphylococcus aureus*. Methicillin-resistente *S.-aureus*-Stämme bilden ein zusätzliches, als PBP-2a bezeichnetes Penicillinbindeprotein, das gegenüber den meisten β-Lactamen unempfindlich ist. Genetische Grundlage dieses Proteins ist das so genannte *mecA*-Gen, das Bestandteil eines zusätzlichen chromosomalen Genfragments (engl. *staphylococcal cassette chromosome mec*, abgekürzt SCC*mec*) ist. SCC*mec*-Genelemente stellen Kassetten mit Antiinfektiva-Resistenzgenen dar, die sich an bestimmten Stellen in das Chromosom einiger Staphylokokken-Stämme integriert haben.

Ein weiteres wichtiges Beispiel einer PBP-vermittelten β-Lactamresistenz ist die erworbene Benzylpenicillin-Resistenz von *Streptococcus pneumoniae*. Die genetische Information für die Bildung β-Lactam-unempfindlicher PBPs wird bei dieser Bakterienart nicht als vollständiges Gen akquiriert, sondern besteht aus Fragmenten von Genen, die für β-Lactam-unempfindlichere homologe Penicillinbindeproteine in anderen Streptokokken-Arten codieren. Diese so genannten *Mosaikgene* werden durch Transformation erworben.

Die natürliche Cephalosporin-Resistenz von Enterokokken geht ebenfalls auf ein Penicillinbindeprotein zurück, das als PBP-5 bezeichnet wird. Es hat eine besondere Struktur und wird im Gegensatz zu anderen in Enterokokken vorkommenden Penicillinbindeproteinen durch Cephalosporine nicht gehemmt.

3.5.4.3 Enzymatische Inaktivierung

Die Inaktivierung eines Antiinfektivums durch bakterieneigene Enzyme ist ein in vielen Facetten realisiertes Prinzip der bakteriellen Resistenz. Die größte klinische Bedeutung hat die *enzymatische Hydrolyse*, der Prozess mit dem z. B. β-Lactamasen Penicilline, Cephalosporine und andere β-Lactame inaktivieren (siehe unten). Die Inaktivierung eines Antiinfektivums durch *Gruppentransfer* kann auf verschiedene Weise erfolgen, wobei Acetylierungen, Phosphorylierungen, Glycosylierungen und Ribosylierungen sowie der Thiolgruppen- und Nukleotidyltransfer besonders häufig vorkommen. Zu den Gruppen übertragenden Enzymen zählen beispielsweise die von vielen Bakterien gebildeten Aminoglykosid-modifizierenden Enzyme (Acetyl-, Nukleotidyl- und Phosphotransferasen). Ebenfalls häufig auftretende gruppenübertragende Enzyme sind die meist plasmidcodierten Chloramphenicol-Acetyltransferasen.

β-Lactamasen – Expression, Klassifizierung, Wirkungsmechanismus

Expression

Die Bildung von β-Lactamasen ist der häufigste Resistenzmechanismus gegenüber β-Lactamen bei gramnegativen Bakterien. β-Lactamasen werden aber auch von vielen grampositiven Bakterien und zahlreichen Pilzen gebildet. Analog zu vielen anderen Resistenzmechanismen kann die genetische Information zur Bildung dieser Enzyme auf dem Chromosom, auf Plasmiden oder anderen mobilen Elementen vorliegen. In vielen Fällen erfolgt die Enzymexpression konstitutiv; derartige Stämme bilden kontinuierlich und unabhängig von der Gegenwart eines äußeren Reizes (z. B. ein β-Lactam) eine bestimmte β-Lactamase-Menge. Nicht selten ist die β-Lactamase-Expression aber auch induzierbar; in diesen Fällen wird erst bei Anwesenheit einer induzierenden Substanz das Enzym vermehrt gebildet. Nach ihrer Synthese gelangen die β-Lactamasen je nach Bakteriengruppe in unterschiedliche Kompartimente. Bei gramnegativen Bakterien werden die Enzyme in den periplasmatischen Raum segretiert, wo sie das Antiinfektivum vor Erreichen der Penicillinbindeproteine »attackieren«. Von grampositiven Bakterien gebildete β-Lactamasen gelangen indes in das umliegende Medium und verbleiben dort entweder frei oder zellgebunden. Grampositive Bakterien segretieren im Vergleich zu gramnegativen Organismen häufig größere Enzymmengen, die nicht nur die Einzelzelle, sondern eine größere Population vor dem »Zugriff« des β-Lactams bewahren. Je mehr Bakterien vorhanden sind, desto mehr Enzym wird in der Regel gebildet.

Klassifizierung

Die Vielfalt der β-Lactamasen veranlasste Wissenschaftler bereits in den 1960er-Jahren dazu, diese Enzyme zu klassifizieren. Als häufig angewandte Ordnungsprinzipien dienten vor allem Substrat- und Inhibierungsprofile, Bindungsaffinitäten, Nettoladung, Molekulargewicht und Aminosäurezusammensetzung der Enyzme sowie die isoelektrische Fokussierung. Nach den derzeit gebräuchlichen Klassifikationen werden β-Lactamasen nach ihrer Funktionalität oder Molekülstruktur eingestuft (**Tab. 22**). Bei Einteilung der β-Lactamasen nach Funktionalität werden vor allem das Substratprofil der Enzyme und ihre Hemmbarkeit durch β-Lactamase-Inhibitoren, insbesondere Clavulansäure, berücksichtigt. Die molekulare Klassifizierung der β-Lactamasen beruht auf den Nukleotid- und Aminosäuresequenzen dieser Enzyme.

Tabelle 22: *Klassifizierung der β-Lactamasen (vereinfachtes Schema)*

Gruppe/Klasse	Charakterisierung
Funktionale Klassifizierung	
Gruppe 1	• Vorwiegend β-Lactamasen, die bevorzugt Cephalosporine hydrolysieren
	• β-Lactamasen durch Clavulansäure nicht oder nur partiell hemmbar
Gruppe 2	• Vorwiegend β-Lactamasen, die unterschiedlich stark Cephalosporine oder Penicilline hydrolysieren
	• β-Lactamasen durch Clavulansäure größtenteils hemmbar
Gruppe 3	= Metallo-β-Lactamasen
	• β-Lactamasen, die Cephalosporine, Penicilline und Carbapeneme hydrolysieren
	• β-Lactamasen durch Clavulansäure nicht hemmbar
Gruppe 4	»Sammelbecken« bislang wenig charakterisierter β-Lactamasen
Molekulare Klassifizierung	
Klasse A	Molekül mit Seringruppe ⎫
Klasse C (= AmpC)	Molekül mit Seringruppe ⎬ **Serin**-β-Lactamasen
Klasse D	Molekül mit Seringruppe ⎭
Klasse B	Molekül mit Metallatom (häufig Zink) → **Metallo**-β-Lactamasen

Wirkungsmechanismus

β-Lactamasen zerstören den β-Lactamring durch zwei einander ähnelnde Mechanismen. Bei Serin-β-Lactamasen kommt es nach Ausbildung eines nicht-kovalenten Komplexes aus Enzym und β-Lactam zu einem nukleophilen Angriff einer Hydroxylgruppe eines Serinesters des Enzyms auf das Carbonyl-C-Atom des β-Lactamrings. Hierdurch wird die Ringstruktur unter Ausbildung eines Serinesters gespalten. Durch Hydrolyse des Esters entsteht ein regeneriertes Enzym und ein inaktiviertes β-Lactam (**Abb. 31**). Bei Metallo-β-Lactamasen reagiert an einen Histidin- und/oder Cysteinrest gebundenes Metallatom mit der Carbonylgruppe des β-Lactams.

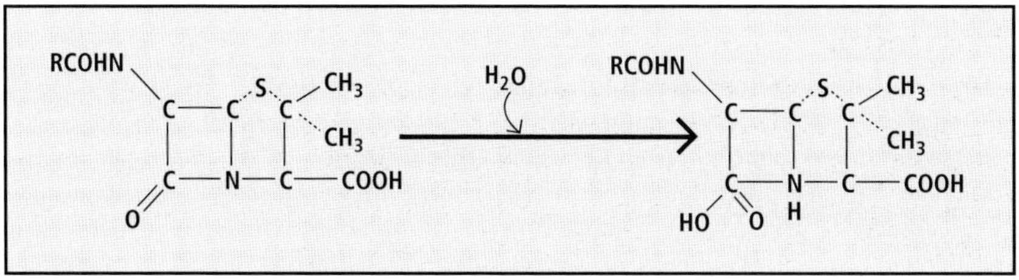

Abbildung 31: *Wirkungsmechanismus einer β-Lactamase*

Dargestellt ist die Inaktivierung eines Penicillins (links) durch β-Hydrolyse des β-Lactamrings; es bildet sich die antibakteriell nicht wirksame Penicillosäure (rechts).

Medizinisch besonders bedeutsame β-Lactamasen

Die antibakterielle Behandlung von Erkrankungen durch β-Lactamase-bildende gramnegative Bakterien kann zu einem großen therapeutischen Problem werden, wenn die betreffenden Erreger aus Mutationen hervorgegangene oder Plasmid-codierte β-Lactamasen der Gruppe C (**I**), Klasse-A-β-Lactamasen mit einem erweiterten Spektrum (**II**) oder Carbapenemasen (**III**) bilden.

(**I**) Chromosomal-codierte β-Lactamasen der Klasse C (AmpC-β-Lactamasen) werden natürlicherweise von vielen Enterobacteriaceae gebildet und sind meist induzierbar. Abgesehen von einigen Bakterienarten, die nur geringe β-Lactamasemengen produzieren, ist die AmpC-Expression durch eine natürliche Resistenz gegenüber älteren Cephalosporinen, Aminopenicillinen in Abwesenheit und Gegenwart von β-Lactamase-Inhibitoren sowie einer natürlichen Sensibilität gegenüber Carboxypenicillinen gekennzeichnet. Ist der Regulationsmechanismus für die β-Lactamasebildung durch bestimmte Mutationen gestört, können AmpC-β-Lactamasen permanent gebildet werden. Man spricht dann von einer konstitutiven Hyperproduktion oder dereprimierten β-Lactamase-Regulation. Derartige Erreger können gegenüber zahlreichen Cephalosporinen, Acylureidopenicillinen und Aztreonam resistent sein. Seit etwa zehn Jahren kommt es auch zu einem vermehrten Auftreten plasmidcodierter AmpC-β-Lactamasen. Diese Enzyme können Cephalosporine der 3. Generation, Cefoxitin sowie Aztreonam zerstören und sind durch Clavulansäure nicht inhibierbar.

(**II**) β-Lactamasen der Klasse A umfassen in erster Linie die klassischen und weit verbreiteten Penicillinasen, die vorwiegend auf mobilen genetischen Elementen vorkommen. Zu den bekanntesten Plasmid-codierten Enzymen gehören die so genannten TEM- und SHV-Enzyme, die bei zahlreichen gramnegativen Bakterien gefunden werden. Viele Enterobacteriaceae wie beispielsweise *Klebsiella*-Arten bilden auch Chromosomal-codierte Klasse-A-Enzyme. Solche Arten sind gegenüber Ticarcillin und Aminopenicillinen natürlich resistent, nicht jedoch gegenüber Aminopenicillinen in Gegenwart eines β-Lactamase-Inhibitors. Viele Bakterien mit Klasse-A-β-Lactamasen sind auch gegenüber bestimmten Cephalosporinen resistent. Medizinisch besonders bedeutsam sind Klasse-A-Enzyme mit einem erweiterten Spektrum. Diese auf mobilen genetischen Elementen vorkommenden und meist als Extended-Spectrum-β-Lactamasen (ESBL) bezeichneten Enzyme entstanden aus Veränderungen in der genetischen Information der seit Langem bekannten SHV- und TEM-Enzyme. Infolge von Punktmutationen, Insertionen und Deletionen erweiterte sich das Substratprofil dieser Enzyme, die neben Penicillinen zahlreiche weitere β-Lactame hydrolysieren. Entsprechende Erreger sind häufig gegenüber Aminopenicillinen, Acylaminopenicillinen und allen Cephalosporinen mit Ausnahme von Cefoxitin, Cefepim und Cefpirom resistent.

(**III**) Carbapeneme hydrolysierende β-Lactamasen sind überwiegend Chromosomal-codierte Metallo-β-Lactamasen, die natürlicherweise von vielen gramnegativen nicht-fermentierenden Bakterien gebildet werden. Die meisten der heute bekannten Metalloenzyme weisen ein breites Substratprofil auf und hydrolysieren außer Carbapenemen viele Penicilline und Cephalosporine. Die Enzyme sind durch β-Lactamase-Inhibitoren in der Regel nicht inhibierbar.

3.6 Ausgewählte Krankheitserreger und assoziierte Erkrankungen

3.6.1 Staphylokokken

3.6.1.1 Allgemeine Kennzeichen

Staphylokokken sind grampositive, fakultativ anaerobe Bakterien mit einer kugelförmigen Gestalt. Ihr Name geht auf die in mikroskopischen Präparaten häufig zu beobachtende traubenförmige Zellanordnung (griech. »staphyle« – »Traube«) zurück. Staphylokokken treten jedoch auch als »undifferenzierte« Haufen, Tetraden oder paarweise auf (**Abb. 32**). Je nach Art zeigen sie gegenüber wechselnden Umweltfaktoren eine mehr oder weniger hohe Widerstandsfähigkeit gegenüber äußeren Einflüssen (Tenazität). Die meisten Staphylokokken sind als natürliche Besiedler der Haut und der Schleimhäute des Nasen- und Rachenraums beim Menschen und vielen Tierarten weit verbreitet.

Einige dieser Staphylokokken gehören jedoch gleichzeitig zu den häufigsten Krankheitserregern des Menschen und verursachen zahlreiche nosokomiale und ambulant erworbene Erkrankungen. In der Klinik üblich ist die Einteilung in (Plasma)koagulase-positive und Koagulase-negative Staphylokokken. Diese Einteilung ist klinisch praktikabel, trifft aber keine Aussage über die Verwandtschaftsverhältnisse dieser Bakterien. Wichtige Gattungsmerkmale zeigt **Tab. 23**.

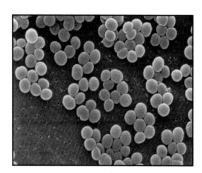

Abbildung 32: *Staphylococcus aureus*

Tabelle 23: *Wichtige Kennzeichen der Gattung Staphylococcus (Familie: Micrococcaceae)*

Merkmal	Ausprägung
Gramfärbung/Morphologie	Grampositive Kokken, zumeist Haufenform
Verhalten gegenüber O_2, Katabolismus	Fakultativ anaerob, fermentativ
Beweglichkeit	Unbeweglich
Ruheformen	Keine Sporen
Katalase	Positiv

Fortsetzung nächste Seite

Tabelle 23: *Fortsetzung*

Merkmal	Ausprägung
Oxidase	Negativ
Hämolyse-Eigenschaften	Keine oder β-Hämolyse
Umwelttoleranz	pH-Toleranz, resistent gegen Austrocknung
Empfindlichkeit gegenüber Antiinfektiva	Häufig gegenüber vielen Antiinfektiva sekundär resistent

3.6.1.2 Staphylococcus aureus

S. aureus ist die medizinisch bedeutsamste (Koagulase-positive) *Staphylococcus*-Art und gehört bei zahlreichen Erkrankungen zu den häufigsten bakteriellen Erregern. So gehen mehr als zwei Drittel aller Wundinfektionen, etwa die Hälfte aller Osteomyelitiden und bis zu ein Drittel aller Sepsen und Endokarditiden auf *S. aureus* zurück. Darüber hinaus gehört *S. aureus* zu den häufigsten Ursachen einer akuten Nahrungsmittelvergiftung. Besonders gefürchtet ist *S. aureus* als Erreger nosokomialer Infektionen. So ist *S. aureus* auf deutschen Intensivstationen der häufigste Krankheitserreger überhaupt (**Abb. 33**).

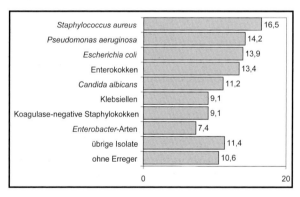

Dargestellt ist der Anteil (%) der Infektionen mit dem Erreger bezogen auf 100 nosokomiale Infektionen

Abbildung 33: *Erregerspektrum auf deutschen Intensivstationen*
Quelle: Geffers C et al. Anästhesiol Intensivmed Notfallmed Schmerzther 39, 15–19 (2004)

Eigenschaften des Erregers und Pathogenitätsfaktoren

S. aureus ist ein auf festem Nährmedium häufig gold-gelbe Kolonien (Farbstoff: Staphyloxanthin) bildendes, β-hämolysierendes Bakterium, das vor allem den Nasenvorhof des Menschen besiedelt. Hier ist es bei 15 bis 40 %

aller gesunden Erwachsenen isolierbar. Die große klinische Bedeutung von
S. aureus beruht zum einen auf seiner hohen Tenazität. Hierzu gehören seine
Toleranz von hohen Kochsalzkonzentrationen, eine relativ geringe Empfindlichkeit gegenüber UV-Strahlen und Hitze (bis zu 60 °C für 30 min) sowie
eine weitgehende Austrocknungsresistenz. So können lebensfähige *S.-aureus*-Zellen aus getrocknetem klinischen Material oder Staub noch nach Monaten
isoliert werden. Die hohe Tenazität des Erregers ist wesentlicher Grund für
den *Staphylokokken-Hospitalismus*, also die rasche Verbreitung von *S. aureus*
innerhalb des Krankenhauses. In einigen Krankenhäusern lässt sich *S. aureus*
nahezu bei allen medizinischen Mitarbeitern nachweisen. Darüber hinaus
tragen auch die zahlreichen von *S. aureus* gebildeten Pathogenitätsfaktoren
(**Tab. 24**) zu seiner klinischen Bedeutung bei. Zu diesen gehören Toxine,
beispielsweise mehrere Enterotoxine sowie das von einigen Stämmen gebildete Toxic-Shock-Syndrome-Toxin-1 (TSST-1) und epidermolytische Toxine
(Exfoliativtoxine). Die beiden letzt genannten Toxine/Toxingruppen bilden
die entscheidende pathogenetische Grundlage für die Entstehung des so genannten Toxic-Shock-Syndroms bzw. des Schälblasensyndroms.

Tabelle 24: *Wichtige Pathogenitätsfaktoren von S. aureus*

Faktor	Lokalisation	Wirkung/Funktion
»Clumbing Factor« [a]	Zellwandassoziiert	Fibrinogen-Rezeptor, Bindung an Fibrinogen
Protein A	Zellwandassoziiert	Inhibierung der Phagozytose
Kapsel	Extrazellulär	Inhibierung der Phagozytose
Plasmakoagulase[a]	Extrazellulär	Induktion der Bildung einer Fibrinkapsel
Staphylokinase	Extrazellulär	Syn.: Fibrinolysin; Induktion der Fibrinkapsel-Lysis → weitere Ausbreitung der Erreger im infizierten Gewebe
Lipasen, Proteinasen	Extrazellulär	Ausbreitung der Erreger im Gewebe
DNase	Extrazellulär	Verminderung der Viskosität in Entzündungsexsudaten → Ausbreitung der Erreger im Gewebe
Hyaluronidase	Extrazellulär	Auflösung interzellulärer Hyaluronsäure → Ausbreitung der Erreger im Gewebe
Hämolysine ($\alpha, \beta, \gamma, \delta, \epsilon$)	Extrazellulär	Zerstörung von Erythrozyten, Thrombozyten und anderen Zellen
Leukozidine	Extrazellulär	Unter anderem Zerstörung von Makrophagen und Leukozyten, erschweren lokale Immunabwehr

Fortsetzung nächste Seite

Tabelle 24: *Fortsetzung*

Faktor	Lokalisation	Wirkung/Funktion
Enterotoxine	Extrazellulär	Superantigenwirkung; Ursache von Nahrungsmittelvergiftungen, seltener auch des Toxic-Shock-Syndroms
Exfoliativtoxine (A, B, C)	Extrazellulär	Serinproteasen; binden an Zytoskelett-Proteine und lockern Desmosomen → Schälblasensyndrom
Toxic-Shock-Syndrome-Toxin-1	Extrazellulär	Superantigenwirkung: CD4-T-Zell-Aktivierung mit unkoordinierter Freisetzung von TNF-α und Interleukin-2 → Toxic-Shock-Syndrom

[a] Beschreibung und Nachweis → **3.3.3.1**; TNF = Tumornekrosefaktor

Krankheitsbilder und klinische Symptomatik

Die durch *S. aureus* verursachten Krankheitsbilder gehen entweder auf pyogene bzw. invasive Infektionen zurück oder stellen Toxin-vermittelte Erkrankungen dar.

Pyogene und invasive Infektionen

Viele *S.-aureus*-Infektionen werden an der Haut und ihren Anhangsorganen beobachtet und manifestieren sich in Form eines *Abszesses*. Entwickelt sich die Infektion an der Wurzel eines Haarbalgs, entsteht ein *Furunkel*. Nicht selten konfluieren mehrere Furunkel und bilden dann ein *Karbunkel*. Bei Kindern zeigen sich oberflächliche Infektionen mit *S. aureus* häufig in Form einer Borkenflechte *(Impetigo contagiosa)*. Diese Erkrankung, für die mit einer gelben Kruste platzende Hautbläschen (Impetigopusteln) typisch sind, wird bei jedem fünften Patienten von *S. aureus* ausgelöst. Fast ausschließlich auf *S. aureus* zurückzuführen sind hingegen

---

Erkrankungen durch *S. aureus*

Pyogene und invasive Infektionen
Abszesse, Furunkel, Karbunkel
Borkenflechte (Impetigo contagiosa)
Eitrige Parotitis
Dakryozystitis
Hordeolum
Otitis media
Sinusitis
Mastitis
Posttraumatische, postoperative Wundinfektionen
Meningitiden, Hirnabszesse
Osteomyelitis
Pneumonie, Lungenabszesse
Empyeme
Sepsis mit und ohne Endokarditis

Toxin-vermittelte Erkrankungen
Schälblasensyndrom
Dermatitis exfoliata
Staphylokokken-Toxic-Shock-Syndrom
Nahrungsmittelvergiftungen

eitrige Entzündungen der Ohrspeicheldrüse (*Parotitiden*) und Tränendrüse (*Dakryozystitis*) sowie das »Gerstenkorn« (*Hordeolum*), das eine akute Infektion der Drüsen des Lidrandes ist. Besonders gefürchtet sind auf *S. aureus* zurückgehende postoperative und posttraumatische *Wundinfektionen*. So können sich z. B. nach medizinischen Eingriffen innerhalb des Schädels (intrakranielle Operationen) eitrige *Meningitiden* oder *Hirnabszesse* bilden. Zu den weiteren invasiven und schweren Infektionen gehören akute oder chronische *Osteomyelitiden*, die primär hämatogenen Ursprungs sind, *Pneumonien*, die vor allem bei Immunsupprimierten oder Patienten mit vorausgehenden schweren Erkrankungen (z. B. Influenza) auftreten sowie *Empyeme*, also Eiteransammlungen in natürlichen Körperhöhlen. Die mit einer hohen Letalität einhergehenden *Sepsen* gehen häufig von extravasalen, das heißt außerhalb des Gefäßsystems liegenden Herden des Erregers aus (Wunden, Abszesse, Osteomyelitis), können aber auch intravasalen Ursprungs sein (z. B. Legen eines intravenösen Katheters). Häufig ist die *S.-aureus*-Sepsis mit einer *Endokarditis* assoziiert. Weitere häufig auf *S. aureus* zurückgehende, primär nicht Toxin-bedingte Erkrankungen sind die *Otitis media*, *Sinusitis* und *Mastitis*. Letztere kommt besonders häufig bei stillenden Frauen vor.

Toxin-vermittelte Erkrankungen

Im Gegensatz zu den pyogenen und invasiven Infektionen ist das klinische Bild der meisten mit *S. aureus* assoziierten Toxin-vermittelten Erkrankungen vor allem auf die »Fernwirkung« der von *S. aureus* gebildeten Toxine zurückzuführen. Hierbei befindet sich der Erreger bisweilen sogar ausschließlich außerhalb des Menschen. Dies betrifft die staphylogenen *Nahrungsmittelvergiftungen*, die auf einer reinen Intoxikation (und nicht auf einer Infektion!) beruhen. Klinische Symptome einer derartigen Vergiftung (Diarrhö, Übelkeit, krampfartige Bauchschmerzen, Erbrechen) bilden sich daher schon wenige Stunden nach Aufnahme enterotoxinhaltiger Nahrungsmittel (Milchprodukte, Eier, Fleisch) aus. In den meisten Fällen sind die Erkrankungen selbstlimitierend und persistieren maximal 24 Stunden.

Etwa 5 % aller *S.-aureus*-Stämme bildet Exfoliativtoxine, die für das überwiegend im frühen Säuglingsalter auftretende *Schälblasensyndrom* (engl. *Staphylococcal scalded skin syndrome, SSSS*) verantwortlich sind. Durch die Toxinwirkung kommt es in einigen Regionen der Körperoberfläche zu einer intradermalen Spaltbildung, aus der sich ein Ödem entwickelt. Bei ausbleibender Bildung spezifischer Antikörper entsteht infolge einer Toxinausschwemmung über den gesamten Körper eine generalisierte, als Dermatitis exfoliata bezeichnete Verlaufsform. Diese Erkrankung geht mit Blasenbildung, nässenden Hautdefekten und einer schweren Beeinträchtigung des allgemeinen Gesundheitszustandes einher.

Eine weitere Toxin-vermittelte schwere Erkrankung ist das *Staphylokokken-Toxic-Shock-Syndrom*, das erstmalig Ende der 1970er-Jahre bei jungen Frauen in den USA beschrieben wurde. Die erkrankten Frauen benutzten neuartige, weniger oft zu wechselnde Vaginaltampons, die für *S. aureus* eine ökologische Nische darstellen. Staphylokokken konnten sich in den Tampons in großer Zahl vermehren und sich so gegenüber den Lactobacillen der natürlichen Vaginalflora behaupten. Die Erkrankung beruht auf der Superantigenwirkung des TSST-1, seltener auch auf der des Enterotoxin B oder Enterotoxin C. Die TSST-1-Bildung ist jedoch nicht an den vaginalen Standort gebunden. Erkrankungsfälle können bei Männern und Frauen ausgehend von Hautkrankheiten, chirurgischen Wunden, Insektenstichen und Verbrennungen auftreten.

Klinisches Bild des Staphylokokken-Toxic-Shock-Syndroms

Definition durch drei Leitsymptome:
- Fieber ≥ 39 °C
- diffuses, »fleckiges« (makulöses) Exanthem, insbesondere an Fußsohlen und Handflächen
- Hypotonie

Hinzukommen muss eine Beteiligung von mindestens drei der folgenden Organsysteme:
- Gastrointestinaltrakt (Erbrechen, Übelkeit oder Diarrhö)
- Muskulatur (Ausgeprägte Myalgien mit Erhöhung des Serumkreatinins/Phosphokinase)
- Leber (Erhöhung von Transaminasen, Bilirubin, alkalische Phosphatase)
- Schleimhäute (Hyperämien)
- Nieren (Erhöhung von Harnstoff und/oder Kreatinin im Serum, Pyurie ohne Harnwegsinfektion)
- ZNS (Bewusstseinsstörung, Desorientierung)

Antiinfektiva-Empfindlichkeit

Ein großes Problem für die Behandlung von Erkrankungen durch *S. aureus* sind Stämme, die gegenüber Antiinfektiva verschiedener Substanzgruppen resistent sind. *S. aureus* ist keine natürlicherweise multiresistente Bakterienart. Durch den Erwerb von Resistenzeigenschaften ist jedoch ein nicht unbeträchtlicher Anteil der Stämme gegenüber zahlreichen Antiinfektiva sekundär resistent. Von besonderer Bedeutung sind die Resistenz gegenüber β-Lactamen, insbesondere Benzylpenicillin und Methicillin, sowie die oftmals mit der Methicillin-Resistenz einhergehende Multiresistenz.

Bereits kurz nach Einführung des Penicillin G in den 1940er-Jahren wurden *S.-aureus*-Stämme gefunden, die durch Bildung von Penicillinasen eine Resistenz gegenüber dieser Substanz zeigten. Die Prävalenz der resistenten Stämme stieg in den nachfolgenden Jahrzehnten kontinuierlich und betraf im Jahr 2007 in Deutschland etwa drei Viertel aller Isolate (**Tab. 26**, S. 135) [PEG]. Das Problem der Benzylpenicillin-Resistenz konnte durch die Entwicklung des »penicillinasefesten« Methicillins zunächst umgangen werden. Kurz nach der Markteinführung von Methicillin kam es jedoch auch gegenüber dieser Substanz zu Resistenzen, die auf der Bildung des Penicillin-bildenden Proteins (PBP) 2a beruhten. Mittlerweile sind in Deutschland 20 % aller *S.-aureus*-Stämme Methicillin-resistent (**Tab. 26**).

> **(Be-) merkenswertes**: Entsprechend dem zugrunde liegenden Resistenz-mechanismus werden Methicillin-resistente *S.-aureus*-(**MRSA**-)Stämme als resistent gegenüber allen bisher zugelassenen β-Lactamen, einschließ-lich Cephalosporinen und Carbapenemen, bewertet.

MRSA-Stämme sind allerdings nicht nur gegenüber β-Lactamen, sondern häufig auch gegenüber anderen Antiinfektiva sekundär resistent. Dies betrifft insbesondere Chinolone, Makrolide und Lincosamide, im geringeren Ausmaß auch Aminoglykoside. So waren nach PEG-Angaben im Jahr 2007 in Mittel-europa 93 % aller MRSA-Stämme Ciprofloxacin-, 82 % Erythromycin- und 68 % Clindamycin-resistent. Erythromycin-resistente *S.-aureus*-Stämme wer-den dabei als potenziell resistent gegenüber Clindamycin und Telithromycin eingeschätzt. Eine relativ günstige Resistenzsituation bei MRSA-Stämmen in Deutschland besteht derzeit gegenüber Fusidinsäure (6 % resistent), Rifam-picin (4 %) und Mupirocin (3 %). Glücklicherweise wurden bei deutschen MRSA-Stämmen bislang keine und nur in Einzelfällen Resistenzen gegenüber den klassischen Glykopeptiden sowie den neueren Antiinfektiva Linezolid, Ti-gecyclin und Daptomycin gefunden. MRSA-Stämme mit einer verminderten Empfindlichkeit gegenüber Glykopeptiden sind nach wie vor selten. Derartige Stämme werden als Vancomycin- bzw. Glykopeptid-intermediär-empfindliche *S.-aureus*-Stämme (**VISA** bzw. **GISA**) bezeichnet, sofern ihre Empfindlichkeit der entsprechenden Kategorisierung entspricht.

Detektion der Methicillin-Resistenz

Die korrekte Detektion von MRSA-Stämmen ist aus therapeutischen und epi-demiologischen Gründen von enormer Bedeutung. Um einen MRSA-Stamm nachzuweisen, wird die Empfindlichkeit des Erregers gegenüber Oxacillin (!) und Cefoxitin bestimmt oder das PBP-2a-codierende Gen (*mecA*) nachge-wiesen.

> **»Echte« und »unechte« MRSA-Stämme**
>
> Für die Feststellung der Methicillin-Resistenz wird in der Regel Oxacillin anstelle von Methicillin verwendet, da dieses Penicillin eine vergleichsweise höhere Stabilität aufweist und daher für Empfindlichkeitsbestimmungen besser geeignet ist. Obwohl sich die Ergebnisse der Oxacillin- und Methicillin-Empfindlichkeitstestung nicht immer entsprechen, werden die Ergebnisse zumeist synonym verwendet. Für die Detektion der Resistenz werden der Agardiffusionstest, Mikrodilutionsverfahren oder Oxacillin-supplementierte Agarplatten als Screening-Verfahren benutzt. Neben diesen traditionellen Methoden kommt seit einigen Jahren auch dem molekularbiologischen Nachweis der entsprechenden Resistenzgene eine zunehmende Bedeutung zu. Um »echte« Methicillin-resistente Stämme, also PBP-2a-bildende Stämme zu detektieren, ist die Empfindlichkeitstestung von Oxacillin nicht ausreichend, da einige *S.-aureus*-Stämme Penicillinasen überexprimieren oder spezifische Oxacillinasen, also Oxacillin inaktivierende β-Lactamasen, bilden. Solche Stämme können ebenfalls Oxacillin-resistent sein, wenngleich eine Resistenz meist nur geringgradig ist (so genannte »Borderline Oxacillin-resistente *S.-aureus*-Stämme«, **BORSA**). Um Stämme mit »echter« und »unechter« Methicillin-Resistenz zu unterscheiden, wird neben der Testung der Oxacillin-Empfindlichkeit entweder eine PCR-Detektion von *mecA* (»Goldstandard«) oder die zusätzliche Bestimmung der Empfindlichkeit gegenüber Cefoxitin empfohlen. »Echte« MRSA-Stämme sind Cefoxitin-resistent, Penicillinase-bildende hingegen Cefoxitin-sensibel.

Prophylaxe

Adäquate Präventionsmaßnahmen sind insbesondere in klinischen Einrichtungen wichtige Voraussetzungen, um der gefürchteten Verbreitung von MRSA-Stämmen entgegenzuwirken. Der Umgang mit MRSA-Besiedelten oder Infizierten erfordert ein konsequentes und systematisches Hygienemanagement. Wichtige Maßnahmen zur MRSA-Kontrolle umfassen eine eingehende Information und Schulung des Personals, ein möglichst frühzeitiges Erkennen von MRSA-Kolonisierten und -Infizierten, eine Isolierung der entsprechenden Patienten, die strikte Einhaltung von Hygienemaßnahmen, den Versuch der Sanierung bekannter MRSA-Träger sowie einen kontrollierten Umgang mit antibakteriellen Antiinfektiva.

3.6.1.3 Koagulase-negative Staphylokokken

Krankheitsbilder und wichtige Arten

Koagulase-negative Staphylokokken wurden lange Zeit als apathogene Mikroorganismen oder zumindest seltene opportunistische Erreger von Humaninfektionen angesehen. Die Bedeutung dieser Organismen als Krankheitserreger nosokomialer, aber auch allgemein erworbener Infektionen wurde erst in den letzten Jahrzehnten erkannt.

Schwere und fulminant verlaufende Erkrankungen durch Koagulase-negative Staphylokokken werden insbesondere bei alten Menschen, Kleinkindern und Neugeborenen beobachtet. So gehören Koagulase-negative Staphylokokken zu den häufigsten Erregern der *nosokomialen Sepsis*. Die meisten derartigen Infektionen werden in den ersten Lebensmonaten registriert. Nach Schätzungen gehen bis zu 75 % aller im Krankenhaus erworbenen neonatalen Sepsen auf Koagulase-negative Staphylokokken zurück. Darüber hinaus treten septische Infektionen besonders häufig bei Patienten mit Venenkathetern, künstlichen Herzklappen, Gelenkprothesen und anderen implantierten Polymeren auf. Der vielfältige und in den letzten Jahrzehnten stark zunehmende Einsatz derartiger Materialien in der modernen Medizin brachte auch einen rasanten Anstieg in der Häufigkeit nosokomialer Sepsen und Fremdkörper-assoziierter Infektionen durch Koagulase-negative Staphylokokken mit sich.

Abgesehen von septischen Infektionen manifestieren sich schwere Erkrankungen durch Koagulase-negative Staphylokokken vor allem als *Endokarditiden* und *Meningitiden*. Bei Patienten auf deutschen Intensivstationen bilden Koagulase-negative Staphylokokken zusammen mit den gramnegativen Klebsiellen mittlerweile die sechsthäufigste Erregergruppe (**Abb. 33**, S. 124). Darüber hinaus werden weltweit etwa 5 % aller *Haut- und Weichgewebeinfektionen* durch Koagulase-negative Staphylokokken hervorgerufen. Zusammen mit den β-hämolysierenden Streptokokken sind Koagulase-negative Staphylokokken damit die häufigste Erregergruppe derartiger Infektionen nach *Staphylococcus aureus*. Zahlreiche Wund- und Harnwegsinfektionen, Enterokolitiden sowie zumeist gutartige Erkrankungen des Auges gehen ebenfalls auf Koagulase-negative Staphylokokken zurück.

Von den zahlreichen bekannten Koagulase-negativen *Staphylococcus*-Arten treten wenigstens sechs Spezies als häufige Krankheitserreger in Erscheinung (**Tab. 25**). Hierbei besonders hervorzuheben ist *S. epidermidis* als die aus klinischen Materialien zumeist am häufigsten isolierte Art, *S. lugdunensis* als Erreger besonders schwerwiegender Erkrankungen – hierzu gehören vor allem mit einer hohen Letalität einhergehende Endokarditiden – sowie *S. saprophyticus* als nach *Escherichia coli* häufigstem Erreger von unkomplizierten Harnwegsinfektionen der Frau.

Tabelle 25: *Erkrankungen durch häufig auftretende Koagulase-negative Staphylokokken*

Art	Erkrankung	
	häufig	gelegentlich bzw. weniger häufig
S. epidermidis	Sepsis, Endokarditis, Meningitis, Haut-, Weichgewebe-, Wund-, Harnwegsinfektionen, Enterokolitiden, Erkrankungen des Auges	
S. haemolyticus	Sepsis (vor allem bei Neugeborenen)	Endokarditis, Meningitis, Peritonitis, Knochen-/Gelenkinfektionen, Hauterkrankungen, Wund- und Harnwegsinfektionen
S. hominis	Sepsis (vor allem bei Neugeborenen/Kleinkindern)	Harnwegsinfektionen, Erkrankungen des Auges
S. warneri	Sepsis (vor allem bei Neugeborenen)	Endokarditis, Osteomyelitis, Katheterinfektionen, Erkrankungen des Auges
S. lugdunensis	Endokarditis (Letalität 30 bis 70%)	Arthritis, Katheterinfektionen, Sepsis, Harnwegsinfektionen, Gelenkinfektionen
S. saprophyticus	Unkomplizierte Harnwegsinfektionen der Frau	

Eigenschaften der Erreger und Biofilmbildung

Koagulase-negative Staphylokokken sind anspruchslose Bakterien, die je nach Art unterschiedliche Bereiche der Haut in unterschiedlicher Dichte kolonisieren. Die meisten Spezies zeigen im Gegensatz zu *S. aureus* auf Blutagar keine Hämolyse. Über die spezies-spezifischen Pathogenitätsmechanismen Koagulase-negativer Staphylokokken ist bislang wenig bekannt. Viele Koagulase-negative Arten besitzen jedoch Adhärenzfaktoren, die sie für die Kolonisation ihrer natürlichen Umgebung (also die Haut des Menschen) benötigen. Die für die Adhärenz verwendeten Faktoren bilden jedoch auch den ersten Schritt im Verlauf einer Infektion, da sie eine Anheftung der Erreger auf implantierten polymeren Materialien und eine Adhäsion der Bakterien untereinander ermöglichen. Die Besiedlung der Polymere kann mit der Ausprägung von Biofilmen einhergehen.

3 Bakteriologie

> **(Be-) merkenswertes**: Ein Biofilm ist eine Lebensgemeinschaft von Mikroorganismen, die sich durch Bildung einer extrazellulären, zumeist aus Polysacchariden und Proteinen bestehenden Matrix in einem engen Kontakt zueinander und zu diversen Oberflächenstrukturen befinden.

Zunächst adhärieren die Bakterien über unspezifische Faktoren an die betreffende Struktur. Darüber hinaus wird über die Teichonsäuren der Zellwand und bestimmte Proteine der Kontakt verstärkt. Durch die Bildung von Zell-Zell-Kontakten-vermittelnden Faktoren wird der Biofilm schließlich weiter verdichtet und vergrößert (**Abb. 34**).

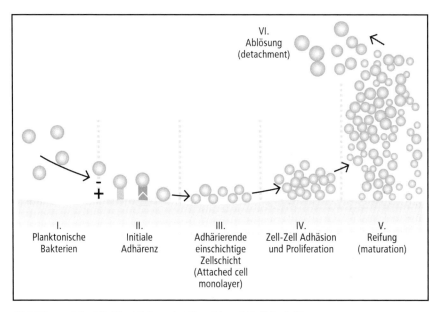

Abbildung 34: *Biofilmbildung bei S. epidermidis* (Modell)

Die Fähigkeit zur Biofilmbildung ist als entscheidender Pathogenitätsfaktor der meisten Koagulase-negativen Staphylokokken anzusehen. Biofilme stellen ein großes Problem für die antibakterielle Therapie von Erkrankungen durch diese Erreger (und viele andere grampositive und einige gramnegative Bakterien) dar. In Biofilmen vorkommende Staphylokokken sind nicht nur gegen Mechanismen der Immunabwehr, sondern auch gegenüber antibakteriell wirksamen Substanzen teilweise geschützt. Dies liegt zum einen daran, dass innerhalb von Biofilmen vorkommende Erreger meist eine lange Generationszeit aufweisen, sodass sie durch Antiinfektiva mit einer Wirksamkeit auf sich replizierende Zellen weniger leicht angreifbar sind. Darüber hinaus vermögen einige Antiinfektiva nur in geringem Maße in den Biofilm zu diffundieren. Keiner der bislang für die Behandlung von Staphylokokken-Erkrankungen in der Routine eingesetzten Wirkstoffe vermag innerhalb von Biofilmen vorkommende Erreger vollständig zu eliminieren. Als derzeit am ehesten bei Fremdkörper-assoziierten Infektionen wirkende Arzneistoff-Kombination gilt Vancomycin und Rifampicin. Bis zur Verfügbarkeit besser auf Erreger in Biofilmen wirkender Antiinfektiva sollten daher, sofern möglich, bei der Behandlung Fremdkörper-assoziierter Infektionen Katheter und andere von Biofilmen betroffene Implantate bei Anzeichen einer Sepsis so rasch als möglich entfernt werden.

Antiinfektiva-Empfindlichkeit

Ebenso wie *S. aureus* sind auch Koagulase-negative Staphylokokken natürlicherweise keine multiresistenten Mikroorganismen. Viele Stämme von *S. epidermidis, S. haemolyticus, S. hominis* und *S. warneri* sind jedoch gegenüber zahlreichen Antiinfektiva sekundär resistent. Hierbei sind die Resistenzhäufigkeiten gegenüber einigen Antiinfektiva nicht selten wesentlich höher als die bei *S. aureus* gefundenen Prävalenzen (**Tab. 26**).

Das für die Therapie bedeutsamste Resistenzproblem ist die zunehmende Ausbreitung Methicillin-resistenter Koagulase-negativer Staphylokokken, die in den letzten Jahrzehnten in vielen Regionen der Welt bedrohliche Ausmaße angenommen hat und in ihrer Häufigkeit die für MRSA-Stämme gefundenen Prävalenzen um ein Mehrfaches übersteigt. So stieg in Deutschland der Anteil Methicillin- bzw. Oxacillin-resistenter Koagulase-negativer Staphylokokken von 15 % im Jahr 1990 auf mehr als 50 % im Jahr 1995. 2007 waren 74 % aller *S.-epidermidis-* und sogar 89 % aller *S.-haemolyticus-* Stämme Oxacillin-resistent (**Tab. 26**). Ähnlich wie MRSA-Stämme sind auch Methicillin-resistente Koagulase-negative Staphylokokken häufig gegenüber Makroliden, Lincosamiden und Chinolonen (sekundär) resistent. Im Gegensatz zu MRSA-Stämmen treten Koagulase-negative Staphylokokken mit einer erworbenen Aminoglykosid- und/oder Fusidinsäure-Resistenz ebenfalls häufig auf. Glücklicherweise sind derzeit nahezu alle Koagulase-negativen Staphylokokken gegenüber Glykopeptiden, Linezolid und neueren gegen Staphylokokken gerichteten Antiinfektiva wie Tigecyclin sensibel.

Tabelle 26: *Resistenzhäufigkeit Koagulase-negativer Staphylokokken und S. aureus gegenüber ausgewählten Antiinfektiva in Mitteleuropa 2007* (PEG-Daten)

	S. epidermidis	S. haemolyticus	S. hominis	S. aureus
Penicilline				
• Penicillin G	89	93	84	75
• Oxacillin	74	89	71	20
Aminoglykoside				
• Amikacin	23	1	7	1,9
• Gentamicin	45	79	48	7,8
Chinolone				
• Ciprofloxacin	67	85	63	28
• Moxifloxacin	43	70	50	24
Andere				
• Clindamycin	48	48	34	18
• Erythromycin	68	93	66	29
• Fusidinsäure	30	39	32	3,3
• Rifampicin	10	6	0	1,4
• Linezolid	0	0	0	0
• Vancomycin	0	0	0	0

Angegeben ist der Anteil resistenter Stämme [%], gerundete Werte

3.6.2 Streptokokken

3.6.2.1 Allgemeine Kennzeichen

Streptokokken sind grampositive, fakultativ anaerobe, kugelförmige, meist in kurzen Ketten (griech. »streptos« – »gewundene Kette«) oder paarweise auftretende Bakterien (**Abb. 35**). Sie besitzen im Gegensatz zu Staphylokokken komplexe Nährstoffansprüche, was bei der Kultivierung dieser Mikroben zu beachten ist. Das natürliche Habitat variiert in Abhängigkeit von der Art, wobei jedoch zahlreiche Spezies als Kommensalen den oberen Respirations- oder Gastrointestinaltrakt des Menschen und hier insbesondere die Mundhöhle bewohnen. Von taxonomischer Bedeutung ist die Fähigkeit vieler Streptokokken zur Bildung zytolytischer Toxine. Die Differenzierung der Streptokokken nach ihrem Hämolyse-Verhalten in α-, β- und nicht-hämolysierende Organismen leistet ebenso wie die Einteilung der β-hämolysierenden Streptokokken in verschiedene Serogruppen (LANCEFIELD-Serologie) eine wichtige Hilfe bei der Identifizierung dieser Bakterien (→ **3.3.3.2**).

Erkrankungen durch Streptokokken gehören zu den häufigsten Infektionskrankheiten. Besonders häufig sind in der Regel Kinder und ältere Menschen betroffen. Streptokokken können eine Vielzahl ambulant und nosokomial erworbener Erkrankungen hervorrufen, die zum Teil für die betreffenden Spezies sehr charakteristisch sind. Von den mehr als 60 beschriebenen *Streptococcus*-Arten sind *Streptococcus pyogenes* (β-hämolysierende Streptokokken der serologischen Gruppe A), *S. agalactiae* (β-hämolysierende Streptokokken der serologischen Gruppe B) und *S. pneumoniae* (Pneumokokken) die bedeutsamsten Krankheitserreger. Wichtige Eigenschaften der Gattung zeigt **Tab. 27**.

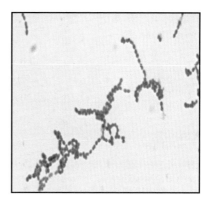

Abbildung 35: *Streptokokken*

Tabelle 27: *Wichtige Kennzeichen der Gattung Streptococcus* (Familie: Streptococcaceae)

Merkmal	Ausprägung
Gramfärbung/Morphologie	Grampositive Kokken, oft in kurzen Ketten oder Paaren
Verhalten gegenüber O_2, Katabolismus	Fakultativ anaerob, fermentativ
Beweglichkeit	Unbeweglich
Ruheformen	Keine Sporen
Katalase	Negativ
Oxidase	Negativ
Hämolyse-Eigenschaften	Alle Hämolysetypen
Umwelttoleranz	generell eher empfindlich
Antiinfektiva-Empfindlichkeit	Artspezifisch, generell geringe Aminoglykosid-Empfindlichkeit

3.6.2.2 Streptococcus pyogenes

S. pyogenes gehört zu den häufigsten Krankheitserregern überhaupt und kann ähnlich wie *Staphylococcus aureus* eine Reihe unterschiedlicher Erkrankungen hervorrufen. So wird *S. pyogenes* bei bis zu 50 % aller Hautinfektionen und bei 15 bis 30 % aller Pharyngitiden als Erreger nachgewiesen. Während in den gemäßigten Zonen einschließlich Deutschlands Infektionen des Rachenraums dominieren, kommt in tropischen Regionen Hauterkrankungen die größte Bedeutung zu. Seit einigen Jahren wird eine zunehmende Häufung von schweren invasiven *S.-pyogenes*-Infektionen beobachtet.

Eigenschaften des Erregers und Pathogenitätsfaktoren

S. pyogenes gehört zu den β-hämolysierenden Streptokokken und bildet das LANCEFIELD-Gruppenantigen A. Das Bakterium kommt natürlicherweise nur beim Menschen vor und siedelt sich vor allem auf der Schleimhaut des Oropharynx an. *S. pyogenes* besitzt eine relativ hohe, im Vergleich zu Staphylokokken jedoch weniger ausgeprägte Tenazität. So kann der Erreger außerhalb des Menschen in getrocknetem Blut, aber auch im Staub einige Tage überleben. Die hohe Virulenz von *S. pyogenes* beruht auf einer Vielzahl von Pathogenitätsmechanismen (**Tab. 28**). Zu den wichtigsten zellwandassoziierten Faktoren gehört das M-Protein, das im Peptidoglykan verankert ist und weit über die Zelloberfläche hinaus in den extrazellulären Raum ragt. Anhand der annähernd 100 Varianten des M-Proteins lassen sich *S.-pyogenes*-Stämme verschiedenen Serovaren zuordnen. Unter den extrazellulären Substanzen sind insbesondere die erythrogenen Toxine bedeutsam, deren Expression für das klinische Bild des Scharlachs verantwortlich ist. Diese Toxine können jedoch nur von *S.-pyogenes*-Stämmen gebildet werden, die durch den Prophagen β lysogenisiert sind.

Tabelle 28: *Wichtige Pathogenitätsfaktoren von S. pyogenes*

Faktor	Lokalisation	Wirkung/Funktion
M-Protein	Zellwand-assoziiert	Inhibierung der Phagozytose
F-Proteine	Zellwand-assoziiert	Adhäsine, vermitteln Anheftung an Rachen-Epithelzellen
C5a-Peptidase	Zellwand-assoziiert	Inhibierung der Phagozytose
Kapsel	Extrazellulär	Inhibierung der Phagozytose
Streptolysin O	Extrazellulär	Hämolysin (β-Hämolyse), Zytolysin → Zerstörung von Erythrozyten und anderen Zellen

Fortsetzung nächste Seite

Tabelle 28: *Fortsetzung*

Faktor		Lokalisation	Wirkung/Funktion
Streptolysin S		Extrazellulär	Hämolysin (β-Hämolyse) → Zerstörung von Erythrozyten
Hyaluronidase		Extrazellulär	Auflösung interzellulärer Hyaluronsäure → Ausbreitung der Erreger im Gewebe
DNasen (A, B, C, D)= Streptodornasen		Extrazellulär	Verminderung der Viskosität in Entzündungsexsudaten → Ausbreitung der Erreger im Gewebe
Streptokinase		Extrazellulär	Aktivierung des Plasminogen-Aktivators[a] → Fibrin-Abbau
Erythrogene Toxine (ET)	ET-A	Extrazellulär	Superantigen: verantwortlich für Scharlach, Streptokokken-Toxic-Shock-Syndrom (polyklonale T-Zell-Aktivierung), an Symptomen der nekrotisierenden Fasziitis beteiligt
	ET-B	Extrazellulär	Überwiegend Protease-Funktion (spaltet Immunglobuline)
	ET-C	Extrazellulär	Superantigen: verantwortlich für leichtere Scharlachformen
Bacteriocine		Extrazellulär	Bakterieller Antagonismus: verbesserte »Selbstbehauptung« in der Konkurrenz mit anderen Bakterien

[a] Der Plasminogen-Aktivator katalysiert die Umwandlung von Plasminogen zu Plasmin. Mithilfe von Plasmin wird Fibrin abgebaut.

Krankheitsbilder und klinische Symptomatik

S. pyogenes verursacht zahlreiche Krankheitsbilder, die häufig auf pyogenen bzw. invasiven Infektionen beruhen. Daneben sind Toxin-vermittelte Erkrankungen sowie immunpathologisch bedingte Folgeerkrankungen weit verbreitet.

Pyogene und invasive Infektionen

Viele *S.-pyogenes*-Infektionen betreffen die Haut und die Schleimhäute des Menschen. Von größter Bedeutung ist die *Tonsillitis (Angina lacunaris)*, die nach einer kurzen Inkubationszeit (meist zwei bis vier Tage) mit Fieber, Halsschmerzen und Schluckbeschwerden beginnt. Die geschwollenen Tonsillen des Gaumens weisen fleckige Eiterherde (»Stippchen«) auf, von denen lediglich wie bei tiefgründigen Seen die Oberflächen erkennbar sind (lat. »lacus« – »See«). In den meisten Fällen heilt die Angina lacunaris komplikationslos aus. Tonsillektomierte Patienten, also Personen, denen die Mandeln entfernt wurden, erkranken an einer *Pharyngitis*. Eine häufige Erkrankung der Haut ist die *Impetigo contagiosa*, die in 80 % aller Fälle durch *S. pyogenes* verursacht wird. (20 % aller

Erkrankungen gegen auf *S. aureus* zurück.) Bei dieser Infektion der Epidermis kommt es zu einer raschen Bildung von Blasen, die binnen weniger Stunden platzen, worauf der erregerhaltige Inhalt zu Krusten »eintrocknet«. Die Erkrankung entwickelt sich typischerweise bei Kindern, die unter schlechten sozialen und hygienischen Bedingungen aufwachsen (»Krankheit des Elends«). Zu den weiteren häufig zu beobachtenden Infektionen der Haut gehören die Wundrose (Erysipel) und die Phlegmone. Das *Erysipel* ist eine ödematöse, schmerzhafte Entzündung der Lymphspalten der Haut. Unbehandelt breitet sich die Erkrankung meist rasch in gesunde Hautareale aus. Unter einer *Phlegmone* versteht man eine meist diffuse Eiterung der Haut und des Subkutangewebes, die mit Fieber, einer Rötung und Schwellung der Haut sowie mit Schmerzen einhergeht. Im Gegensatz zu den häufig durch *S. aureus* verursachten Abszessen sind Phlegmone nicht scharf begrenzt und breiten sich mehr oder weniger rasch kontinuierlich aus. Zu den häufigen invasiven Infektionen durch *S. pyogenes* gehören *Sepsen*, die sich ausgehend von jedem Erregerherd im Körper bilden können. Eine besondere Form der Sepsis ist das *Kindbettfieber (Puerperalfieber)*, das auch in Deutschland bis zur Einführung der von SEMMELWEIS empfohlenen Chlorwasser-Händewaschung (1847) bei Geburtshelfern ein großes Problem darstellte (→ **1.5**). Zum Puerperalfieber kommt es, wenn Streptokokken bei der Geburt in das Endometrium und die umgebenden Vaginalgewebe gelangen und nachfolgend in die Lymphbahnen und das Blut eindringen. In vielen weniger industrialisierten Ländern tritt das Kindbettfieber auch heute noch häufig auf.

Toxin-vermittelte Erkrankungen

Die klassische mit *S. pyogenes* assoziierte Toxin-vermittelte Erkrankung ist der *Scharlach*, der durch Stämme hervorgerufen wird, die die genetische Information für die Bildung eines erythrogenen Toxins besitzen. Da diese Information auf dem Phagen β vorliegt, müssen sie mit diesem Phagen lysogenisiert sein. Das typische Scharlach-Exanthem beginnt zunächst am Hals, im oberen Brustbereich und am Rücken und breitet sich dann über den Rumpf, das Gesicht und die Extremitäten aus. Typisch ist eine periorale Blässe. Das Exanthem wird von einem Enanthem begleitet. Die Zunge zeigt

---

Erkrankungen durch *S. pyogenes*
Pyogene und invasive Infektionen
  Tonsillitis (Angina lacunaris)
  Tonsillopharyngitis, Pharyngitis
  Impetigo contagiosa
  Erysipel
  Phlegmone
  Lymphangitiden
  Wundinfektionen
  Postoperative Infektionen
  Sepsis
  Puerperalfieber
  Meningitis, Endokarditis,
  Pneumonien, Peritonitis
Toxin-vermittelte Erkrankungen
  Scharlach
  Streptokokken-Toxic-Shock-Syndrom
  Nekrotisierende Fasziitis
Immunpathologische Folgeerkrankungen
  Akute Glomerulonephritis
  Akutes rheumatisches Fieber

einen weißlichen Belag, aus dem rote hypertrophierte Papillen herausragen (»Erdbeerzunge«). Spätestens am fünften Krankheitstag verschwindet der Belag, sodass die geröteten Papillen bis zum Verschwinden der Erscheinungen fortan einer »Himbeerzunge« ähneln. Eine Scharlach-Erkrankung hinterlässt infolge der Bildung neutralisierender Antikörper gegen das die Erkrankung verursachende Toxin eine zumeist lebenslange Immunität.

> **(Be-) merkenswertes**: Da es verschiedene Antigen-Varianten des erythrogenen Toxins gibt, kann ein Mensch mehrmals in seinem Leben an Scharlach erkranken.

Während der Scharlach meist eine gutartige Erkrankung darstellt, ist das *Streptokokken-Toxic-Shock-Syndrom (STSS)* (Syn.: Toxic-Shock-like-Syndrom) eine sehr schwere Erkrankung, die mit einer 30 %-igen Letalität – und damit einer in etwa 10-fach höheren als der beim Staphylokokken-Toxic-Shock-Syndrom beobachteten – einhergeht. Im Gegensatz zum durch *S. aureus* hervorgerufenen Syndrom gelangen beim STS-Syndrom Toxin-bildende Stämme in die Blutbahn, sodass die Toxine schnell ein Multiorganversagen auslösen können. Häufigste STSS-Ursache ist das erythrogene Toxin A, seltener auch das erythrogene Toxin C.

Eine in den letzten Jahren vermehrt auftretende und von den Medien stark beachtete Erkrankung (»Infektion mit Fleisch fressenden Killerbakterien«, »neue Todesseuche« etc.) ist die *nekrotisierende Fasziitis*, die eine schwere und hochinvasive Infektion unter Toxinbeteiligung darstellt. Sie betrifft vor allem die tieferen Schichten der Subkutis und die Faszien und ist durch eine rasch fortschreitende so genannte Kolliquationsnekrose von Haut und Weichteilen, also eine hämorrhagische Verflüssigung des entsprechenden Gewebes, gekennzeichnet. Als Folge löst sich die Haut in größeren Stücken vom Körper ab. Weitere Kennzeichen der Erkrankung sind hohes Fieber sowie Schocksymptome, die auf das von invasiven Erregerstämmen gebildete erythrogene Toxin A zurückgehen.

Immunpathologisch bedingte Folgeerkrankungen

Im Gegensatz zu Erkrankungen durch *S. aureus* kommt es bei Infektionen mit *S. pyogenes* nicht selten zu Folgeerkrankungen, die auf immunologischen Reaktionen beruhen. Eine dieser Erkrankungen ist die *akute Glomerulonephritis*, die als Folgeerscheinung bei etwa 3 % aller eitrigen *S.-pyogenes*-Erkrankungen auftritt. Das Krankheitsbild manifestiert sich in der Regel drei bis fünf Wochen nach Beginn der akuten Erkrankung in Form einer Hämaturie, Proteinurie, Ödem und Bluthochdruck. Voraussetzung für die meist spontan ausheilende Erkrankung ist eine vorausgehende Infektion mit einem so genannten nephritogenen Stamm. Eine weitere wichtige Folgeerkrankung ist das *akute rheumatische Fieber*, dessen Krankheitsbild sich etwa zwei bis drei Wochen nach Beginn einer *S.-pyogenes*-Pharyngitis ausbildet. Typische Kennzeichen sind unter anderem Entzündungen an verschiedenen Gelenken (Polyarthritiden) und am Herzen (Karditiden) sowie subkutane Knötchen. Im Gegensatz zur akuten Glomerulonephritis ist für die Entstehung des akuten rheumatischen Fiebers keine Vorerkrankung durch einen bestimmten Erregertypen erforderlich.

Pathogenese der Folgeerkrankungen einer *S.-pyogenes*-Infektion

In die Pathogenese der Folgeerkrankungen einer *S.-pyogenes*-Infektion sind zahlreiche immunologische Reaktionen involviert. Bei der akuten Glomerulonephritis kommt es zur Ablagerung von Immunkomplexen aus Streptokokken-Antigen und Antikörpern in den Glomerula und zur Aktivierung des Komplementsystems. Chemotaktisch angelockte Granulozyten setzen beim Zerfall und bei der Phagozytose lysosomale Enzyme und toxische Sauerstoffradikale frei, die das Gewebe in den Glomerula schädigen. Die Glomerula-Kapillaren werden durchlässig für Proteine und Erythrozyten, was sich klinisch bzw. labordiagnostisch als Proteinurie und Hämaturie zeigt. Beim akuten rheumatischen Fieber bilden die Betroffenen kreuzreagierende Antikörper, die mit Komponenten der Erreger und bestimmten Gewebselementen in verschiedenen Bereichen des Körpers reagieren. Kreuzreagierende Antikörper lösen über Entzündungsreaktionen eine Schädigung des Gewebes aus.
Antiinfektiva sollten mindestens sieben bis zehn Tage gegeben werden, um Rezidiven und Folgeerkrankungen vorzubeugen.

Antiinfektiva-Empfindlichkeit

S. pyogenes ist gegenüber den meisten Antiinfektiva mit einem Wirkungsspektrum gegen grampositive Bakterien natürlich sensibel. Dies beinhaltet unter anderem eine hohe Empfindlichkeit gegenüber Benzylpenicillin und Cephalosporinen. Bis heute wurde kein klinisches *S.-pyogenes*-Isolat mit einer Penicillin-G-Resistenz gefunden. Therapeutisch relevante Sekundärresistenzen bestehen jedoch gegenüber einigen nicht zu den β-Lactamen zählenden Antiinfektiva. So stieg in den 1990er-Jahren die Häufigkeit Makrolid-resistenter *S.-pyogenes*-Stämme in Europa stark an; mittlerweile sind je nach Region zwischen 4 und 25 % aller klinischen *S.-pyogenes*-Isolate Erythromycin- bzw. Clarithromycin-resistent. Nach Daten des Nationalen Referenzzentrums für Streptokokken betrug die Rate Makrolid-resistenter *S.-pyogenes*-Stämme in Deutschland in den Jahren 1999 bis 2007 4 bis 14 %, wobei in den letzten Jahren ein Rückgang der Resistenzhäufigkeit registriert wurde (2005: 9 %, 2006: 7 %, 2007: 4 % resistente Stämme). Als Ursache für den in vielen Regionen Europas hohen Prozentsatz Makrolid-resistenter Stämme wird vor allem die weit verbreitete Anwendung dieser Antiinfektiva angesehen.

3.6.2.3 Streptococcus agalactiae

S. agalactiae ist seit langem als einer der häufigsten Mastitis-Erreger bei Milchkühen bekannt und verursacht jedes Jahr in der Milchindustrie hohe ökonomische Verluste. Darüber hinaus ist *S. agalactiae* aber auch humanmedizinisch relevant und gilt als einer der bedeutendsten Krankheitserreger bei Neugeborenen und jungen Säuglingen. So ist *S. agalactiae* in Europa und den USA der häufigste Erreger der bakteriellen Sepsis, Pneumonie und Meningitis bei Neugeborenen. Darüber hinaus verursacht *S. agalactiae* seit einigen Jahren mit zunehmender Häufigkeit invasive Erkrankungen bei Kindern, immungeschwächten Erwachsenen und alten Menschen. Immunkompetente Erwachsene erkranken hingegen selten.

Eigenschaften des Erregers und Pathogenitätsfaktoren

S. agalactiae gehört zu den β-hämolysierenden Streptokokken mit dem LANCEFIELD-Gruppenantigen B. Das Bakterium kommt natürlicherweise beim Rind und einigen anderen Säugetieren vor. Im Menschen besiedelt es die Schleimhäute des Intestinal- und Urogenitaltrakts. 5 bis 30 % aller Frauen sind vaginal mit *S. agalactiae* kolonisiert. Zu den wichtigsten Pathogenitätsfaktoren gehören eine antiphagozytär wirkende Polysaccharid-Kapsel, eine auf das Komplementsystem wirkende Peptidase und der so genannte CAMP-Faktor. Dieses in den extrazellulären Raum sezernierte Protein bewirkt zusammen mit dem β-Hämolysin von *Staphylococcus aureus* eine verstärkte (»synergistische«) Hämolyse auf bluthaltigen Nährmedien.

Krankheitsbilder und klinische Symptomatik

Die größte klinische Bedeutung besitzt *S. agalactiae* als Erreger von Erkrankungen bei Neugeborenen und Säuglingen. Die zugrunde liegenden Infektionen können in zwei Varianten, der so genannten »*Early-onset*«- und der »*Late-onset*«-*Form* auftreten (**Tab. 29**). Bei beiden Varianten infiziert sich das Neugeborene beim Durchtritt durch den Geburtskanal der besiedelten Mutter. Bei der »Late-onset«-Infektion findet zudem eine postnatale horizontale Übertragung des Erregers statt. In der Mehrzahl der Fälle kommt es zur Ausbildung der »Early-Onset«-Form, bei der die Neugeborenen innerhalb der ersten fünf Lebenstage meist an einer *Pneumonie* oder *Sepsis* erkranken. Bei einigen infizierten Neugeborenen entwickelt sich hingegen die »Late-Onset-Form«, bei der sich innerhalb der ersten Lebenswochen häufig eine *Meningitis* ausbildet. Als weitere Manifestationen einer *S.-agalactiae*-Infektion treten bei Kindern unter anderem Abszesse, Entzündungen des Nabels, Otitis media und Osteomyelitis auf. Bei immungeschwächten Erwachsenen und alten Menschen kann es zu Sepsen, Pyelonephritiden und weiteren Erkrankungen kommen.

Tabelle 29: *Neugeborenen- und Säuglingsinfektionen mit S. agalactiae*

Parameter	»Early-Onset«-Form	»Late-Onset«-Form
Häufigkeit	> 60 %	< 40 %
Klinik	Vorwiegend Pneumonie, Sepsis, seltener (ca. 15 %) Meningitis	Überwiegend Meningitis (> 60 % aller Fälle)
Auftreten der Erkrankungen	Erste postnatale Stunden bis 5 Tage nach der Geburt	7 Tage bis 3 Monate nach der Geburt
Inzidenz (Mitteleuropa)	≤ 2 pro 1.000 Lebendgeburten	≤ 1,7 pro 1.000 Lebendgeburten
Letalität (Mitteleuropa)	4 bis 6 %	4 bis 6 %

Antiinfektiva-Empfindlichkeit

Ebenso wie *S. pyogenes* ist auch *S. agalactiae* gegenüber den meisten Antiinfektiva mit einem Wirkungsspektrum gegen grampositive Bakterien natürlich sensibel. Nahezu alle *S.-agalactiae*-Stämme sind gegenüber Penicillinen und Cephalosporinen empfindlich. Die natürliche Empfindlichkeit von *S. agalactiae* gegenüber Penicillinen ist jedoch etwa um den Faktor 10 geringer als die von *S. pyogenes*. Eine natürliche Resistenz besteht nur gegenüber wenigen Substanzen, beispielsweise Aminoglykosiden (niedriggradige Resistenz). Andererseits sind zahlreiche Stämme gegenüber einigen der für die Therapie dieser Infektionen eingesetzten Antiinfektiva sekundär resistent. So zeigen beispielsweise bis zu 50 % aller *S.-agalactiae*-Stämme in einigen Regionen der USA eine Erythromycin-Resistenz; in Deutschland weisen zwischen 8 und 15 % der Stämme eine derartige Resistenz auf. Hohe Resistenzhäufigkeiten gegenüber therapeutisch relevanten Antiinfektiva werden weltweit auch gegenüber Lincosamiden (bis zu 33 %, in Deutschland etwa 4 %), bisweilen auch Chinolonen gefunden. Stämme mit einer sekundären Aminoglykosid-Resistenz (hochresistente Stämme) sind in Deutschland sehr selten.

Prophylaxe von Neugeboreneninfektionen

Das Auftreten einer *S.-agalactiae*-Infektion des Neugeborenen kann durch eine peripartale, also um den Geburtstermin herum durchgeführte Antiinfektiva-Prophylaxe verhindert werden. Zu einer derartigen Prophylaxe wird beim

Nachweis einer *S.-agalactiae*-Besiedlung zwischen der 35. und 37. Schwangerschaftswoche und Vorliegen von mindestens einem Risikofaktor (siehe unten) geraten. Empfohlen werden Penicillin G i.v. oder Ampicillin i.v., alternativ – bei Penicillinallergie – Clindamycin oder Erythromycin (mit vorausgehender Testung der Erregerempfindlichkeit). Um eine substanzielle Verringerung der Kolonisation zu erreichen, muss mit der Antiinfektiva-Gabe mehr als vier Stunden vor der Geburt begonnen werden.

Die früher ebenfalls häufig angewandte präpartale Prophylaxe mit Ampicillin (oral) wird aufgrund der bis zu 70 %-igen Versagerquote nicht mehr empfohlen.

Risikofaktoren für eine Neugeboreneninfektion mit *S. agalactiae*

S.-agalactiae-Besiedlung der Mutter in der 35. bis 37. Schwangerschaftswoche (SSW) plus
- Vorzeitiger Blasensprung (> 18 h)
- drohende Frühgeburt (< 37. SSW)
- Fieber (> 38 °C) der Mutter unter der Geburt
- Geschwisterkind mit *S.-agalactiae*-Infektion[a]
- *S.-agalactiae*-Bakteriurie in der Schwangerschaft[a]

---

[a] Bei Vorliegen einer *S.-agalactiae*-Bakteriurie oder Geschwisterkind mit *S.-agalactiae*-Infektion wird eine Antiinfektiva-Prophylaxe unabhängig vom Besiedlungsstatus der Mutter in der 35. bis 37. SSW empfohlen.

3.6.2.4 *Streptococcus pneumoniae*

S. pneumoniae (Pneumokokken) ist der häufigste bakterielle Erreger der Otitis media, Sinusitis und Pneumonie. In weniger entwickelten Regionen der Erde gehören Pneumokokken-Pneumonien zu den häufigsten Todesursachen. Neben diesen Lokalinfektionen verursacht *S. pneumoniae* häufig invasive Infektionen, insbesondere Meningitiden, aber auch Sepsen. So sind Pneumokokken die häufigste Ursache der eitrigen Meningitis des Erwachsenen. Die meisten schwer verlaufenden invasiven bakteriellen Infektionen bei Säuglingen und Kleinkindern gehen ebenfalls auf *S. pneumoniae* zurück. Alkoholiker und Milzexstirpierte leiden besonders häufig an generalisierten Infektionen mit *S. pneumoniae*.

Eigenschaften des Erregers und Pathogenitätsfaktoren

S. pneumoniae gehört zu den α-hämolysierenden *Streptococcus*-Arten. Pneumokokken unterscheiden sich von anderen α-hämolysierenden Streptokokken durch ihre Empfindlichkeit gegenüber Optochin (→ **3.3.3.2**) und Galle, die Zusammensetzung des C-Polysaccharids in der Zellwand sowie ihre ungewöhnliche Morphologie. Meist treten sie als ovoide (**Abb. 36**) bis lanzettförmige Diplokokken (»Kerzenflammenform«, **Abb. 5**, S. 38) auf.

Pneumokokken kommen natürlicherweise beim Menschen sowie bei Affen, Ratten und Meerschweinchen vor. Bei 40 bis 70 % aller gesunden Erwachsenen kolonisiert *S. pneumoniae* die Schleimhäute des oberen Respirationstrakts. Derartige Stämme sind allerdings meist avirulent. Pneumokokken zeigen keine hohe Widerstandsfähigkeit gegenüber äußeren Einflüssen, insbesondere gegenüber Kälte, sauren und alkalischen pH-Werten sowie Austrocknung sind sie sehr empfindlich.

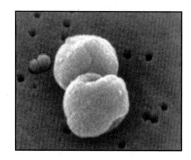

Abbildung 36: *S. pneumoniae*

Der wichtigste Pathogenitätsfaktor von *S. pneumoniae* ist eine Polysaccharidkapsel, die die Phagozytose der Pneumokokken erschwert. Auf festem Nährmedium zeigen Kolonien bekapselter Stämme einen »schleimigen Glanz«, erscheinen glatt und werden deshalb als S-Formen (engl. »smooth« – »glatt«) bezeichnet. Während S-Formen virulent sind, gelten R-Formen, die die glanzlosen, »aufgerauten« Kolonien unbekapselter Stämme beschreiben (engl. »rough« – »rau«), als weitgehend avirulent (→ 3.4.3.1). In der Regel steigt die Virulenz von Pneumokokken mit zunehmender Kapseldicke. Nach der Struktur der Kapselpolysaccharide werden Pneumokokken in mehr als 90 serologische Gruppen unterteilt. Ein weiterer wichtiger Pathogenitätsfaktor ist das Pneumolysin, ein intrazelluläres, bei Autolyse der Zellen frei werdendes Hämolysin. Dieses Produkt wirkt einerseits als Zytolysin, das transmembranöse Poren bildet, die den Tod der Zelle bedingen. Andererseits aktiviert Pneumolysin das Komplementsystem und hemmt in sublytischer Konzentration die Funktion von Lymphozyten und Phagozyten. Adhäsine, Neuraminidasen, eine IgA-Antikörper abbauende Protease (IgA1-Protease) und eine Hyaluronidase bilden weitere Pathogenitätsmechanismen.

Krankheitsbilder und klinische Symptomatik

Infektionen mit Pneumokokken manifestieren sich häufig als schwere Erkrankungen, die endogenen Ursprungs sein können oder auf einer Tröpfcheninfektion beruhen. Virulente Pneumokokken breiten sich häufig rasch vom oberen Respirationstrakt in tiefer liegende Regionen wie z. B. die Lungen (als Erreger von Pneumonien) und schließlich ins Blut (als Erreger invasiver Infektionen wie Sepsen und Meningitiden) aus. Die in Deutschland häufigste mit *S. pneumoniae*-assoziierte schwere Erkrankung ist die *Bronchopneumonie*, die besonders bei Kindern und alten Menschen auftritt und mit einem multiplen, herdförmigen Befall des Lungengewebes einhergeht. Seltener ist die typischerweise bei Jugendlichen und abwehrgeschwächten Patienten auftretende *Lobärpneumonie*, die sich durch Fieber, Schüttelfrost, Husten und Atemnot zeigt. Die Erkrankung wird häufig durch eine Pleuritis begleitet, die sich durch starke Thoraxschmerzen bemerkbar macht. Invasive Pneumokokken-Erkrankungen sind mit einer hohen Letalität behaftet (bis zu 20 % bei Meningitiden) und ziehen vielfach Folgeschäden wie beispielsweise Hörstörungen nach sich. Neben Pneumonien, Sepsen und Meningitiden treten *S.-pneumoniae*-Stämme auch als Erreger anderer schwerer Erkrankungen wie Endokarditiden und Lungenabszesse auf. Weniger lebensbedrohliche, aber sehr häufige Lokalinfektionen wie Otitis media und Sinusitis, die sich nach direkter Ausbreitung der Erreger vom Nasopharynx ausbilden, können das Allgemeinbefinden der Patienten stark beeinträchtigen. Medizinisch bedeutsam sind auch Pneumokokken-Konjunktivitiden, die unbehandelt zur Erblindung führen können.

Antiinfektiva-Empfindlichkeit

Pneumokokken sind gegenüber Penicillinen und anderen β-Lactamen, Makroliden, Clindamycin und Glykopeptiden natürlich sensibel. Gegenüber Chinolonen besteht ebenfalls eine natürliche Sensibilität, auch wenn vor allem ältere Substanzen dieser Antiinfektiva-Gruppe nur eine schlechte Wirksamkeit zeigen. Natürlich resistent sind Pneumokokken gegen Aminoglykoside und Fusidinsäure, sekundäre Resistenzen treten besonders häufig gegenüber Makroliden und Tetracyclinen auf. So betrug die Rate der Makrolid-Resistenz bei Pneumokokken in Deutschland 2007 mehr als 14 %, die Rate der Doxycyclin-Resistenz lag bei etwa 10 % (Daten des Nationalen Referenzzentrums für Streptokokken und der PEG). In den letzten Jahrzehnten wurde in vielen Ländern eine stark zunehmende Zahl von Pneumokokken mit einer als intermediär zu bewertenden Empfindlichkeit gegenüber Penicillin G oder Penicillin-G-Resistenz isoliert. Dies gilt jedoch nur eingeschränkt für den mitteleuropäischen Raum. Nach Angaben des Nationalen Referenzzentrums für Streptokokken schwankt die Zahl der gegenüber Penicillin G als intermediär zu bewertenden Pneumokokken in Deutschland seit 1998 jährlich zwischen 3 und 10 %, wobei kein eindeutiger Trend in der Resistenzentwicklung abzulesen ist. Penicillin-G-resistente Pneumokokken sind in Deutschland nach wie vor relativ selten (< 3 % resistente Stämme). Ursache der Penicillin-G-Resistenz bei Pneumokokken sind veränderte Penicillinbindeproteine (→ **3.5.4.2**). Keine oder nur sehr wenige Stämme (Resistenzraten < 1 %) sind bei uns gegen Linezolid, Glykopeptide, Rifampicin, Moxifloxacin und die für die Therapie dieser Infektionen relevanten Cephalosporine resistent.

Immunprophylaxe

Zur Prävention von Pneumokokken-Infektionen stehen verschiedene Impfstoffe zur Verfügung. Neben einer *Vakzine für Risikogruppen* (z. B. Immunsupprimierte, Personen über 60 Jahre, Patienten mit chronischen Atemwegserkrankungen), die aus Polysacchariden der häufigsten Kapseltypen besteht, existiert eine so genannte *7-valente Konjugatvakzine*, die die sieben häufigsten Polysaccharide an Proteine gekoppelt enthält. Seit Juli 2006 wird die Pneumokokken-Impfung mit der Konjugatvakzine für alle Kinder im Alter von zwei Monaten bis zwei Jahren empfohlen.

3.6.2.5 Orale Streptokokken

Zahlreiche *Streptococcus*-Arten gehören zur physiologischen Bakterienflora der menschlichen Schleimhäute. Der Begriff der »oralen Streptokokken« umfasst die die Schleimhäute des Mund- und Rachenraums besiedelnden Streptokokken, zu denen viele nicht-hämolysierende und α-hämolysierende Spezies (Syn.: »*S.-viridans*«-Gruppe, »Viridans«-Streptokokken, lat. »viridans« – »grünend«) gehören. Sie wachsen in der Regel in Ketten, sind kapsellos und besitzen bis auf wenige Ausnahmen kein C-Polysaccharid, sodass sie mit der LANCEFIELD-Serologie nicht kategorisierbar sind. Einige Arten wie *S. mutans* und *S. sanguis* sind auch medizinisch bedeutsam, da sie an der Genese der *Zahnkaries* entscheidend beteiligt sind. Darüber hinaus sind »Viridans«-Streptokokken die häufigsten Erreger der infektiösen Endokarditis an natürlichen Herzklappen und eine häufige Ursache von Infektionen an Herzklappenprothesen. Die Endokarditis entsteht dadurch, dass die Bakterien über Läsionen der Mundschleimhaut in das Gefäßsystem und über den Blutstrom zu den Herzklappen gelangen, wo sie Biofilme bilden. Besonders häufig kommt es zur Infektion vorgeschädigter Herzklappen und einer chronisch verlaufenden Endokarditis (Endocarditis lenta).

Endokarditiden durch »Viridans«-Streptokokken werden mit Penicillin G therapiert, wobei meist eine Kombinationstherapie mit Gentamicin (verkürzte Behandlungszeit) empfohlen wird. Über die Häufigkeit Penicillin-resistenter Erreger oder von Stämmen mit verminderter Penicillin-Empfindlichkeit liegen für Deutschland keine genauen Angaben vor.

> **Entstehung von Zahnkaries**
>
> Die Entstehung von Defekten im Zahnschmelz (Karies) ist von der Bildung einer so genannten Plaque auf der Zahnoberfläche abhängig: Die Zahnoberfläche ist von einer (Glyko-)proteinschicht überzogen, auf der sich orale Streptokokken wie *S. mutans* und *S. sanguis* ansiedeln und Dextrane bilden, die ihnen und anderen Bakterien als Matrix zur Anheftung dienen. Infolge der Kolonisierung und Vermehrung von Propionibakterien, Lactobacillen, Aktinomyceten und anderen Bakterien entsteht eine als Plaque bezeichnete Schicht, die zum Zahnstein kalzifizieren kann. Die im Plaque vorhandenen Bakterien bilden aus Oligosacchariden der Nahrung Milchsäure, die den Zahnschmelz sukzessiv auflöst. Dextrane und andere bakteriell gebildete Polysaccharide sind nicht nur als physikalischer Faktor, sondern auch als Substrate für die Bildung von Oligosacchariden an der Kariogenese beteiligt.

3.6.3 Enterokokken

3.6.3.1 Allgemeine Kennzeichen

Enterokokken sind grampositive, fakultativ anaerobe, kugelförmige, meist in kurzen Ketten auftretende Bakterien (**Abb. 37**), die vielfach ein gemeinsames, nach LANCEFIELD zur Gruppe D zählendes Antigen besitzen. Ihr Name leitet sich von ihrem natürlichen Lebensraum ab, der das Intestinalsystem des Menschen, anderer Säuger und vieler Vogelarten darstellt (griech. »enteron« – »Dünndarm«). Obwohl Enterokokken generell als eher schwach virulent eingeschätzt werden, gehören sie in deutschen Krankenhäusern zu den häufigsten Erregern nosokomialer Erkrankungen. Diese hohe klinische Bedeutung beruht vor allem auf ihrer hohen Tenazität sowie den zahlreichen natürlichen und erworbenen Antiinfektiva-Resistenzen. Von den annähernd 40 bekannten *Enterococcus*-Arten haben *E. faecalis* und *E. faecium* die größte medizinische Bedeutung. Andere Enterokokken spielen aus klinischer Sicht keine oder eine untergeordnete Rolle (z. B. *E. casseliflavus, E. durans, E. gallinarum*). Die meisten Erkrankungen verursacht *E. faecalis*. Während diese Art noch vor 10 Jahren für etwa 90 % aller nosokomialen Enterokokken-Erkrankungen verantwortlich war, sind heute 10 bis 40 % aller klinischen Enterokokken-Isolate *E. faecium* zuzuordnen. Wichtige Gattungsmerkmale zeigt **Tab. 30**.

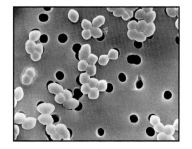

Abbildung 37: *Enterococcus*

Tabelle 30: *Wichtige Kennzeichen der Gattung Enterococcus (Familie: Enterococcaceae)*

Merkmal	Ausprägung
Gramfärbung/Morphologie	Grampositive Kokken, häufig in kurzen Ketten, seltener in Paaren
Verhalten gegenüber O_2, Katabolismus	Fakultativ anaerob, fermentativ
Beweglichkeit	Meist unbeweglich
Ruheformen	Keine Sporen
Katalase	Negativ
Oxidase	Negativ
Hämolyse-Eigenschaften	Keine oder α-Hämolyse
Umwelttoleranz	Hohe Tenazität: Vermehrung bei 10 bis 45 °C, unempfindlich gegen Kochsalz (Vermehrung bei 6,5 % NaCl), Gallensalze, alkalischer pH
Empfindlichkeit gegenüber Antiinfektiva	Zahlreiche natürliche und erworbene Resistenzen

3.6.3.2 *Enterococcus faecalis* und *E. faecium*

Krankheitsbilder und Pathogenitätsfaktoren

E. faecalis und *E. faecium* können eine Reihe unterschiedlicher Erkrankungen verursachen. Hierzu gehören vor allem Harnwegs- und Wundinfektionen, Peritonitiden, intraabdominale Abszesse, Katheter-assoziierte Infektionen sowie Sepsen und Endokarditiden, seltener auch Meningitiden. Viele dieser Erkrankungen werden vornehmlich im Krankenhaus erworben und betreffen häufig Immunsupprimierte und alte Menschen. Fast alle Erkrankungen entstehen endogen, wobei die antibakterielle Therapie anderer Erkrankungen (insbesondere die orale Therapie mit Cephalosporinen und Chinolonen, siehe unten) einen wichtigen Prädispositionsfaktor darstellt, da sie Enterokokken selektieren kann. Von besonderer klinischer Bedeutung sind Enterokokken als Erreger von *Harnwegsinfektionen*. Enterokokken sind nach *Escherichia coli* die häufigsten Erreger nosokomial erworbener Harnwegsinfektionen. Schätzungsweise 10 bis 20 % aller akuten Harnwegsinfekte und vielfach mehr als 50 % aller derartigen chronischen Infektionen gehen auf diese Mikroben zurück. Zu den häufigen schweren Enterokokken-Erkrankungen gehören vor allem *Sepsen* sowie die *Enterokokken-Endokarditis*, die in der Regel aus einer Infektion der Harnwege oder des Darms mit den Erregern resultiert. Sie kommt vorwiegend bei alten Patienten vor und geht mit einer hohen Letalität einher, die jedoch teilweise durch die bei den Betroffenen gleichzeitig auftretenden schweren Grunderkrankungen bedingt ist. Schätzungsweise 3 bis 15 % aller Endokarditiden und bis zu 30 % der septischen Infektionen beim Erwachsenen werden von Enterokokken verursacht.

In die Pathogenese der von Enterokokken bedingten Erkrankungen sind zahlreiche Pathogenitätsfaktoren involviert, deren Ausbildung zum Teil vom individuellen Stamm abhängt. Die meisten dieser Faktoren dienen der Adhäsion bzw. der Etablierung und Ausbreitung der Erreger im Gewebe. Ähnlich wie Staphylokokken und einige Streptokokken vermögen auch Enterokokken häufig Biofilme zu bilden. Zu den wichtigsten Pathogenitätsfaktoren gehören die so genannte Aggregationssubstanz, ein akzessorischer Kolonisationsfaktor, Gelatinasen, Serin-Proteasen, Hyaluronidasen, Zytolysine-Hämolysine sowie die extrazelluläre Bildung von Superoxiden.

Antiinfektiva-Empfindlichkeit

Ein großes Problem bei der Behandlung von Enterokokken-Erkrankungen ist die Resistenz dieser Bakterien gegen zahlreiche Antiinfektiva. Im Gegensatz zu Staphylokokken und Streptokokken sind Enterokokken gegenüber vielen Antiinfektiva natürlicherweise resistent. Klinisch und therapeutisch relevant ist insbesondere die natürliche Resistenz von *E. faecalis* und *E. faecium* gegenüber Aminoglykosiden und Cephalosporinen sowie einigen anderen β-Lactamen. Aminoglykoside können die Zellwand von Enterokokken nur in geringem Maße passieren, was zu einer »niedriggradigen« Resistenz führt. Cephalosporine sind hingegen aufgrund von einem Enterokokken-Penicillinbindeprotein mit einer verringerten Affinität zu Cephalosporinen und vielen anderen β-Lactamen nicht wirksam (→ **3.5.4.2**), was eine zumeist »hochgradige« Resistenz bedingt. Darüber hinaus zeigen Enterokokken eine verringerte Empfindlichkeit gegenüber Makroliden und Chinolonen, wobei *E. faecium* im Gegensatz zu *E. faecalis* bereits als natürlich resistent gegenüber den meisten Substanzen dieser Antiinfektiva-Gruppen zu bewerten ist. **Abb. 38** zeigt dies am Beispiel von Ciprofloxacin.

Darüber hinaus ist insbesondere ein hoher Prozentsatz der *E.-faecium*-Stämme gegenüber einer Reihe von Antiinfektiva sekundär resistent. So zeigen inzwischen etwa 90 % aller klinischen *E.-faecium*-Stämme eine Aminopenicillin-Resistenz, während weniger als 5 % der *E.-faecalis*-Stämme eine derartige Resistenz aufweisen. In Deutschland und einigen anderen europäischen Ländern wird seit einigen Jahren zudem eine steigende Resistenzhäufigkeit bei klinischen *E.-faecium*-Stämmen gegenüber Glykopeptiden beobachtet. *Glykopeptid-resistente Enterokokken* (*GRE*, auch Vancomycin-resistente Enterokokken, VRE) wurden erstmalig 1986 in Kliniken Frankreichs und Groß-

3 Bakteriologie

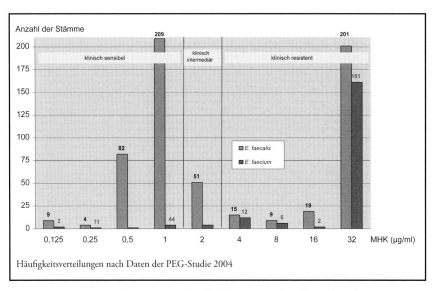

Abbildung 38: *Ciprofloxacin-Empfindlichkeit von E. faecalis und E. faecium*

britanniens beobachtet und sind heute weltweit in Krankenhäusern verbreitet. Innerhalb der klinisch bedeutsamen übertragbaren Glykopeptid-Resistenztypen werden der *VanA-Typ*, der eine Kreuzresistenz zwischen Vancomycin und Teicoplanin anzeigt, und der *VanB-Typ*, der durch Vancomycin-Resistenz bei gleichzeitiger Teicoplanin-Sensibilität charakterisiert ist, unterschieden. Bei den in den letzten Jahren gefundenen *E.-faecium*-Isolaten dominierte der VanA-Typ, der VanB-Typ ist jedoch ebenfalls in dieser Spezies weit verbreitet. Im Gegensatz zu *E. faecium* sind Glykopeptid-resistente *E.-faecalis*-Stämme nach wie vor selten.

Von besonderem therapeutischem Interesse ist zudem die sekundäre Resistenz von *E. faecium* (und *E. faecalis*) gegenüber Aminoglykosiden. Während Erkrankungen durch Stämme mit einer natürlichen Aminoglykosid-Resistenz mit Aminoglykosiden in Kombination mit β-Lactamen therapiert werden können, gilt dies nicht für Stämme mit einer (sekundär erworbenen) Aminoglykosid-»Hochresistenz«. **Tab. 31** zeigt die aktuelle Resistenzsituation bei Enterokokken gegenüber einigen Antiinfektiva in Mitteleuropa.

> **(Be-) merkenswertes:** Bei schweren Erkrankungen durch *E. faecalis* gilt die Gabe eines Amino- oder Ureidopenicillins in Kombination mit einem Aminoglykosid als Therapie der Wahl. Diese Kombination wirkt trotz der natürlichen Aminoglykosid-Resistenz von *E. faecalis*, da das primär unwirksame Aminoglykosid in die Bakterienzelle eindringen kann, wenn die Zellwand durch die Wirkung des β-Lactams »aufgelockert« ist.

Tabelle 31: *Häufigkeit der erworbenen Resistenz von E. faecalis und E. faecium gegenüber ausgewählten Antiinfektiva in Mitteleuropa 2007 (PEG-Daten)*

Antiinfektivum	E. faecalis	E. faecium
Ampicillin	1,6	88
Teicoplanin	0	6,4
Vancomycin	0	11
Imipenem	2,5	89
Linezolid	0	0
Gentamicin (nur »Hochresistenz«)	30	35
Streptomycin (nur »Hochresistenz«)	36	43

Angegeben ist der Anteil resistenter Stämme [%], gerundete Werte.

3.6.4 Mykobakterien

3.6.4.1 Allgemeine Kennzeichen

Mykobakterien sind grampositive, in der Regel obligat aerob wachsende, stäbchenförmige Bakterien (**Abb. 39**). Sie kommen als saprophytisch lebende Organismen in Wässern, Böden und Pflanzen, aber auch als opportunistische oder obligat pathogene Erreger verschiedener Erkrankungen bei Mensch und Tier vor. Ein charakteristisches Kennzeichen nahezu aller *Mycobacterium*-Arten ist ihre Zellwand, die durch eine Schicht von Mykolsäuren im äußeren Bereich wachs- und lipidreich ist. Diese Eigenschaft ist dafür verantwortlich, dass die meisten Mykobakterien auf Flüssigkulturen schimmelpilzartig wachsen (griech »myces« – »Pilz«). Darüber hinaus bedingt dieses Merkmal die Anfärbbarkeit der Mykobakterien mithilfe der Ziehl-Neelsen-Färbung (→ **2.3.2.2**), bei der sich die Bakterien als säurefest erweisen.

> **(Be-) merkenswertes:** Mykobakterien können aufgrund des hohen Lipidgehalts ihrer Zellwand nicht nach GRAM angefärbt werden. Entfernt man jedoch die lipoiden Zellwandanteile mit alkalischer Alkohollösung, verhält sich die zurückbleibende Zelle grampositiv. Mykobakterien gelten daher als grampositiv.

Die medizinisch bedeutendste durch Mykobakterien verursachte Erkrankung des Menschen ist die *Tuberkulose,* die durch Arten des so genannten

Mycobacterium-tuberculosis-Komplexes, insbesondere *M. tuberculosis*, aber auch *M. africanum* und *M. bovis*, verursacht wird. Darüber hinaus ist *M. leprae* als Erreger der *Lepra* (»Aussatz«), einer vor allem in den Tropen und Subtropen vorkommenden Infektionskrankheit, medizinisch relevant. Wichtige Eigenschaften der Gattung zeigt **Tab. 32**.

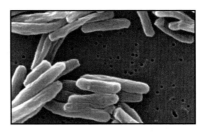

Abbildung 39: *Mycobacterium tuberculosis*

Tabelle 32: *Wichtige Kennzeichen der Gattung Mycobacterium*

Merkmal	Ausprägung
Gramfärbung/Morphologie	Grampositive Stäbchen
Verhalten gegenüber O_2, Katabolismus	Obligat aerob, oxidativ
Beweglichkeit	Unbeweglich
Ruheformen	Keine Sporen
Katalase	Artspezifisch
Oxidase	Negativ
Umwelttoleranz	Meist unempfindlich gegen Austrocknung, Kälte, saurem pH
Antiinfektiva-Empfindlichkeit	Häufig sekundär erworbene Multiresistenz
Besonderheiten	Säurefeste Zellwand, z. T. langsames Wachstum

3.6.4.2 *Mycobacterium tuberculosis* und Tuberkulose

Eigenschaften des Erregers und Pathogenitätsfaktoren

M. tuberculosis ist eine natürlicherweise nur beim Menschen vorkommende *Mycobacterium*-Art mit einer ausgeprägten Kälte- und Austrocknungsresistenz – der Organismus kann im Staub monatelang überleben – sowie einer weitgehenden Unempfindlichkeit gegenüber kationischen Detergenzien. Aufgrund seiner Acidotoleranz kann *M. tuberculosis* auch aus dem Magensaft von Tuberkulose-Patienten isoliert werden. Gegenüber UV-Licht, anionischen Detergenzien und Hitze ist *M. tuberculosis* hingegen empfindlich.

> **(Be-) merkenswertes**: Die Hitzeempfindlichkeit vieler Mykobakterien ist ein wichtiger Grund für das Pasteurisieren von Milch (→ **3.2.7.1**). *M. bovis*, ebenfalls ein Tuberkulose-Erreger, kommt natürlicherweise beim Rind und in Rinderrohmilch vor. In Deutschland sind Tuberkulose-Erkrankungen nach Milchinfektion mit *M. bovis* aufgrund der erfolgreichen Programme zur Eradikation der Rindertuberkulose und der bevorzugten Verwendung von pasteurisierter Milch selten geworden.

Ein weiteres wichtiges Charakteristikum von *M. tuberculosis* (und anderen hochvirulenten Mykobakterien) ist sein sehr langsames Wachstum. Kolonien von *M. tuberculosis* sind auf Agarplatten erst nach etwa vier Wochen sichtbar. Ursache für dieses langsame Wachstum ist die der Zellwand aufliegende dicke Mykolsäureschicht, die eine effektive Permeabilitätsbarriere für Nährstoffe, aber auch für Antiinfektiva darstellt.

Im Gegensatz zu vielen anderen humanpathogenen Bakterien bildet *M. tuberculosis* keine eigentlichen Toxine. Für die Virulenz unentbehrlich ist aber ein mykolsäurehaltiges Glykolipid (Trehalose-6,6-Dimykolat), das auch als Cordfaktor bezeichnet wird. Die in Kultur zu beobachtende Aneinanderlagerung von *M.-tuberculosis*-Zellen zu »zopfartigen Strängen« (**Abb. 39**) geht auf die Bildung des Cordfaktors zurück.

Pathogenese und Klinik der Tuberkulose

Die Tuberkulose ist eine chronisch-zyklische Erkrankung, die verschiedene Organsysteme betreffen kann. Die Lunge ist dabei mit Abstand die wichtigste Eintrittspforte für Mykobakterien. Die Bakterien werden durch Inhalation erregerhaltiger Tröpfchen auf den Menschen übertragen und gelangen zunächst in die Lungenalveolen, wo sie von Makrophagen aufgenommen werden. In diesen erfolgt eine langsame, aber kontinuierliche Vermehrung, da die Erreger die zelleigene Abwehr »unterlaufen«. Als erste lokale Manifestation entsteht der so genannte Primäraffekt und nach Befall der regionalen Lymphknoten ein Primärkomplex (**Abb. 40**). Der weitere Infektionsverlauf ist durch ein »Wettrennen« zwischen sich vermehrenden Mykobakterien und der Aktivierung der Immunabwehr charakterisiert. Als Reaktion des Immunsystems und Gewebes entstehen in den meisten Fällen Granulome am Ort des Primäraffekts oder nach weiterer Verbreitung der Erreger lokalisierte Herde an anderen Orten im Organismus. Zumeist vernarben und verkalken Granulome und Streuherde und es kommt zu einer Ausheilung der Infektion.

> **(Be-) merkenswertes:** *Granulome* sind durch aktivierte T-Lymphozyten und Makrophagen induzierte, begrenzte Erregerherde im Organismus.

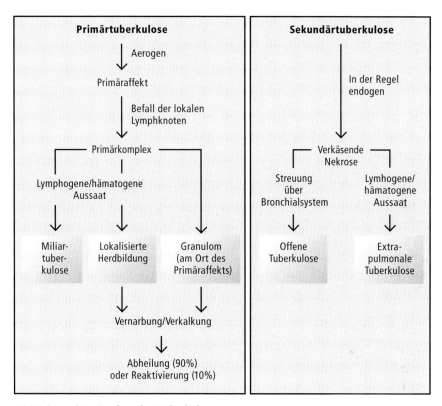

Abbildung 40: *Stadien der Tuberkulose*

Bei 5 bis 10 % der Infizierten geht die *Primärtuberkulose* sofort oder auch erst nach mehreren Jahren in die eigentliche *Organtuberkulose* über. Die Reaktivierung beginnt mit einer Nekrose im Zentrum der Granulome. Die nekrotischen Läsionen erschweren dem Abwehrsystem die Begrenzung des Herdes, sodass es zu einer Streuung der Erreger und nachfolgend zum Befall anderer Organsysteme kommen kann. Hierbei kann nahezu jedes Organ durch den Erreger sekundär kolonisiert werden. Nicht die Lunge betreffende Tuberkulose-Formen werden zusammenfassend als extrapulmonale Organtuberkulosen bezeichnet. Sie sind im Vergleich zur Lungentuberkulose vergleichsweise selten und kommen bei Immunkompetenten in etwa 20 % aller Fälle vor. Bei Immungeschwächten sind sie jedoch ungleich häufiger.

Das klinische Bild der Tuberkulose hängt vom betroffenen Organ ab. Bei der *Lungentuberkulose* kommt es neben unspezifischen Krankheitszeichen wie Fieber und Schwächegefühl meist zu einem Husten mit Auswurf, der häufig von einer exsudativen Pleuritis begleitet wird.

Extrapulmonale Tuberkulosen zeigen sich vor allem in Form von Lymphadenitiden, neurologischen Manifestationen, als Tuberkulose des Urogenitaltrakts oder einer Tuberkulose der Knochen und Gelenke. *Lymphadenitiden* sind in Deutschland die häufigste Form der extrapulmonalen Tuberkulose; sie sind vor allem durch schmerzhafte Schwellungen der Lymphknoten charakterisiert. Die schwerwiegendsten klinischen Manifestationen der Tuberkulose betreffen indes Infektionen des zentralen Nervensystems. Derartige Erkrankungen beruhen auf kumulativen Effekten, die aus der Anwesenheit der Mykobakterien und der inflammatorischen Immunantwort des Wirts resultieren. Häufig findet man Entzündungen der Meningen oder raumverbrauchende Läsionen (Tuberkulome) im Gehirn.

Daneben gibt es noch zwei weitere besonders schwere, als Miliartuberkulose und disseminierte Tuberkulose bezeichnete Formen der Tuberkulose. Die *Miliartuberkulose* ist durch eine akute diffuse Verbreitung der Erreger vom Primärort der Infektion charakterisiert. Hierbei kommt es zur Ausbildung von Hirsekörnern ähnelnden Läsionen (engl. »millet« – »Hirse«), die homogen über die Lunge und andere Organe und Gewebe verteilt sind. Die Miliartuberkulose ist durch eine bis zu 50 %-ige Letalität gekennzeichnet und kommt vorwiegend bei alten Menschen vor. Die wesentlichen Symptome umfassen Fieber, Husten, Müdigkeit, Anorexie, Gewichtsverlust, Kurzatmigkeit sowie Abdominalschmerzen. Die *disseminierte Tuberkulose* ist als das Auftreten einer Tuberkulose in mindestens zwei Organen definiert und tritt vor allem bei Immungeschwächten auf.

Antiinfektiva-Empfindlichkeit/Behandlungsprinzipien

Für die erfolgreiche Behandlung der unkomplizierten Tuberkulose durch nicht-multiresistente Erreger ist die gleichzeitige Gabe von drei oder vier Antiinfektiva über einen Zeitraum von sechs bis neun Monaten erforderlich.

Mittel der Wahl sind die ausschließlich oder vorwiegend auf Mykobakterien wirkenden Substanzen Isoniazid, Pyrazinamid und Ethambutol sowie die ein breiteres Wirkungsspektrum aufweisenden Antiinfektiva Rifampicin und Streptomycin (Erstrang-Antituberkulotika). Während der so genannten Initialphase werden zunächst zwei Monate lang Isoniazid, Rifampicin, Pyrazinamid und Ethambutol (oder Streptomycin) gegeben, in der darauf folgenden Stabilisierungsphase werden über vier Monate Isoniazid und Rifampicin appliziert. Die in der Initialphase angewandte Viererkombination berücksichtigt eine mögliche Resistenz gegenüber bis zu zwei Antituberkulotika, sodass mindestens zwei Arzneistoffe hinreichend wirksam sind.

Bei Anwendung der dargestellten Therapieschemata sollte ein Auftreten multiresistenter Stämme unwahrscheinlich sein. Gleichwohl sind die erstmalig zu Beginn der 1990er-Jahre beobachteten Ausbrüche durch multiresistente Tuberkulosebakterien (*multidrug resistant strains*, MDR) mittlerweile zu einem weltweiten Problem geworden. Der Begriff Multiresistenz im Zusammenhang mit Tuberkuloseerregern bedeutet, dass ein entsprechendes Isolat zumindest gegenüber Isoniazid und Rifampicin resistent ist. Nach WHO-Angaben sind weltweit etwa 50 Millionen Menschen mit multiresistenten Tuberkulose-Erregern infiziert, wobei hohe Resistenzraten auch in Europa, insbesondere in Russland und den baltischen Republiken, auftreten. In Deutschland waren 2006 2,2 % aller Stämme multiresistent. Eine einheitliche Empfehlung für die Therapie der Tuberkulose durch multiresistente Stämme gibt es nicht. Arzneistoffe mit einer Aktivität gegen multiresistente Erreger umfassen einige Fluorchinolone (z. B. Moxifloxacin) und Aminoglykoside (Amikacin, Capreomycin, Kanamycin), die Isozianid-Derivate Prothionamid und Ethionamid sowie das Cycloserin-Prodrug Terizidon (Zweitrang-Antituberkulotika).

Ein noch vor wenigen Jahren seltenes Phänomen ist das Auftreten extrem resistenter Tuberkulosebakterien (*extensively drug resistant strains*, XDR). Hierunter versteht man *M.-tuberculosis*-Stämme, die nicht nur gegenüber Isoniazid und Rifampicin, sondern auch gegenüber den Zweitrang-Antituberkulotika aus der Gruppe der Fluorchinolone und mindestens gegenüber einem der injizierbaren Aminoglykoside resistent sind. Weltweit gelten mittlerweile im Durchschnitt 10 % aller multiresistenten Stämme als extrem resistent. Auch in Deutschland werden seit einigen Jahren Tuberkulose-Erkrankungen durch »XDR«-Stämme diagnostiziert. Derartige Erkrankungen sind medikamentös kaum noch behandelbar und führen bei Immungeschwächten innerhalb weniger Tage zum Tod.

(Be-) merkenswertes: Resistenzdefinitionen bei Tuberkulose-Erregern

»Jegliche« Resistenz: Isolat ist gegenüber einem Erstrang-Antituberkulotikum resistent

Multiresistenz: Isolat ist zumindest gegenüber Isoniazid **und** Rifampicin resistent.

Extreme Resistenz: Isolat ist zumindest gegenüber Isoniazid **und** Rifampicin **und** therapeutisch relevantem Fluorchinolon (z. B. Moxifloxacin) **und** Aminoglykosid (Capreomycin **oder** Kanamycin **oder** Amikacin) resistent.

3.6.5 Clostridien

3.6.5.1 Allgemeine Kennzeichen

Clostridien sind grampositive, anaerobe, kasten- bis spindelförmige Stäbchenbakterien (griech. »closter« – »Spindel«, **Abb. 41**). Sie sind in der Natur weit verbreitet und kommen im Boden, im Staub und im Wasser vor. Viele Arten besiedeln zudem gelegentlich oder ständig das Intestinalsystem von Säugetieren und Menschen. Eine besondere Eigenschaft der Clostridien ist die Fähigkeit zur Ausbildung von *Endosporen*, die ihnen eine Resistenz gegenüber zahlreichen Umwelteinflüssen verleihen. Durch Clostridien verursachte Erkrankungen gehen meist auf hochwirksame Entero- oder Neurotoxine zurück. Voraussetzung für die Entstehung eines jeden mit Clostridien assoziierten Krankheitsbilds ist ein relativ anoxisches Milieu, da sich vegetative *Clostridium*-Zellen ansonsten nicht vermehren, keine Toxine freisetzen und das Auskeimen der Sporen unterbleibt. Einen niedrigen O_2-Partialdruck finden Clostridien vor allem im Dickdarm, aber auch in vielen Wunden vor, da es hier infolge von Durchblutungsstörungen, Nekrosen oder Sekretansammlungen zu einer Absenkung des Redoxpotenzials im Gewebe kommen kann. Wichtige Gattungsmerkmale zeigt **Tab. 33**.

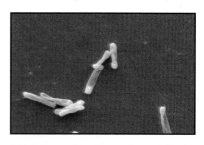

Abbildung 41: *Clostridium difficile*

Tabelle 33: *Wichtige Kennzeichen der Gattung Clostridium (Familie: Clostridiaceae)*

Merkmal	Ausprägung
Gramfärbung/Morphologie	Grampositive Stäbchen
Verhalten gegenüber O_2	Anaerob; je nach Art strikt anaerob, mikroaerophil, aerotolerant
Katabolismus	Fermentativ
Beweglichkeit	Meist beweglich durch peritriche Begeißelung, *C. perfringens* unbeweglich
Ruheformen	Mit Endosporen
Katalase	Negativ
Umwelttoleranz	Aufgrund von Endosporen resistent gegen Hitze, UV-Strahlung, Detergenzien
Antiinfektiva-Empfindlichkeit	Artspezifisch

Von den mehr als 200 beschriebenen *Clostridium*-Arten sind mindestens zwölf Spezies humanmedizinisch bedeutsam (**Tab. 34**). Bekannt sind Clostridien vor allem durch eine Reihe schwerer, seit langem bekannter Erkrankungen. Hierzu gehört der durch *C. botulinum* verursachte Botulismus, der auf *C. tetani* zurückgehende Wundstarrkrampf (Tetanus) sowie der durch zahlreiche *Clostridium*-Arten hervorgerufene Gasbrand (clostridiale Myonekrose). Diese Erkrankungen sind heutzutage in Deutschland, nicht jedoch in zahlreichen weniger entwickelten Regionen der Erde, relativ selten. In den industrialisierten Ländern treten Clostridien gewöhnlich (und in den letzten Jahren mit weiter zunehmender Häufigkeit) als Erreger schwerer enteritischer Krankheitsbilder in Erscheinung. Die diesbezüglich mit Abstand am häufigsten auftretende Art ist *C. difficile*.

Tabelle 34: *Humanpathogene Clostridium-Arten und assoziierte Erkrankungen*

Spezies	Erkrankung beim Menschen
C. difficile	*C.-difficile*-assoziierte Erkrankungen
C. perfringens	Gasbrand, Wundinfektionen, Enteritis (Intoxikation durch Lebensmittel), Nekrotisierende Enterokolitis, Sepsis, Peritonitis, Weichgewebeinfektionen, toxischer Schock
C. botulinum	Botulismus (Intoxikation durch Lebensmittel)
C. tetani	Tetanus
C. bifermentans	Gasbrand, Wundinfektionen
C. histolyticum	Gasbrand, Zellulitis, Abszessbildung, Endokarditis
C. novyi	Gasbrand, Weichgewebeinfektionen, toxischer Schock
C. ramosum	Weichgewebeinfektionen, Wundinfektionen, Sepsis
C. septicum	Gasbrand, schwere Enterokolitiden, Sepsis
C. sordellii	Gasbrand, nekrotisierende Fasziitis, Endometritis, Toxic-shock-like-Syndrom, Endophthalmitis
C. sporogenes	Wundinfektionen
C. tertium	Sepsis, Enterokolitis, Meningitis

3.6.5.2 *Clostridium difficile*

Erkrankungen durch *C. difficile* sind vor allem im Krankenhaus ein großes Problem. Das Bakterium gehört hier zu den häufigsten bakteriellen Krankheitserregern bei Erwachsenen, insbesondere im hohen Lebensalter. *C. difficile* verursacht in der Regel intestinale Krankheitsbilder, die das Kolon betreffen.

So ist *C. difficile* für lebensbedrohliche fulminante und pseudomembranöse Kolitiden verantwortlich, die Ausgangspunkt für schwere Komplikationen sind. Zahlreiche Antiinfektiva-assoziierte Diarrhöen und insbesondere Antiinfektiva-assoziierte Kolitiden gehen ebenfalls auf diesen Organismus zurück. In den letzten Jahren kam es in Deutschland und anderen Ländern zu einem starken Anstieg *C.-difficile*-assoziierter Erkrankungen und zu einer Zunahme schwerer Verlaufsformen.

> **(Be-) merkenswertes**: *C. difficile* ist der häufigste Erreger nosokomialer Diarrhöen im Erwachsenenalter, Antiinfektiva-assoziierter Kolitiden (50 bis 70 % aller Fälle) und der pseudomembranösen Kolitis (90 bis 100 % aller Fälle).

Eigenschaften des Erregers und Pathogenitätsfaktoren

C. difficile ist ein weitgehend aerotolerantes, in Gewässern, im Boden und Intestinalsystem vieler Tierarten vorkommendes Bakterium. Beim Menschen ist *C. difficile* bei bis zu 80 % aller gesunden Kleinkinder im ersten Lebensjahr ein natürlicher Bestandteil der Dickdarmflora. Ab dem zweiten Lebensjahr sinkt die Trägerrate bis zum Erreichen des Erwachsenenalters. In der Regel sind nur noch 2 bis 4 % aller gesunden Erwachsenen mit *C. difficile* kolonisiert. Unter physiologischen Bedingungen kann sich *C. difficile* gegenüber anderen im Darm vorkommenden Bakterien nicht durchsetzen (*Kolonisationsresistenz*). Medizinisch besonders bedeutsam ist die natürliche Resistenz von *C. difficile* gegenüber zahlreichen Antiinfektiva. Diese bildet eine wichtige Grundlage für die Entstehung Antiinfektiva-assoziierter Kolitiden.

Die Humanpathogenität von *C. difficile* beruht im Wesentlichen auf der Bildung von zwei als Toxin A und Toxin B bezeichneten Enterotoxinen. Diese führen in der Mukosa des Darms zu einer Zerstörung der interzellulären »dichten« Zellkontakte (tight junctions) und zur Induktion des programmierten Zelltods (Apoptose). Die Funktion eines weiteren, in den letzten Jahren vermehrt nachgewiesenen Toxins (Binäres Toxin CDT) ist nicht abschließend geklärt.

Transmission und Risikofaktoren

Eine der wichtigsten Krankheitsursachen ist die Selektion und nachfolgende Vermehrung von *C. difficile* im Darm infolge einer Schädigung der physiologischen Flora. Hierzu kommt es beispielsweise im Verlauf einer längeren oralen Antiinfektiva-Therapie, bei der den gegenüber zahlreichen Antiinfektiva resistenten oder nur geringfügig empfindlichen *C.-difficile*-Stämmen eine

»konkurrenzarme« ökologische Nische zur Verfügung gestellt wird. Neben dieser endogenen Infektion kommen vor allem im Krankenhaus exogene Infektionen durch direkten Kontakt mit infizierten oder kolonisierten Patienten (fäkal-orale Übertragung) oder indirekten Kontakt mit der kontaminierten Umgebung von Infizierten vor. Neben Gegenständen sind häufig auch die Hände des im Krankenhaus arbeitenden Personals mit Erregersporen kontaminiert. Die Tenazität der Erregersporen, die hohe Erregerdichte im Stuhl der Erkrankten (bis zu 10^9 Erreger pro Gramm), hohes Alter und Multimorbidität der Patienten, therapiebedingte Faktoren und viele andere Parameter bedingen eine schnelle Ausbreitung von *C. difficile* im Krankenhaus. Als wichtigste Risikofaktoren für den Erwerb einer *C.-difficile*-assoziierten Erkrankung gelten antibakterielle Therapien mit so genannten *Hochrisiko-Antiinfektiva* (**Tab. 35**), Hospitalisierung und hohes Lebensalter.

Tabelle 35: *Hochrisiko- und Niedrigrisiko-Antiinfektiva für die Selektion von C. difficile*

Hochrisiko-Antiinfektiva	Niedrigrisiko-Antiinfektiva
Clindamycin	Tetracycline
Fluorchinolone (vor allem Moxifloxacin)	Makrolide
β-Lactame:	Aminoglykoside
• Penicilline (vor allem Aminopenicilline)	β-Lactame mit engem Wirkungsspektrum
• Cephalosporine (vor allem Ceftazidim)	Trimethoprim-Sulfamethoxazol
• Carbapeneme (vor allem Imipenem)	Vancomycin, Teicoplanin
	Metronidazol

Krankheitsbilder und klinische Symptomatik

Das klinische Spektrum der Erkrankungen reicht von einer leichten Diarrhö ohne entzündliche Schädigung der Kolon-Mukosa über eine Kolitis mit oder ohne Ausbildung von Pseudomembranen bis hin zur fulminanten Kolitis. Bei leichten bis weniger schweren Verlaufsformen wird häufig eine breiige bis wässrige Diarrhö beobachtet, die von abdominalen Schmerzen und Krämpfen begleitet sein kann. Schwere Krankheitsverläufe sind meist durch zusätzlich auftretende systemische Symptome, insbesondere Fieber, Asthenie, Erbrechen, Übelkeit und Exsikkose, gekennzeichnet. Daneben tritt ein okkulter intestinaler Blutverlust auf. Bei 10 bis 20 % aller *C.-difficile*-assoziierten Erkrankungen kommt es zur Ausbildung einer *pseudomembranösen Kolitis*, die durch gelbliche Plaques auf einer erythematös angeschwollenen Schleimhaut charakterisiert ist. Der klinische Verlauf ähnelt einer schweren Kolitis, ist aber durch eine höhere, bis zu 30 %-ige Letalität gekennzeichnet. Bis zu 10 % aller

Erkrankten entwickeln eine *fulminante Kolitis*, die die schwerste auf *C. difficile* zurückgehende Erkrankungsform ist. Die Patienten leiden meist unter starken Bauchschmerzen, sind lethargisch und tachykard und haben hohes Fieber (> 39 °C). Fulminante und pseudomembranöse Kolitiden sind Ausgangspunkt für schwere Komplikationen, die sich als toxisches Megakolon, Ileus oder Darmperforationen zeigen. Letztere bilden wiederum den Ausgangspunkt für septische Infektionen mit einer bis zu 90 %-igen Letalität.

Behandlungsprinzipien

Der erste Schritt der Behandlung Antiinfektiva-assoziierter Erkrankungen bildet das Absetzen der antibakteriellen Therapie und das Einleiten supportiver, den Elektrolyt- und Wasserhaushalt normalisierender Maßnahmen. Lässt die klinische Situation des Patienten eine Absetzung des Antiinfektivums nicht zu, ist ein Wechsel der Medikation auf eine Substanz mit einem empirisch geringen Risikopotenzial durchzuführen (**Tab. 35, S. 161**). Die gastrointestinale Motilität hemmende Pharmaka (Loperamid) sind kontraindiziert. Eine antibakterielle Behandlung ist bei starken Durchfällen, Kolitiden und mit Komplikationen einhergehenden Erkrankungen anzuwenden. Als Mittel der Wahl gelten Metronidazol und Vancomycin (orale Gabe!), die bei moderat verlaufenden Erkrankungen in etwa gleich wirksam sind. Alternativ kann auch Teicoplanin (oral) eingesetzt werden.

3.6.5.3 *Clostridium perfringens, C. botulinum, C. tetani*

Krankheitsbilder und Pathogenitätsfaktoren

Unter den humanpathogenen Clostridien verursacht *C. perfringens* das weiteste Spektrum an Erkrankungen. Je nach so genanntem Erregertyp bilden Stämme dieser Art zum Teil unterschiedliche Toxine, die an der Entstehung verschiedener Krankheitsbilder beteiligt sind. So exprimieren *C.-perfringens*-Stämme vom Typ A häufig eine als α-Toxin bekannte Lecithinase, die aufgrund ihrer membranzerstörenden Wirkung eine wichtige Rolle bei der Pathogenese des Gasbrandes besitzt. Der *Gasbrand* ist die schwerste Form einer Wundinfektion. Nach einer Inkubationszeit von einem bis zwei Tagen treten starke Schmerzzustände, Unruhe, Blutdruckabfall sowie eine Schwellung und bräunliche Verfärbung des Infektionsorts auf. Die Erkrankung geht mit einer Gasbildung im Gewebe und einem nekrotischen Zerfall der beteiligten Muskulatur einher und führt ohne Behandlung infolge eines toxininduzierten Schocks innerhalb weniger Stunden zum Tod. *C. perfringens* ist der häufigste Gasbranderreger, etwas seltener sind Myonekrosen durch *C. novyi*. Einige *C.-perfringens*-Stämme vom Typ A bilden anstelle der Lecithinase ein Enterotoxin, das Übelkeit, wässrige Diarrhöen und Unterbauchkrämpfe verursacht.

Enterotoxin-bildende Stämme werden meist durch Fleisch und Fleischprodukte aufgenommen. *C.-perfringens*-Stämme vom Typ C exprimieren hingegen das so genannte β-Toxin, das zu einer nekrotisierenden Infektion des Jejunums (*nekrotisierende Enterokolitis*) führt. Die auch als *Darmbrand* bezeichnete Erkrankung verläuft vielfach tödlich.

C. botulinum ist der Erreger des Botulismus, einer schweren Erkrankung, die in verschiedenen Formen vorkommen kann. Der »*klassische*« Botulismus ist eine gefürchtete, früher auch in Deutschland häufig auftretende Form der Lebensmittelvergiftung. Ursache sind nach Autolyse des Bakteriums freigesetzte hochwirksame Neurotoxine (Botulinum-Toxine A–G), von denen die meisten durch den Verzehr unsachgemäß haltbar gemachter Fleischprodukte oder des Inhalts nicht sterilisierter Konserven aufgenommen werden. Typisches Kennzeichen sind durch Gasbildung ausgebeulte, so genannte »bombierte« Konserven.

> **(Be-) merkenswertes**: Der »klassische« Botulismus ist folglich keine Infektion, sondern eine Intoxikation. Dies gilt allerdings nicht für den *Wundbotulismus* und den *Säuglingsbotulismus*. Während beim Wundbotulismus *C. botulinum* im anoxischen Milieu von Wunden vorkommt, kolonisiert der Erreger beim Säuglingsbotulismus den Intestinaltrakt und bildet anschließend Toxine, die resorbiert werden.

Ein typisches Symptom des »klassischen« Botulismus sind die 10 bis 36 Stunden nach der Toxinaufnahme auftretenden Störungen der Augenmuskulatur. Später treten infolge der Lähmung weiterer Hirnnerven Sprach- und Schluckstörungen, bei Toxinwirkung auf die peripheren Nerven schließlich auch Atemstillstand auf. Botulinum-Toxine sind die stärksten bekannten Gifte biologischer Herkunft und machten in den letzten Jahren vor allem als mögliche »biologische Waffe« Schlagzeilen. Bereits die orale Aufnahme von 100 Nanogramm Botulinum-Toxin A kann ausreichend sein, um einen Menschen zu töten. Botulinum-Toxine besitzen inzwischen aber auch zahlreiche medizinische und kosmetische Indikationen.

> **Botulinum-Toxine –
> Medizinische und kosmetische Indikationen**
>
> Die muskelrelaxierende Wirkung der Botulinum-Toxine, die auf einer Hemmung der Freisetzung des Neurotransmitters Acetylcholin beruht, wird bereits seit mehr als 20 Jahren medizinisch genutzt. In Deutschland wurde Botulinum-Toxin A allerdings erst 1993 für die Therapie des idiopathischen Blepharospasmus, also des primären »Augenlidkrampfs« und für den Spasmus hemifacialis, eine halbseitige Lähmung der Gesichtshälfte, zugelassen. Inzwischen gilt Botulinum-Toxin bei diesen Indikationen ebenso wie bei der Behandlung der zervikalen Dystonie (Torticollis spasmodicus, »spastischer Schiefhals«) – hier werden Botulinum-Toxin-A oder Botulinum-Toxin-B-Präparate eingesetzt – als Therapeutikum der ersten Wahl. Darüber hinaus wird Botulinum-Toxin A in Deutschland medizinisch für die Behandlung einer Reihe weiterer Spastiken, infantiler Zerebralparesen (Bewegungsstörungen, die durch eine Hirnschädigung im frühen Kindesalter hervorgerufen werden) und Hyperhidrosen (vermehrte Schweißsekretion) erfolgreich verwendet.
> Kosmetisch wird Botulinum-Toxin seit einigen Jahren erfolgreich gegen Falten, vor allem gegen Denker- und Zornesfalten im Stirnbereich, hervortretende Platysmastränge (platte Hautmuskeln des Halses) und gegen »Krähenfüße« eingesetzt.

C. tetani verursacht den *Wundstarrkrampf* (Tetanus), eine Wundinfektion, bei der es zu einer toxischen Schädigung des Nervensystems kommt. Ursache ist ein nach Autolyse des Bakteriums freigesetztes Neurotoxin (Tetanospasmin), das vor allem im Rückenmark seine Wirkung entfaltet. Infektionen mit *C. tetani* können bereits nach einer minimalen Verletzung entstehen, wenn Sporen des Erregers in die Wunde gelangen, dort unter anoxischen Bedingungen auskeimen und sich dann als vegetative Zellen unter Freisetzung des Toxins vermehren. Nach einer Inkubationszeit von einigen Tagen bis mehreren Wochen zeigt sich das klinische Bild des Tetanus zunächst mit Kopfschmerzen und einer gesteigerten Reflexauslösbarkeit. Im typischen Fall kommt es zu einer Tonuserhöhung der Kaumuskulatur, die schließlich zu einer Kieferklemme führt (Trismus). Charakteristisch ist der an ein »Teufelsgrinsen« (Risus sardonicus) erinnernde Gesichtsausdruck, der durch die Kontraktion der mimischen Muskulatur bedingt ist. Im weiteren Krankheitsverlauf entwickeln sich weitere Krampfzustände, die die Atemmuskulatur erfassen und zum Tod führen können.

> **(Be-) merkenswertes**: Der Wundstarrkrampf ist eine durch Impfung vermeidbare (siehe unten) und daher in Ländern mit einer entsprechend hohen Durchimpfungsrate heute selten gewordene Erkrankung. Bei unzureichendem Impfstatus (z. B. in vielen weniger entwickelten Ländern) gehört er noch immer zu den häufigsten Todesursachen nach Verletzungen und bei Neugeborenen. Weltweit wird die Anzahl der Tetanus-Toten auf bis zu 1 Million pro Jahr geschätzt.

Behandlungsprinzipien

Die Behandlung von Erkrankungen durch *C. perfringens*, *C. botulinum* und *C. tetani* ist aufgrund der meist schweren Krankheitsbilder und fulminant verlaufenden Erkrankungen so schnell wie möglich einzuleiten. Die Behandlung des Gasbrandes besteht aus einer chirurgischen Wundrevision, bei der die nekrotischen Läsionen entfernt werden, und einer antibakteriellen Therapie mit Benzylpenicillin in hoher Dosierung. Die chirurgische Entfernung aller Nekrosen ist bei der Behandlung von großer Bedeutung, da die in den Nekrosen erreichten Antiinfektiva-Spiegel für eine Abtötung des Erregers nicht ausreichend sind. Die Behandlung des Botulismus besteht in der möglichst raschen Gabe von Antitoxin sowie symptomatischen Intensivmaßnahmen. Eine antibakterielle Therapie ist wertlos, da sich die Toxin-bildenden Bakterien meist außerhalb des menschlichen Körpers befinden. Bei der Behandlung des Tetanus wird neben symptomatischen Maßnahmen (z. B. Gabe krampflösender Arzneistoffe) humanes Immunglobulin mit Antikörpern gegen das Tetanustoxin als Antitoxin gegeben und eine chirurgische und antibakterielle Herdsanierung durchgeführt. Für die antibakterielle Therapie wird meist Metronidazol eingesetzt.

Prophylaxe

Es existiert eine antibakterielle Gasbrand-Prophylaxe, die bei Patienten mit stark verschmutzten Wunden oder bei Amputationen von Extremitäten durchgeführt wird. Zum Schutz vor Botulismus sollte auf den Verzehr des Inhalts »bombierter« Konserven und von länger lagerndem, eingewecktem Gemüse verzichtet werden. Das Botulismustoxin ist hitzelabil und kann durch 10-minütiges Kochen inaktiviert werden. Die mit Abstand wichtigste Schutzmaßnahme vor Tetanus ist die aktive Immunisierung mit einem »abgeschwächten« (formalinisierten) Toxin (Tetanus-Toxoid).

> **(Be-) merkenswertes:** Die Immunprophylaxe gegen Tetanus sollte als Dreifachimpfung mit gleichzeitigem Schutz vor Diphtherie und Keuchhusten (»DPT«-Impfstoff) bei allen Säuglingen nach Vollendung des zweiten Lebensmonats begonnen und gemäß Impfkalender vervollständigt werden. Des Weiteren ist eine Tetanus-Impfung bei allen Personen mit fehlender oder unvollständiger Grundimmunisierung indiziert oder wenn die letzte Impfung länger als 10 Jahre zurückliegt. Erwachsenen wird eine Immunisierung in Kombination mit der Impfung gegen Diphtherie (»TD«-Impfstoff) empfohlen. Im Falle einer Verletzung wird nicht ausreichend Geimpften zur simultanen Anwendung des Tetanus-Immunglobulins und des »TD«-Impfstoffs geraten.

3.6.6 Enterobacteriaceae

3.6.6.1 Allgemeine Kennzeichen

Die Familie der Enterobacteriaceae umfasst eine große Vielfalt gramnegativer, fakultativ anaerober Bakteriengattungen und -arten. Sie sind in der Natur weit verbreitet und können je nach Art im Wasser, in Böden, in der Intestinalflora von Mensch und Tier und auch in Pflanzen vorkommen. Viele Arten besiedeln zahlreiche Lebensräume, andere zeigen eine hohe Wirtsspezifität. Bei mikroskopischer Betrachtung kommen die Bakterien meist einzeln oder in Gruppen vor und haben fast immer eine stäbchenförmige Gestalt (**Abb. 42**). Weitere Kennzeichen sind eine meist kurze Generationszeit, ein homogenes Ansprechen auf die diagnostischen Enzymtests Katalase und Oxidase sowie die Fähigkeit zur Vergärung von Glukose und Reduktion von Nitrat (**Tab. 36**). Darüber hinaus besitzen alle Enterobacteriaceae O-, viele auch H- und K-Antigene (→ 3.3.4). Die meisten Arten sind widerstandsfähig gegenüber oberflächenaktiven Detergenzien. Sekundär erworbene Resistenzen gegen antibakterielle Antiinfektiva, insbesondere β-Lactame, sind bei einigen Spezies weit verbreitet.

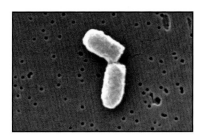

Abbildung 42: *Escherichia coli* (während der Zellteilung)

Tabelle 36: *Wichtige Kennzeichen der Enterobacteriaceae*

Merkmal	Ausprägung
Gramfärbung/Morphologie	Gramnegative Stäbchen
Verhalten gegenüber O_2	Fakultativ anaerob
Katabolismus	Respiratorisch und fermentativ
Beweglichkeit	meist beweglich durch peritriche Begeißelung, einige Arten unbeweglich
Ruheformen	Keine Sporen
Katalase/Oxidase	Katalase-positiv/Oxidase-negativ
Kultur	Meist anspruchslos
Generationszeit	in der Regel kurz (häufig < 30 min unter optimalen Bedingungen)
Umwelttoleranz	Artspezifisch
Empfindlichkeit gegenüber Antiinfektiva	Artspezifisch, Sekundärresistenzen häufig, wenige Arten natürlicherweise multiresistent
Besondere Stoffwechselleistungen	Nitratreduktion zu Nitrit (viele Arten), N_2-Fixierung (einige Arten)

3.6.6.2 Medizinische Bedeutung und klinisch relevante Arten

Die Enterobacteriaceae gewannen zunächst als Erreger von Durchfallerkrankungen humanmedizinische Beachtung. Neben intestinalen Erkrankungen können viele Arten aber auch Harnwegsinfektionen, Erkrankungen des Respirationstrakts, Sepsen, Wundinfektionen und andere Krankheitsbilder verursachen (**Tab. 37**). Viele humanpathogene Spezies bilden einen Bestandteil der natürlichen Darmflora und verursachen vor allem dann Erkrankungen, wenn sie in andere Körperregionen gelangen. Neben diesen fakultativ pathogenen Enterobacteriaceae gibt es einige obligat pathogene Arten, die beim Menschen überwiegend intestinale, zum Teil aber auch schwerwiegende extraintestinale Krankheitsbilder verursachen. Zu diesen Bakterien, die nicht zur natürlichen Darmflora gehören, zählen darmpathogene *Escherichia-coli*-Stämme, Shigellen, *Salmonella enterica*, *Yersinia enterocolitica*, *Y. pseudotuberculosis* und *Y. pestis*. Die medizinische Bedeutung der Enterobacteriaceae ist außerordentlich groß:

- Etwa die Hälfte aller in klinischen Routinelaboratorien isolierten Bakterienstämme gehören zu den Enterobacteriaceae;
- 30 bis 50 % aller nosokomialen Infektionen werden durch Enterobacteriaceae ausgelöst;
- Enterobacteriaceae sind für 60 bis 70 % aller Harnwegsinfektionen, 40 bis 50 % aller bakteriellen Lebensmittelvergiftungen und 30 bis 50 % aller Sepsen verantwortlich.

Die in der Routine isolierten Enterobacteriaceae gehören zu einer Reihe unterschiedlicher Taxa. Im Krankenhaus bilden *Escherichia coli*, *Enterobacter*- und *Klebsiella*-Arten, *Proteus mirabilis* und *Serratia marcescens* die häufigsten zu dieser Bakteriengruppe zählenden Krankheitserreger. *Escherichia*-, *Enterobacter*- und *Klebsiella*-Stämme sind zusammen für nahezu ein Drittel aller Infektionen auf deutschen Intensivstationen verantwortlich (**Abb. 33**, S. 124). *Escherichia coli* ist der häufigste, *Proteus mirabilis* der zweithäufigste Erreger von Harnwegsinfektionen. Enteritische *Salmonella-enterica*-Stämme bilden die häufigste Ursache bakterieller Lebensmittelvergiftungen.

Tabelle 37: *Humanmedizinisch bedeutende Enterobacteriaceae und assoziierte Erkrankungen (Auswahl repräsentativer Arten)*

Taxon	Häufigste Erkrankungen beim Menschen	Eigenschaften/ Besonderheiten
Citrobacter freundii	Unter anderem Harnwegs- und Wundinfektionen, Enteritiden, Infektionen der Atemwege, Sepsen, neonatale Meningitiden	Fakultativ pathogen, können als alleinige C-Quelle Citrat zum Wachstum verwenden, bei Anzucht auf Festmedium häufig ein an Zitrusfrüchte erinnernder Geruch (gilt für alle *Citrobacter*-Arten)
Citrobacter koseri	Sepsis, Meningitis bei Neugeborenen und Immunsupprimierten	
Enterobacter hormaechei, Enterobacter asburiae, Enterobacter aerogenes	Viele nosokomiale Erkrankungen, sehr häufig Pneumonien, Wundinfektionen, Harnwegsinfektionen	Fakultativ pathogen, häufige Erreger nosokomialer Infektionen, häufig Sekundärresistenzen gegenüber vielen Antiinfektiva
Enterobacter sakazakii	Meningitis und Sepsis bei Neugeborenen	Vergleichsweise weniger häufig, aber meist schwere extraintestinale Erkrankungen
Escherichia coli – fakultativ pathogene Stämme	Harnwegsinfektionen, Sepsis, Meningitis, Wundinfektionen, Peritonitis	→ **3.6.6.4**
Escherichia coli – darmpathogene Stämme	Intestinale Erkrankungen	Obligat pathogen; → **3.6.6.4**
Hafnia alvei	Enteritiden, Wundinfektionen	Fakultativ pathogen
Klebsiella pneumoniae subsp. *pneumoniae*, *Klebsiella oxyctoca*, *Klebsiella planticola*	Vor allem Harnwegsinfektionen und Pneumonien, häufig auch Sepsen, Peritonitiden, Wundinfektionen	Fakultativ pathogen, unbeweglich, Polysaccharidkapsel, häufige Erreger nosokomialer Infektionen (am häufigsten *K. pneumoniae* subsp. *pneumoniae*), häufig sekundäre Antiinfektiva-Resistenzen, N_2-Fixierer
Morganella morganii	Harnwegsinfektionen	Fakultativ pathogen, natürlicherweise multiresistent
Pantoea agglomerans	Nosokomiale Infektionen	Fakultativ pathogen
Proteus mirabilis, Proteus vulgaris, Proteus penneri	Harnwegsinfektionen (Zystitis, Pyelonephritis), Sepsis, chronische Otitis, Gewebeinfektionen u. a.	Fakultativ pathogen, Urease-Expression (bedingt Bildung von Harnsteinen), auf Agarplatten wellenartige Ausbreitung in Form eines Films (»Schwärmen«), natürlicherweise Polymyxin-resistent

Fortsetzung nächste Seite

Tabelle 37: *Fortsetzung*

Taxon	Häufigste Erkrankungen beim Menschen	Eigenschaften/ Besonderheiten
Providencia stuartii	Nosokomial erworbene Harnwegsinfektionen	Fakultativ pathogen, natürlicherweise multiresistent
Salmonella enterica	Enteritiden, Typhus, Paratyphus	Obligat pathogen; → 3.6.6.6
Serratia marcescens	Nosokomial erworbene Pneumonien, Sepsis, Harnwegs-, Wundinfektionen	Fakultativ pathogen, einige Stämme bilden rotes Pigment (Prodigiosin) auf festem Medium
Shigella dysenteriae, Shigella flexneri, Shigella sonnei, Shigella boydii	Shigellosen: Bakterienruhr Enteritiden	Obligat pathogen → 3.6.6.5
Yersinia enterocolitica	Intestinalinfektionen (Enteritiden, Enterokolitiden), Lymphadenitis, Ileitis	Obligat pathogen
Yersinia pseudotuberculosis	Pseudoappendizitis, Enterokolitis	Obligat pathogen, unbeweglich
Yersinia pestis	Pest	Obligat pathogen, unbeweglich, taxonomisch gesehen Unterart von *Y. pseudotuberculosis*

3.6.6.3 Behandlungsprinzipien

Schwer verlaufende Enterobacteriaceae-Erkrankungen wie Sepsen, Pneumonien und Meningitiden sollten unverzüglich mit einer sorgfältig kalkulierten antibakteriellen Therapie behandelt werden. Eine antibakterielle Therapie ist zudem bei komplizierten und unkomplizierten Harnwegsinfektionen sowie einigen enteritischen Krankheitsbildern indiziert. Aufgrund der bei einigen Arten zu beobachtenden hohen Resistenzhäufigkeiten gegenüber vielen Antiinfektiva sollte begleitend zur Initialtherapie ein Antibiogramm angefertigt und die weitere Therapie im Bedarfsfall korrigiert werden. Insbesondere Stämme von *Escherichia coli*, *Enterobacter*- und *Klebsiella*-Arten sind häufig durch den Erwerb von β-Lactamasen oder durch Mutationen in den für ihre natürlich vorkommenden β-Lactamasen codierenden Genen gegenüber zahlreichen β-Lactamen sekundär resistent. Ein therapeutisches Problem stellt insbesondere die Behandlung von Erkrankungen durch Erreger mit dereprimierten AmpC-β-Lactamasen (besonders häufig bei *Enterobacter*), plasmid-codierten AmpC-β-Lactamasen (besonders häufig bei *Klebsiella*) und Klasse-A-β-Lactamasen mit einem erweiterten Spektrum (besonders häufig bei *Escherichia coli* und *Klebsiella*) dar (→ **3.5.4.3**, S. 119). Bei der Therapie von Erkrankungen durch *Morganella-morganii-* und *Providencia-stuartii*-Stämme ist die natürliche Multiresistenz dieser Arten zu beachten. So sind *M. morganii* und *P. stuartii* gegenüber vielen β-Lactamen (z. B. Aminopenicilline plus/minus β-Lactamase-Inhibitoren, einige Cephalosporine) und Fosfomycin, *P. stuartii* zudem gegenüber Tetracyclinen und vielen Aminoglykosiden natürlich resistent.

3.6.6.4 *Escherichia coli*

Eigenschaften, Pathogenitätsmechanismen, Krankheitsbilder

E. coli ist die bekannteste und am besten untersuchte Enterobacteriaceae-Art und zeigt alle für die Familie charakteristischen Eigenschaften. Die peritrich begeißelten Stäbchen kommen natürlicherweise in der Darmflora des Menschen und vieler warmblütiger Tiere, jedoch kaum in der Umwelt vor. *E. coli* gilt daher als wichtigster Indikatorkeim für eine fäkale Verschmutzung von Trinkwasser und Lebensmitteln. Medizinisch besonders bedeutsam ist die große Variabilität von *E. coli* im Hinblick auf seine Pathogenität und Virulenz. Abgesehen von apathogenen Stämmen gibt es eine Vielzahl unterschiedlicher fakultativ pathogener und obligat pathogener Stämme, die entsprechend der durch sie verursachten Krankheitsbilder verschiedenen Pathovaren zugerechnet werden.

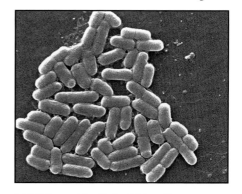

Abbildung 43: *Escherichia coli*

Fakultativ pathogene Stämme

Fakultativ pathogene *E.-coli*-Stämme gehören zu den bedeutendsten Krankheitserregern des Menschen. In ihrer natürlichen Umgebung, der Darmflora des Menschen, rufen diese Stämme nur selten Erkrankungen hervor. Gelangen sie jedoch in extraintestinale Organsysteme, können sie je nach Pathogenitätsausstattung Krankheitsbilder unterschiedlicher Schwere wie Harnwegs- und Wundinfektionen, Abszesse, Sepsen, Meningitiden und Pneumonien verursachen. Medizinisch besonders bedeutsam sind fakultativ pathogene *E.-coli*-Stämme als Erreger von *Harnwegsinfektionen*. Bis zu 80 % aller Harnwegsinfektionen gehen auf *uropathogene E. coli* (abgekürzt *UPEC*) zurück. Mit diesem Pathovar assoziierte Erkrankungen können den unteren Abschnitt des Harnwegsystems betreffen (Zystitis, Urethritis), aber auch das Nierenbecken oder die Niere erfassen (Pyelonephritis, Zystopyelitis). Meist gelangen die Erreger durch Schmierinfektionen vom Perianalbereich in das Harnwegsystem.

Darüber hinaus gehört *E. coli* zu den häufigsten Ursachen *septischer Infektionen* durch gramnegative Bakterien; etwa 30 % aller entsprechenden Blutkulturisolate sind dieser Spezies zuzuordnen. Stämme *Sepsis-erzeugender E. coli* (abgekürzt *SEPEC*) gelangen vor allem über infizierte Harn- oder Gallenwege oder über Abszesse in die Blutbahn. Bei Neugeborenen kann es während der Geburt zur Kontaminierung der Atemwege mit kapseltragenden *E.-coli*-Stämmen kommen, woraus eine Pneumonie, Sepsis und/oder Meningitis resultieren kann. *E. coli* ist der häufigste Erreger von Sepsen und Meningitiden bei Neugeborenen. Septische Infektionen und andere mit fakultativ pathogenen *E. coli* assoziierte systemische Krankheitsbilder haben oft eine hohe Letalität. Tödlich verlaufende Erkrankungen sind meist die Folge eines septischen Schocks, der auf der Endotoxin-Wirkung der von *E. coli* freigesetzten Lipopolysaccharide beruht (→ **2.2.3.3**). Neben Endotoxinen besitzen viele fakultativ pathogene *E.-coli*-Stämme weitere Pathogenitätsfaktoren. Hierzu gehören je nach Pathovar – und häufig auch in Abhängigkeit vom individuellen Stamm – verschiedene Fimbrien, Polysaccharidkapseln, Siderophore und zytolytische Toxine (**Tab. 38**).

Tabelle 38: *Pathogenitätsfaktoren fakultativ pathogener E. coli*

Pathogenitätsfaktor	Funktion	Pathovar/Stamm
Typ-1-Fimbrien (Mannose-sensitiv)	Adhärenzfaktor	Vor allem UPEC-Stämme der unteren Harnwege
Typ-2-Fimbrien (Mannose-resistent)	Adhärenzfaktor	Pyelonephritis verursachende UPEC-Stämme
Nichtfimbrienadhäsine	Adhärenzfaktor	UPEC-/SEPEC-Stämme
Polysaccharidkapseln	Adhärenzfaktor, Serum- und Phagozytose-Resistenz	Bildung durch SEPEC-Stämme, einige UPEC-Stämme
Siderophore	Eisensammelfallen (→ **2.2.3.4**)	Zahlreiche Stämme
Zytolytische Toxine	Zerstörung verschiedener Zelltypen	Einige Stämme
Lipopolysaccharide	Endotoxinwirkung (→ **2.2.3.3**)	Jeder Stamm

Obligat pathogene Stämme

Im Gegensatz zu apathogenen und fakultativ pathogenen *E. coli* gehören obligat pathogene *E.-coli*-Stämme nicht zur physiologischen Darmflora. Bei Anwesenheit im Intestinalsystem verursachen sie in erster Linie Darmerkrankungen mit unterschiedlicher Symptomatik und Schwere, weshalb sie auch als *entero- oder darmpathogene E. coli* bezeichnet werden. Darmpathogene *E. coli* werden nach ihren pathogenen Eigenschaften und den mit ihnen assoziierten Krankheitsbildern mindestens fünf Pathovaren zugeordnet (**Tab. 39**). In Abhängigkeit vom Pathovar exprimieren *E.-coli*-Stämme unterschiedliche Pathogenitätsfaktoren, deren Gene sich meist auf Plasmiden befinden, zum Teil aber auch chromosomal- oder Bakteriophagen-codiert vorliegen (**Tab. 39**).

Enterohämorrhagische *E. coli* (EHEC). Erkrankungen durch EHEC-Stämme sind aufgrund ihres Schweregrades und der weiten Verbreitung auch in Deutschland von großer Bedeutung. Mithilfe ihrer zahlreichen Pathogenitätsfaktoren, zu denen mehrere Zytotoxine (Shigatoxine, EHEC-Hämolysin) und ein sekretorisch wirkendes Enterotoxin gehören, verursachen EHEC-Stämme Durchfallerkrankungen einschließlich einer *hämorrhagischen Kolitis*, das *hämolytisch-urämische Syndrom (HUS)* und die *thrombotisch-thrombozytopenische Purpura (TTP)*.

> **(Be-) merkenswertes**: Das hämolytisch-urämische Syndrom ist eine primär durch EHEC-Stämme hervorgerufene extraintestinale Erkrankung, die durch eine hämolytische Anämie, Thrombozytopenie und akutes Nierenversagen gekennzeichnet ist. Bei der thrombotisch-thrombozytopenischen Purpura treten zudem neurologische Komplikationen auf.

Die Infektion des Menschen erfolgt fast immer nach oraler Aufnahme erregerhaltiger Fäkalspuren und beruht auf einem direkten oder indirekten Kontakt mit Rindern oder anderen Wiederkäuern, die die natürlichen Reservoire des Erregers darstellen. Da EHEC-Stämme im Gegensatz zu anderen *E.-coli*-Stämmen weitgehend acidotolerant sind, genügt die Aufnahme einiger weniger Erreger für eine klinisch apparente Infektion. Nach Passage des Magens und Dünndarms adhärieren die Erreger am Epithel des Kolons und verursachen hämorrhagische Läsionen. Nach einer kurzen Inkubationszeit (meist drei bis vier Tage) entwickeln sich Kolitiden, die durch wässrige Durchfälle, Erbrechen, zunehmende Abdominalschmerzen und eine erhöhte Körpertemperatur (meist 38 °C) gekennzeichnet sind. Bei 10 bis 20 % der Erkrankten entwickelt sich als schwere Verlaufsform eine mit blutigem Durchfall und Abdominalkrämpfen einhergehende hämorrhagische Kolitis, aus der extraintestinale Krankheitsbilder wie HUS oder TTP resultieren können. Extraintestinale Erscheinungen werden bei 5 bis 10 % aller Patienten mit symptomatischen

EHEC-Infektionen beobachtet, wobei insbesondere Kinder unter sechs Jahren (HUS), seltener auch ältere Erwachsene (HUS oder TTP) betroffen sind. Eine HUS-Erkrankung bedingt häufig eine kurzzeitige Dialysepflicht, seltener kommt es zu einer irreversiblen dialysepflichtigen Niereninsuffizienz. 1 bis 5 % aller HUS-Patienten sterben an den Folgen der Erkrankung.

> **(Be-) merkenswertes**: HUS ist der häufigste Grund für akutes Nierenversagen im Kindesalter.

Enteropathogene *E. coli* (EPEC). EPEC-Stämme gehören in den weniger entwickelten Regionen der Tropen und Subtropen zu den häufigen Erregern von *Säuglingsenteritiden*. Bis in die 1960er-Jahre hinein waren EPEC-Stämme auch in Deutschland häufig mit Enteritis-Ausbrüchen auf Säuglingsstationen assoziiert. Die Erkrankungen treten heute meist sporadisch auf. Erwachsene erkranken in der Regel selten. Nach einer Inkubationszeit von 12 Stunden bis einer Woche manifestieren sich klinisch apparente EPEC-Infektionen in Form von Erbrechen, einer erhöhten Körpertemperatur und akuten, breiigen bis wässrigen Durchfällen. Diese können insbesondere bei Mangelernährung, Begleitinfektionen oder fehlender Behandlung eine lebensbedrohliche Exsikkose bedingen.

Enteroaggregative *E. coli* (EAEC). EAEC-Stämme sind weltweit verbreitet und verursachen besonders häufig in warmen Regionen der Erde Enteritiden bei Säuglingen und Kleinkindern, wobei Krankheitsbilder mit *chronisch persistierenden Durchfällen* typisch sind. EAEC-assoziierte Enteritiden kommen aber auch in Europa einschließlich Deutschland gehäuft vor. Für eine klinisch apparente Infektion ist die orale Aufnahme einer hohen Erregermenge erforderlich. Den Darm erreichende EAEC-Stämme siedeln sich als Biofilme in den Dünndarmzotten an, woraus partiell hämorrhagische Nekrosen resultieren. Darüber hinaus induzieren EAEC-Stämme eine starke Schleimsekretion auf der Darmoberfläche, der die Biofilme dicht umschließt. Klinisch werden nach einer Inkubationszeit von wenigen Tagen wässrig-schleimige Durchfälle mit zum Teil heftigen Leibschmerzen beobachtet. Chronisch persistierende, mit starker Gewichtsabnahme verbundene Durchfälle (mindestens 14 Tage) treten in bis zu 70 % aller symptomatischen EAEC-Infektionen auf.

Enterotoxische *E. coli* (ETEC). ETEC-Stämme rufen bei Reisen in südliche Länder Durchfallerkrankungen bei Kindern und Erwachsenen hervor und gehören zu den häufigsten Erregern der *Reisediarrhö*. In tropischen Regionen sind ETEC-Stämme zudem für bis zu einem Viertel aller bakteriell bedingten Enteritiden im Säuglings- und Kleinkindalter verantwortlich. ETEC-Stämme heften sich mittels spezieller Fimbrien an die Rezeptoren der Epithelzellen des Dünndarms an und bilden Enterotoxine, durch die es sechs bis 48 Stunden nach oraler Aufnahme der Erreger zu wässrigen Durchfällen unterschiedlicher Stärke (leicht bis Cholera-ähnlich) kommt. Die Symptome persistieren in der Regel nur wenige Tage und sind fast immer selbstlimitierend.

Enteroinvasive *E. coli* (EIEC). EIEC-Stämme rufen in tropischen und subtropischen Regionen (insbesondere Südamerikas) häufig selbstlimitierende *Enteritiden*, seltener auch schwere *Shigella*-Dysenterie-ähnliche Erkrankungen (→ 3.6.6.5) hervor. In Deutschland treten EIEC-Stämme bisweilen als Erreger von Reisediarrhöen in Erscheinung. Entsprechend ihres Namens zeigen EIEC-Stämme eine (stammspezifisch unterschiedlich starke) Invasivität und breiten sich auch horizontal innerhalb des Darmepithels aus.

Tabelle 39: *Darmpathogene E. coli: Eigenschaften, Pathogenitätsfaktoren, Erkrankungen*

Enterohämorrhagische *E. coli* (**EHEC**)	**Reservoir**:	Wiederkäuer
	Infektiöse Dosis:	10 bis 100 Erreger
	Übertragung:	orale Aufnahme von Fäkalspuren, z. B. bei direktem Kontakt zu Wiederkäuern, Verzehr kontaminierter Lebensmittel, Baden in kontaminiertem Wasser, Mensch-zu-Mensch-Übertragung, Insekten (Fliegen)
	Krankheitsbilder:	Enterokolitis, Hämorrhagische Kolitis, HUS, TTP
	Pathogenitätsfaktoren	
	Faktor/Funktion	Genetische Lokalisation
	• Intimin (Adhärenzprotein)	Chromosomale Pathogenitätsinsel
	• Typ-III-Sekretionssystem	LEE *(locus of enterocyte effacement)*
	• Shigatoxine Stx 1, Stx 2 (Zytotoxine, Hemmung der Proteinbiosynthese)	Bakteriophagen
	• EHEC-Hämolysin (porenbildendes Zytotoxin)	Virulenzplasmid
	• Serinprotease, Katalase/ Peroxidase	
	• Enterotoxin EAST (→ Diarrhö)	
Enteropathogene *E. coli* (**EPEC**)	**Reservoir**:	Mensch
	Infektiöse Dosis:	etwa 10^5 Erreger
	Übertragung:	Schmierinfektionen, kontaminierte Säuglingsnahrung
	Krankheitsbilder:	Säuglingsenteritiden

Fortsetzung nächste Seite

Tabelle 39: *Fortsetzung*

Enteropathogene E. coli (**EPEC**)	**Pathogenitätsfaktoren**	
	Faktor/Funktion	Genetische Lokalisation
	• Intimin (Adhärenzprotein)	Chromosomale Pathogenitätsinsel LEE
	• Typ-III-Sekretionssystem	
	• EPEC-Adhärenz-Faktor	Virulenzplasmid
	• Bundle-Forming Pilus (Adhärenzfaktor)	
Enteroaggregative E. coli (**EAEC**)	**Reservoir**:	Mensch
	Infektiöse Dosis:	etwa 10^7 Erreger
	Übertragung:	Schmierinfektionen, kontaminierte Lebensmittel
	Krankheitsbilder: Enteritiden mit chronischer Diarrhö	
	Pathogenitätsfaktoren	
	Faktor/Funktion	Genetische Lokalisation
	Aggregative Adhärenz-vermittelnde Fimbrien AAF-1, AAF-2	Virulenzplasmid
	hitzestabiles Enterotoxin EAST (→ Diarrhö)	
	plasmidcodiertes Toxin Pet (Zytotoxin)	
Enterotoxische E. coli (**ETEC**)	**Reservoir**:	Mensch, warmblütige Tiere (humanmedizinisch nicht relevant)
	Infektiöse Dosis:	etwa 10^5 Erreger
	Übertragung:	fäkal-oral durch kontaminiertes Wasser, Lebensmittel
	Krankheitsbilder: Reisediarrhö	
	Pathogenitätsfaktoren	
	Faktor/Funktion	Genetische Lokalisation
	Hitzelabiles Enterotoxin LT (stimuliert Adenylatzyklase → Diarrhö)	Virulenzplasmid
	Hitzestabiles Enterotoxin ST (stimuliert Guanylatzyklase → Diarrhö)	
	Verschiedene Fimbrien, u. a. Colonization Factor Antigens (Adhärenzfaktoren)	

Fortsetzung nächste Seite

Tabelle 39: *Fortsetzung*

Enteroinvasive E. coli (EIEC)	**Reservoir:**	Mensch
	Infektiöse Dosis:	etwa 10^5 Erreger
	Übertragung:	fäkal-oral durch kontaminiertes Wasser, Lebensmittel
	Krankheitsbilder:	Enteritiden, *Shigella*-Dysenterie-ähnliche Erkrankungen

Pathogenitätsfaktoren	
Faktor/Funktion	Genetische Lokalisation
Typ-III-Sekretionssystem Sekretorische Proteine (→ Diarrhö)	Virulenzplasmid

Antiinfektiva-Empfindlichkeit

E. coli ist gegenüber nahezu allen Antiinfektiva mit einer Wirksamkeit auf gramnegative Bakterien natürlicherweise sensibel, Sekundärresistenzen gegen zahlreiche Antiinfektiva sind jedoch mittlerweile sehr häufig. So stieg beispielsweise der Anteil der Ampicillin-resistenten *E.-coli*-Isolate in Mitteleuropa von etwa 30 % im Jahr 1990 in den vergangenen Jahren auf mehr als 50 % (2004: 51 %, 2007: 55 %; Angaben der PEG). Mehr als 10 % der im Rahmen der PEG-Studie 2007 untersuchten Stämme bildeten Klasse-A-β-Lactamasen mit einem erweiterten Spektrum; 2004 waren es noch etwa 5 % gewesen. Besorgnis erregend ist auch die unverändert ungünstige Resistenzsituation gegenüber Fluorchinolonen wie Ciprofloxacin (2004: 22 %, 2007: 26 % resistente Stämme) und Moxifloxacin (2004: 22 %, 2007: 27 % resistente Stämme) sowie gegenüber Co-trimoxazol (2004: 39 %, 2007: 34 %).

> **(Be-) merkenswertes**: Im Gegensatz zu Erkrankungen durch fakultativ pathogene E.-coli-Stämme werden Infektionen mit darmpathogenen Stämmen in der Regel nicht antibakteriell behandelt. Bei EHEC-Erkrankungen ist eine antibakterielle Therapie sogar kontraindiziert, da sie die Erregerausscheidung verlängern, zur Stimulierung der Toxinbildung führen und eine Verschlechterung des Krankheitsbildes einschließlich HUS-Progression bedingen kann.

Prophylaxe

Den besten Schutz vor Erkrankungen durch fakultativ pathogene *E.-coli-*Stämme bieten allgemeine hygienische Maßnahmen, da die wesentliche Infektionsquelle der Darm ist und die Erreger durch Schmierinfektion übertragen werden. Bei der Prävention von Erkrankungen durch darmpathogene *E. coli* sind ebenfalls die Einhaltung allgemeiner hygienischer Maßnahmen sowie die hygienische Zubereitung von Speisen von entscheidender Bedeutung. Insbesondere bei Reisen in warme Länder sollte vor dem Verzehr von Speisen und Getränken auf die Einhaltung hygienischer Grundregeln geachtet werden. Zum Schutz vor ETEC-Infektionen (und vielen anderen bakteriell und viral bedingten Durchfallerkrankungen) sollte nach Möglichkeit nur abgekochtes Wasser getrunken und Speisen mit abgekochtem Wasser zubereitet werden. Eine häufige Infektionsquelle in warmen Ländern stellen Eiswürfel (z. B. in Getränken) dar.

Aufgrund der Schwere der Erkrankungen kommt dem Schutz vor EHEC-Infektionen eine besondere Bedeutung zu. Die Prävention ist jedoch aufgrund der vielfältigen Übertragungswege, die sich aus dem natürlichen Vorkommen des Erregers und der niedrigen infektiösen Dosis ableiten, schwierig. Zu den wichtigsten präventiven Maßnahmen gehört die enge Supervision von Kindern in Streichelzoos und auf Bauernhöfen, die Vermeidung von Mensch-zu-Mensch-Übertragungen (effektive Händehygiene, Desinfektion von Handkontaktflächen), die Lagerung roher Lebensmittel tierischer Herkunft und leicht verderblicher Lebensmittel im Kühlschrank sowie das Durchgaren bei der Zubereitung fleischhaltiger Lebensmittel. Insbesondere Schwangere und Immunsupprimierte sollten auf den Verzehr vom rohem Rindfleisch, Rohmilch und Rohmilchprodukten verzichten.

3.6.6.5 Shigellen

Shigellen sind obligat pathogene Erreger verschiedener Durchfallerkrankungen (*Shigellosen*), von denen die *Bakterienruhr* bzw. *Shigella-Dysenterie* die schwerste Erscheinungsform darstellt. Shigellosen sind insbesondere in Regionen mit einem niedrigen hygienischen Standard häufig und kommen in Deutschland vor allem bei zurückkehrenden Reisenden vor, die sich beim Aufenthalt im Reiseland infizierten. Shigellen stellen aus phylogenetischer Sicht eine stoffwechselinaktive und unbewegliche Untergruppe von *Escherichia coli* dar, werden aber aus historischen und praktischen Gründen als eigenständige »Gattung« mit vier »Arten« (*S. dysenteriae, S. flexneri, S. sonnei, S. boydii*) geführt. Shigellen sind enteroinvasive, sich extra- und intrazellulär replizierende Organismen, die aufgrund ihrer Acidotoleranz schon nach Aufnahme weniger (10 bis 100) Erreger eine klinisch apparente Infektion verursachen können. Sie werden über kontaminierte Lebensmittel oder Trinkwasser in den Organismus aufgenommen und vermehren sich zunächst im Dünndarm, bevor sie die Darmmukosa invadieren. Klinisch werden nach einer Inkubationszeit von zwei bis fünf Tagen zunächst Fieber, Bauchschmerzen und ein wässriger Durchfall beobachtet.

Aus dieser Symptomatik kann innerhalb weniger Stunden das Krankheitsbild der Ruhr entstehen, das durch Bauchkrämpfe und einen schmerzhaften, zu schleimig-blutigen Stühlen führenden Stuhldrang geprägt ist. Als Komplikationen können insbesondere bei Kindern unter Mangelernährung ein toxisches Megakolon mit Darmperforation, septische Infektionen mit bis zu 50 %-iger Letalität, ein hämolytisch-urämisches Syndrom, neurologische Krankheitsbilder sowie reaktive Arthritiden auftreten. Bei ansonsten Gesunden mit gutem Allgemeinzustand heilen Shigellosen in der Regel nach sechs Tagen bis zwei Wochen spontan aus. Bei mangelernährten Kindern sind hingegen selbst komplikationslose Shigellosen häufig rezidivierende Erkrankungen, bis zu deren Ausheilung mehrere Wochen vergehen können. Shigellosen werden in der Regel antibakteriell therapiert, wobei die Behandlung aufgrund der ungünstigen Resistenzsituation (häufig Sekundärresistenzen gegenüber Co-trimoxazol und zahlreichen β-Lactamen) streng nach dem Antibiogramm auszurichten ist. Derzeit sind in Deutschland etwa 80 % der Stämme gegenüber Co-trimoxazol und circa 30 % gegenüber Aminopenicillinen, davon ein Drittel auch gegen deren Kombination mit einem β-Lactamase-Inhibitor, resistent. In der Regel wirksam sind Cephalosporine der 3. Generation (Therapie bei Kindern) und modernere Fluorchinolone (Erwachsene). Durch die antibakterielle Therapie kann die Krankheitsdauer und die Ausscheidungszeit der Erreger verkürzt und Komplikationen vorgebeugt werden.

> **(Be-) merkenswertes**: Im Gegensatz zu EHEC-Erkrankungen kann bei *Shigella*-Infektionen die HUS-Progression durch Anwendung von Antiinfektiva verhindert werden.

3.6.6.6 *Salmonella enterica*

Allgemeine Eigenschaften, Taxonomie

S. enterica repräsentiert ein typisches Enterobacteriaceae-Taxon mit allen für die Familie charakteristischen Eigenschaften. Ein wichtiges Merkmal von *S. enterica* ist seine hohe Tenazität; die meisten Salmonellen sind in der Umwelt und auf oder in Lebensmitteln bis zu mehreren Monaten lebensfähig. *S. enterica* wächst in einem weiten Temperaturbereich (10 bis 47 °C) und wird durch Einfrieren nicht abgetötet. Taxonomisch gesehen besteht die Art aus sechs Subspezies, von denen nur zwei – *S. enterica* subsp. *enterica* und *S. enterica* subsp. *arizonae* – humanmedizinisch bedeutsam sind (**Tab. 40**). Alle Unterarten enthalten mehrere, zum Teil zahlreiche Serovare.

3 Bakteriologie

> **(Be-) merkenswertes**: Die serologische Typisierung der Salmonellen erfolgt nach dem so genannten *Kauffmann-White-Schema*, in dem Salmonellen aufgrund der Struktur ihrer O- und H-Antigene sowie des bei manchen Stämmen vorkommenden Kapselpolysaccharid(Vi)-Antigens geordnet und nach einer Seroformel als Serovare bezeichnet werden.

Tabelle 40: *Humanmedizinische Bedeutung der S.-enterica-Unterarten*

Unterart	Serovare	Humanmedizinische Bedeutung
S. enterica subsp. *arizonae*	Mehrere	opportunistische Krankheitserreger bei Patienten mit schweren Grunderkrankungen
S. enterica subsp. *diarizonae*	Mehrere	Tierpathogen, selten Humaninfektionen
S. enterica subsp. *enterica*	> 2500	Erreger enteritischer oder typhöser Salmonellosen
S. enterica subsp. *houtenae*	Mehrere	Tierpathogen
S. enterica subsp. *indica*	Mehrere	Tierpathogen, selten Humaninfektionen
S. enterica subsp. *salamae*	Mehrere	Tierpathogen

Die große medizinische Bedeutung der Salmonellen geht vor allem auf einige Serovare der Subspezies *S. enterica* subsp. *enterica* zurück. Mehr als 99 % aller aus dem Menschen und anderen Warmblütern isolierten *Salmonella*-Stämme gehören zu dieser Unterart. Die Serovare dieser Subspezies besitzen zum Teil eine unterschiedliche Virulenz, kommen an verschiedenen Standorten vor und verursachen zwei grundsätzlich unterschiedliche Krankheitsbilder, die enteritischen bzw. typhösen Salmonellosen (**Tab. 41**).

Tabelle 41: *Enteritische und typhöse Erkrankungen durch S. enterica subsp. enterica*

	Enteritische Salmonellosen	**Typhöse Salmonellosen**
Serovar	Bis zu 30 Serovare, S. Enteritidis und S. Typhimurium besonders häufig	S. Typhi, S. Paratyphi A, S. Paratyphi B, S. Paratyphi C
Erkrankung	Enteritis mit Diarrhö	Zyklische Allgemeininfektion
Reservoir	Tier	Mensch
Übertragung	Lebensmittel	Trinkwasser, seltener Lebensmittel

Fortsetzung nächste Seite

Tabelle 41: *Fortsetzung*

	Enteritische Salmonellosen	Typhöse Salmonellosen
Inkubationszeit	12 Stunden bis 2 Tage (Spannweite 6 Stunden bis 7 Tage)	1 bis 3 Wochen (Spannweite 4 bis 60 Tage)
Infektionsdosis	Mehr als 100.000 Erreger	Mindestens 1.000 Erreger
Dauer der Erkrankung	2 bis 4 Tage	2 bis 4 Wochen
Therapie	In der Regel symptomatisch	Antibakterielle Antiinfektiva
Immunität	Nein	Begrenzt
Prophylaxe	Lebensmittelhygiene	Impfung (kein sicherer Schutz)

Salmonella-Nomenklatur

Die Serovar-Namen der Subspezies *S. enterica* subsp. *enterica* werden häufig in gekürzter Form dargestellt. Zu diesem Zweck wird der Name des Serovars in der Bezeichnung des Taxons an die Stelle des Artnamens gerückt. Um zu verdeutlichen, dass der Serovar-Name kein Artname ist, wird sein Name nicht kursiv und sein Anfangsbuchstabe groß geschrieben. So ist beispielsweise *Salmonella enterica* subsp. *enterica* Serovar (ser.) *typhimurium* gleichbedeutend mit *Salmonella* Typhimurium, und *Salmonella enterica* subsp. *enterica* ser. *paratyphi A* gleichbedeutend mit *Salmonella* Paratyphi A. Die in **Tab. 41** vorkommenden Serovar-Namen sind ebenfalls in gekürzter Form dargestellt.

Enteritische Salmonellen/Salmonellosen

S. Enteritidis, *S.* Typhimurium und viele andere *S.-enterica-*subsp.*-enterica-*Serovare verursachen primär Enteritiden und werden daher als enteritische Salmonellen, die entsprechenden Erkrankungen als enteritische Salmonellosen bezeichnet. Enteritische Salmonellen sind die häufigste Ursache einer Lebensmittelvergiftung und derzeit in Deutschland nach *Campylobacter* die häufigsten Erreger bakteriell bedingter Enteritiden. Enteritische Salmonellen adhärieren mittels ihrer Fimbrien an Enterozyten des unteren Dünndarms, penetrieren diese und lösen eine lokale Entzündungsreaktion aus. Nach einer Inkubationszeit von wenigen Stunden bis zwei Tagen tritt ein abrupt einsetzender und meist wässriger, im weiteren Krankheitsverlauf zunehmend schleimig-blutiger Durchfall auf, der von Leibschmerzen, Übelkeit, Erbrechen, Kopfschmerzen und einem mäßig hohen Fieber begleitet sein kann. Bei schwerem Verlauf kann es zu Schüttelfrost, hohem Fieber und unter Umständen zu einem Kreislaufkollaps kommen. Bei circa 5 % aller Patienten gelangen die Erreger in den Blutkreislauf und können abszedierende Infektionen verursachen, die sich unter anderem als Perikarditis, Osteomyelitis oder als neurologische Störungen manifestieren.

> **(Be-) merkenswertes**: Ein höherer Anteil schwererer Verlaufsformen wird derzeit bei Erkrankungen durch zwei multiresistente Stämme beobachtet, die zum Serovar Typhimurium und Newport gehören und die sich seit den 1990er-Jahren vor allem in Nordamerika ausbreiten.

Enteritische Salmonellosen sind bei ansonsten Gesunden in der Regel selbstlimitierend, wobei die Symptome nach Stunden bis wenigen Tagen verschwinden. Die Keimausscheidung enteritischer Salmonellen dauert hingegen im Mittel drei bis sechs Wochen. Im Gegensatz zu typhösen Salmonellosen sind Dauerausscheider, also Personen, die die Erreger mindestens sechs Monate lang ausscheiden, selten.

> **(Be-) merkenswertes**: Jährlich erkranken in Deutschland mehr als 50.000 Menschen an enteritischen Salmonellosen. Das bei uns am häufigsten auftretende Serovar ist *S.* Enteritidis, gefolgt von *S.* Typhimurium. Diese beiden Serovare waren 2007 für mehr als 80 % aller *Salmonella*-bedingten Enteritiden verantwortlich.

Typhöse Salmonellen/Salmonellosen

S.-Typhi- und *S.*-Paratyphi- (A-, B-, C-) Stämme sind Erreger der typhösen Salmonellosen. Der von *S.* Typhi verursachte *Typhus abdominalis* und *S.* Paratyphi A, B und C hervorgerufene *Paratyphus* (Paratyphus A, B, C) sind lebensbedrohende zyklische Allgemeininfektionen, die in mehreren Stadien ablaufen und mit hohem Fieber, Kopfschmerzen, Diarrhö und Abdominalschmerzen einhergehen. Sie können fatale Schäden in zahlreichen Organen nach sich ziehen und neurologische Schäden verursachen. Zunächst gelangen die auf fäkal-oralem Weg übertragenen Salmonellen in den Dünndarm, wo einige Erreger das Dünndarmepithel durchdringen und eine geringgradige primäre Bakteriämie verursachen, sodass die Erreger über die Blutbahn in andere Organe gelangen. Innerhalb der bis zu 21-tägigen Inkubationszeit vermehren sich die Erreger in den mononukleären Zellen der Organe, bis die Phagozyten nach Erreichen einer kritischen Erregerzahl lysieren. Hierdurch entsteht eine hochgradige sekundäre Bakteriämie, in deren Verlauf sich zahlreiche Erreger in mononukleären Phagozyten vieler Organsysteme ansiedeln. Klinisch ist dieses Generalisationsstadium durch ein treppenartig ansteigendes Fieber auf 40 bis 41 °C mit Bewusstseinstrübung gekennzeichnet (griech. »typhos« – »Nebel«). Das Fieber bleibt als Kontinua, das heißt mit einer Temperaturschwankung von max. 1 °C, für ein bis zwei Wochen bestehen. In den befallenen Organen

(Organmanifestationsstadium) entwickeln sich Granulome aus erregerhaltigen Makrophagen und Lymphozyten, die so genannten Typhome. Diese verursachen je nach Organmanifestation unterschiedliche Symptome, so beispielsweise bei Eindringen in die Lunge Pneumonien und nach ZNS-Befall Meningitiden. Die Typhome können schließlich »einschmelzen«, was zu lebensgefährlichen Komplikationen führt.

Eine durchgemachte Typhuserkrankung hinterlässt eine begrenzte, etwa einjährige Immunität. Bei Aufnahme einer hinreichend hohen Erregerdosis kann die Immunität allerdings jederzeit aufgehoben werden.

> **(Be-) merkenswertes**: Jährlich erkranken weltweit etwa 22 Millionen Menschen an Typhus und 5,5 Millionen an Paratyphus, wobei vor allem Kinder und junge Erwachsene in weniger entwickelten Regionen betroffen sind. In Deutschland sind typhöse Salmonellosen mittlerweile relativ selten, werden aber des Öfteren nach Auslandsaufenthalten importiert. Das natürliche Reservoir typhöser Salmonellen ist der Mensch.

Antiinfektiva-Empfindlichkeit

S. enterica ist gegenüber nahezu allen Antiinfektiva mit einer Wirkung auf gramnegative Bakterien natürlicherweise sensibel. Sekundärresistenzen treten regional in stark unterschiedlicher Häufigkeit auf und können zahlreiche Antiinfektiva betreffen.

Von besonderer klinischer Bedeutung ist die in den vergangenen Jahren vor allem in Nordamerika zu beobachtende weite Verbreitung zweier multiresistenter (multidrug-resistant, MDR) enteritischer Stämme, die häufig systemische Infektionen verursachen und entsprechend ihrer Resistenzausstattung als *S.* Typhimurium MDR-ACSSuT – entsprechende Erreger sind mindestens gegenüber Ampicillin, Chloramphenicol, Streptomycin, Sulfonamiden und Tetracyclin resistent – und *S.* Newport MDR-AmpC (zusätzliche Resistenz gegen Amoxicillin-Clavulanat und verminderte Empfindlichkeit gegenüber Ceftriaxon) bezeichnet werden. Letztgenannte Stämme besitzen eine Plasmid-codierte AmpC-β-Lactamase.

Bei typhösen *Salmonella*-Stämmen sind Sekundärresistenzen gegenüber Aminopenicillinen und Co-trimoxazol in vielen Regionen weit verbreitet. Dramatisch ist die Resistenzsituation gegenüber Chloramphenicol, das wegen seiner Kostengünstigkeit (und ungeachtet seiner Toxizität) in vielen tropischen Endemiegebieten noch immer für die Typhus-Therapie eingesetzt wird. In einigen Regionen Afrikas sind mehr als 90 % aller typhösen Salmonellen Chloramphenicol-resistent.

Behandlungsprinzipien

Bei der Behandlung enteritischer Salmonellosen wird bei ansonsten gesunden Erwachsenen und größeren Kindern keine antibakterielle Therapie durchgeführt, da diese die akuten Symptome nicht beeinflusst und die Ausscheidungszeit der Erreger sogar verlängert. In der Regel sind symptomatische Maßnahmen, insbesondere Wasser- und Elektrolytersatz, ausreichend. Eine antibakterielle Behandlung sollte hingegen bei systemischen Verlaufsformen, im ersten Lebensjahr, bei Patienten mit schweren Grunderkrankungen, nach Organtransplantationen oder im höheren Lebensalter vorgenommen werden. Im Gegensatz zur Therapie enteritischer Salmonellosen ist für die Behandlung des Typhus und Paratyphus die Gabe antibakterieller Antiinfektiva unabdingbar. Durch eine adäquate antibakterielle Therapie kann die Letalität des Typhus von 15 auf unter 1 % gesenkt werden. Als Therapeutikum der Wahl gilt beim Erwachsenen Ciprofloxacin.

Prophylaxe

Enteritischen Salmonellosen kann durch eine adäquate Lebensmittel- und Küchenhygiene vorgebeugt werden. Hierzu gehören das Durchgaren von Geflügel, das Abkochen von Eiern und das Vermeiden langer Lagerzeiten Rohei enthaltender Nahrungsmittel (z. B. Eischäume, Mayonnaise, Speiseeis, Konditoreiwaren) bei Raumtemperatur. Allgemeine präventive Maßnahmen vor typhösen Salmonellosen umfassen vor allem eine adäquate Trinkwasser- und Nahrungsmittelhygiene. Dauerausscheider dürfen nicht im Lebensmittelgewerbe arbeiten.

Durch orale Anwendung eines lebenden, abgeschwächten S.-Typhi-Stamms wird ein 60 %-iger Impfschutz gegen Typhus für mindestens ein Jahr erreicht. Darüber hinaus existiert eine parenterale Schutzimpfung mit einer aus gereinigtem Vi-Kapselpolysaccharid bestehenden Vakzine. Diese Impfung bietet ebenfalls einen 60 %-igen, etwa zwei- bis dreijährigen Impfschutz. Eine Impfung gegen Typhus schützt nicht gegen Paratyphus.

Problem der Dauerausscheider

Typhöse Salmonellen können nach Ausheilung der Infektion in der Gallenblase und den Gallengängen der Leber verbleiben. Nach einer durchgemachten Typhus-Erkrankung scheiden bis zu 6 % der Patienten zum Teil lebenslang die Erreger mit dem Stuhl aus und bilden daher eine Infektionsgefahr für ihre Umgebung. Für die Sanierung von Dauerausscheidern wird die Gabe von Ciprofloxacin (vier Wochen) oder Ceftriaxon (zwei Wochen) empfohlen.

3.6.7 Nicht-fermentierende, gramnegative Bakterien

3.6.7.1 Allgemeine Kennzeichen

Nicht-fermentierende, gramnegative Bakterien (synonyme Kurzform: Nonfermenter) sind anspruchslose Bakterien, die Kohlenhydrate ausschließlich oxidativ metabolisieren. Sie verwenden ausnahmslos Sauerstoff als finalen Elektronenakzeptor ihrer Atmungskette und sind daher obligat aerob. Bei mikroskopischer Betrachtung kommen die Bakterien einzeln oder gruppenweise vor und haben meist eine stäbchenförmige Gestalt (**Abb. 44**, S. 185). Nonfermenter bilden im Gegensatz zu den Enterobacteriaceae keine eigene Bakterienfamilie, sondern eine heterogene Bakteriengruppe, zu der mehrere Familien und zahlreiche Gattungen und Arten gehören. Sie sind in der Natur weit verbreitet und können je nach Spezies im Wasser, in Böden, auf Pflanzen und Früchten, als natürlicher Bestandteil der Haut- oder Intestinalflora von Mensch und Tier und aufgrund ihrer hohen Tenazität und ihres geringen Nährstoffbedarfs häufig auch in Bereichen und Produkten des häuslichen Umfelds vorkommen. Viele Nonfermenter bilden Pigmente, was zur Tenazität der Bakterien beiträgt (Schutz vor UV-Licht). Kennzeichen vieler Nonfermenter ist eine natürliche Resistenz gegenüber zahlreichen Antiinfektiva, zu der häufig auch sekundär erworbene Resistenzeigenschaften hinzutreten. Wichtige Gruppenmerkmale zeigt **Tab. 42**.

Tabelle 42: *Wichtige Kennzeichen der Nonfermenter*

Merkmal	Ausprägung
Gramfärbung/Morphologie	Meist stäbchenförmig, seltener kokkoide Formen oder Kokken
Verhalten gegenüber O_2	Obligat aerob
Katabolismus	Respiratorisch
Beweglichkeit	durch meist polare Begeißelung beweglich oder unbeweglich
Ruheformen	Keine Sporen
Katalase/Oxidase	Meist Katalase-positiv/Oxidase-positiv oder -negativ (artspezifisch)
Kultur	in der Regel »anspruchslos«
Generationszeit	Meist kurz
Umwelttoleranz	In der Regel hohe Tenazität
Antiinfektiva-Empfindlichkeit	Natürlicherweise häufig multiresistent, Sekundärresistenzen häufig
Besondere Stoffwechselleistungen	Häufig Nitratreduktion zu Nitrit oder N_2
Weitere Besonderheiten	Häufig Pigmentbildung

3.6.7.2 Medizinische Bedeutung und klinisch relevante Arten

Nonfermenter sind bis auf wenige Ausnahmen fakultativ pathogene Bakterien, die vor allem im Krankenhaus und dort insbesondere bei Kindern, alten Menschen und Abwehrgeschwächten Erkrankungen hervorrufen. Sie sind in der Regel schwach virulent, verursachen aber durch ihre natürliche Multiresistenz gegenüber Antiinfektiva erhebliche Probleme bei der Behandlung der durch sie verursachten Erkrankungen. Die mit Abstand medizinisch bedeutsamste Art dieser Bakteriengruppe ist *Pseudomonas aeruginosa*, aber auch andere Mikroben wie *Acinetobacter baumannii*, Spezies des *Burkholderia-cepacia*-Komplexes und *Stenotrophomonas maltophilia* gewinnen zunehmend an Bedeutung.

3.6.7.3 *Pseudomonas aeruginosa*

P. aeruginosa ist der »Prototyp« eines Hospitalismuskeims und gehört zu den meistisolierten Erregern nosokomialer Infektionen. Nach Schätzungen werden in Deutschland jedes Jahr 9 bis 12 % aller Krankenhausinfektionen durch *P. aeruginosa* verursacht. Auf Intensivstationen ist *P. aeruginosa* nach *Staphylococcus aureus* der häufigste Krankheitserreger überhaupt (**Abb. 33**, S. 124). Besonders häufig tritt *P. aeruginosa* als Erreger nosokomialer Pneumonien, Haut- und Wundinfektionen sowie Erkrankungen des Urogenitaltraktes in Erscheinung. *P. aeruginosa* verursacht zudem etwa 3 % aller septischen Infektionen. Die mit *P. aeruginosa* assoziierte Sepsis zeigt die höchste Letalität aller Sepsisformen.

Eigenschaften des Erregers und Pathogenitätsfaktoren

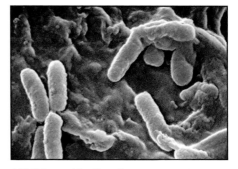

Abbildung 44: *Pseudomonas aeruginosa*

P. aeruginosa ist ein monopolar-monotrich begeißeltes, stäbchenförmiges, in einfachen Nährmedien leicht kultivierbares Oxidase-positives Bakterium. Es bildet gelbgrüne Pyoverdine und blaugrüne Pyocyanine, die für die grünliche Farbe des *Pseudomonas*-Eiters verantwortlich sind (lat. »aerugo« – »Grünspan«). *P.-aeruginosa*-Kulturen sind zudem oft an einem süßlichen Geruch zu erkennen, der auf den Duftstoff o-Aminoacetophenon zurückgeht. *P. aeruginosa* ist eines der anspruchslosesten und gegenüber Umwelteinflüssen widerstandsfähigsten Bakterien überhaupt und in der Umwelt entsprechend weit verbreitet. Das Bakterium kommt vorzugsweise an feuchten Standorten vor (»Nasskeim«), die wenigstens Spuren organischer

Verbindungen enthalten. Neben verschiedenen Wässern, Pflanzen und dem Dickdarm gesunder Menschen stellen Kosmetika, Putzutensilien, Flüssigkeiten zum Aufbewahren von Kontaktlinsen, Waschbecken, Luftbefeuchter, Schläuche von Beatmungs- und Inhalationsgeräten, Dialyseeinrichtungen und -flüssigkeiten sowie sogar einige Desinfektionsmittel Lebensräume für *P. aeruginosa* dar. Bei hospitalisierten Patienten steigt die Wahrscheinlichkeit einer Kolonisation mit *P. aeruginosa* mit der Dauer des Aufenthalts kontinuierlich an. Die Besiedlung erfolgt dabei primär an feuchten Stellen der Haut, bei Intensivpatienten wird zudem häufig der obere Respirationstrakt kolonisiert.

P. aeruginosa bildet eine Reihe unterschiedlicher Pathogenitätsfaktoren, zu denen Adhärenz vermittelnde Faktoren, die Invasivität des Erregers fördernde Enzyme und Exotoxine gehören (**Tab. 43**). Zudem wirken die bei der Zelllysis freigesetzten Lipopolysaccharide als Endotoxine.

Tabelle 43: *Wichtige Pathogenitätsfaktoren von P. aeruginosa*

Faktor	Wirkung/Funktion
Lipopolysaccharide	Endotoxinwirkung
Verschiedene Fimbrien	Adhäsionsfaktoren
Alginat (Polymer aus Mannuron- und Guluronsäure)	Biofilmbildung, Inhibierung der Phagozytose, Aktivitätssteigerung bestimmter Proteasen
Proteasen: Elastase, alkalische Protease u. a.	Zerstörung von Haut-, Lungen- und Kornealgewebe (→ Steigerung der Invasivität)
Zytolytische Toxine: Phospholipase C, Rhamnolipid u. a.	Zerstörung verschiedener Zelltypen, einschließlich polymorphkerniger Granulozyten (→ erschwerte Phagozytose)
Exotoxine: Exotoxin A, Exoenzym S	Hemmung der Proteinbiosynthese (AB-Toxine)

Krankheitsbilder

Trotz seiner Ausstattung mit zahlreichen Pathogenitätsfaktoren verursacht *P. aeruginosa* hauptsächlich Erkrankungen bei Patienten mit Abwehrschwäche, insbesondere im Intensivpflegebereich, auf Verbrennungsstationen und im hämatologisch-onkologischen Bereich. Sehr häufig entwickeln sich *Pneumonien* infolge einer sekundären Besiedlung des Pharynx. Sie gehen nicht selten in eine *Sepsis* über und enden dann meist tödlich. Weit verbreitet sind *P.-aeruginosa*-Infektionen bei Mukoviszidose-Patienten, da bei ihnen der Sekretabfluss aus der Lunge gestört ist (→ *Burkholderia-cepacia*-Komplex in **3.6.7.4**).

Septische Infektionen entwickeln sich häufig auch aus Harnwegs- oder Hautinfektionen. *P. aeruginosa* kommt als Erreger nosokomialer *Harnwegsinfektionen* vor allem bei Patienten mit Dauerkathetern oder nach durchgemachter Nierentransplantation vor. *Hautinfektionen* mit *P. aeruginosa* entwickeln sich häufig bei Patienten mit großflächigen Hautdefekten, wie sie zum Beispiel nach Brandverletzungen vorkommen. In Krankenhäusern ebenfalls häufig sind Früh- und Neugeborenen-Infektionen mit *P. aeruginosa*, die sich meist als schwere Erkrankungen (z. B. Sepsis, Meningitis, Pneumonie) mit hoher Letalität manifestieren. Darüber hinaus verursacht *P. aeruginosa* verschiedene *Otitiden* und *ophthalmologische Krankheitsbilder*. So ist *P. aeruginosa* der häufigste bakterielle Erreger der chronischen Mittelohrentzündung (Otitis media chronica) und nahezu der einzige Erreger der akuten Otitis externa, also von akuten Entzündungen im äußeren Gehörgang. Augeninfektionen mit *P. aeruginosa* werden besonders häufig bei Trägern von Kontaktlinsen beobachtet und sind in der Regel mit einer Kontamination der Aufbewahrungsflüssigkeit sowie kleinsten Hornhautverletzungen assoziiert.

Antiinfektiva-Empfindlichkeit

P. aeruginosa ist gegenüber zahlreichen Antiinfektiva mit einer Wirksamkeit auf gramnegative Bakterien natürlich resistent. Eine intrinsische Resistenz besteht beispielsweise gegenüber zahlreichen β-Lactamen und Tetracyclinen; sie beruht auf der Expression natürlicherweise vorkommender β-Lactamasen und Effluxproteinen. Von den in Deutschland verfügbaren β-Lactamen zeigen nur Acylureidopenicilline, Aztreonam, Cephalosporine der Ceftazidim-Gruppe sowie Carbapeneme (mit Ausnahme von Ertapenem) eine potenzielle *Pseudomonas*-Aktivität. Darüber hinaus ist *P. aeruginosa* gegenüber einigen Aminoglykosiden und Fluorchinolonen natürlich sensibel. Bemerkenswerterweise wurde in den 1990er-Jahren ein zum Teil steiler Anstieg in der Resistenzprävalenz gegenüber zahlreichen Antiinfektiva mit einer potenziellen *Pseudomonas*-Wirksamkeit beobachtet; dieser Trend scheint sich glücklicherweise in den ersten Jahren des neuen Jahrtausends nicht fortzusetzen (**Tab. 44**). Molekulare Grundlage dieser sekundären Resistenzen ist der Erwerb von Genen für verschiedene β-Lactamasen, Effluxproteine, Aminoglykosid-modifizierende Enzyme und andere Resistenzmechanismen.

Tabelle 44: *Resistenzhäufigkeit von P. aeruginosa gegenüber ausgewählten Antiinfektiva in Mitteleuropa* (PEG-Daten)

	2004	2007		2004	2007
β-Lactame			**Aminoglykoside**		
• Piperacillin/Tazobactam	14	14	• Amikacin	3,8	1,2
• Ceftazidim	14	12	• Gentamicin	12	9,5
• Meropenem	2,8	3,4	• Tobramycin	5,9	4,5
Andere Antiinfektiva					
• Ciprofloxacin	22	18			

Angegeben ist der Anteil resistenter Stämme [%], gerundete Werte.

Prophylaxe

Der konsequenten Einhaltung allgemeiner Hygienevorschriften kommt insbesondere in Klinikbereichen mit besonders gefährdeten Patienten eine große Bedeutung zu. Aufgrund des nahezu ubiquitären Auftretens von *P. aeruginosa* sind soweit wie möglich alle für eine Infektion in Frage kommenden Bereiche in entsprechenden Stationen einschließlich Schläuchen, Kathetern und Instrumenten sorgfältig mit *Pseudomonas*-wirksamen (!) Detergenzien zu desinfizieren. Da die Übertragung des Erregers häufig durch die Hände des im Krankenhaus arbeitenden Personals erfolgt, ist insbesondere auf eine adäquate Händehygiene zu achten.

3.6.7.4 *Acinetobacter* spp., *Stenotrophomonas maltophilia*, *Burkholderia-cepacia*-Komplex

Acinetobacter-Arten

Nach *Pseudomonas aeruginosa* sind *Acinetobacter*-Arten wie z. B. *A. baumannii* die häufigsten mit Erkrankungen des Menschen assoziierten Nonfermenter. Diese meist nicht pigmentierten, unbeweglichen Oxidase-negativen Bakterien zeigen eine hohe Tenazität und kommen wie *P. aeruginosa* nahezu ubiquitär vor. In den letzten Jahren kam es zu einer starken Zunahme von *Acinetobacter*-Erkrankungen, die vor allem im intensivmedizinischen Krankenhausbereich bei Immunsupprimierten, katheterisierten Patienten und Personen mit schweren Grunderkrankungen auftraten. Bei diesen Patienten verursachen *Acinetobacter*-Stämme vor allem Pneumonien, Sepsen und Harnwegsinfektionen, zudem kommen komplizierte Haut- und Weichgewebsinfektionen, Meningitiden, Endokarditiden und ZNS-Infektionen gehäuft vor. Darüber hinaus gehörten *Acinetobacter*-Stämme in den letzten Jahren bei im Irak oder Afghanistan stationierten Soldaten zu den häufigsten Erregern von Wundinfektionen.

> **(Be-) merkenswertes**: Der Nachweis von *Acinetobacter*-Stämmen bei hospitalisierten Patienten gilt als Indikator schwerer Erkrankungen, die mit einer 20- bis 50 %-igen Letalität behaftet sind. Hierbei ist häufig nicht unterscheidbar, ob die Stämme die Infektion verursachen oder den Patienten »lediglich« kolonisieren.

Acinetobacter-Stämme exprimieren je nach Spezies unterschiedliche Pathogenitätsfaktoren, wobei häufig Adhäsine und verschiedene gewebsschädigende Enzyme wie Kollagenasen gebildet werden.

Die natürliche Multiresistenz gegenüber Antiinfektiva umfasst Aminopenicilline, viele Cephalosporine, ältere Chinolone wie Norfloxacin sowie Fosfomycin. Durch den Erwerb von Genen für unterschiedliche Resistenzdeterminanten können *Acinetobacter*-Stämme (je nach Region, Krankenhaus und Krankenhausbereich) gegenüber den meisten einsetzbaren Antiinfektiva sekundär resistent sein. So vermögen *Acinetobacter*-Stämme zumeist auf Transposons vorliegende Gene für β-Lactamasen der Klassen A, B und D sowie verschiedene Effluxproteine zu erwerben und können so, da sie auch eine natürlicherweise vorkommende Klasse-C-β-Lactamase besitzen, (theoretisch) gegenüber allen β-Lactamen resistent sein. (Die β-Lactamresistenz von *Acinetobacter* beruht wie bei *P. aeruginosa* auf der Bildung verschiedener Mechanismen.)

Aufgrund der natürlichen und sekundären Multiresistenz ist die antibakterielle Therapie von *Acinetobacter*-Erkrankungen streng nach dem Antibiogramm auszurichten.

> **(Be-) merkenswertes**: Trotz Bildung einer natürlichen AmpC-β-Lactamase sind *Acinetobacter*-Stämme häufig gegenüber Aminopenicillin-β-Lactamase-Inhibitor-Kombinationen sensibel. Dies liegt daran, dass β-Lactamase-Inhibitoren wie Sulbactam oder Clavulansäure gegenüber *Acinetobacter* eine eigene antibakterielle Aktivität besitzen.

Stenotrophomonas maltophilia

S. maltophilia ist ein pigmentiertes, durch polare Begeißelung bewegliches, Oxidase-negatives Stäbchenbakterium. Auf festen Medien wächst es zunächst in Form transparenter Kolonien, die sich später durch Bildung eines bromierten Polyen-Pigments (Xanthomonadin) gelb verfärben. *S. maltophilia* ist in der Natur weit verbreitet und verursacht als opportunistischer Krankheitserreger vor allem bei Patienten in der Intensivmedizin und bei Immunsupprimierten mit zunehmender Häufigkeit schwere Erkrankungen wie beispielsweise Pneumonien und septische Infektionen. Die Erregerübertragung erfolgt meist über exogene Quellen wie z. B. die Hände des im Krankenhaus arbeitenden Personals, medizinische Instrumente, Hämodialyseflüssigkeit, Aerosole sowie über antiseptische Lösungen wie Chlorhexidin. Zu den Pathogenitätsfaktoren gehören vor allem sekregierte Enzyme, beispielsweise Proteasen, Elastasen, Hyaluronidasen und Lipasen.

S. maltophilia ist gegenüber zahlreichen Antiinfektiva wie z. B. vielen β-Lactamen (Aminopenicilline, einige Cephalosporine, Imipenem) und Aminoglykosiden natürlicherweise resistent. Zu den natürlichen Resistenzen tragen wenig spezifische Resistenzmechanismen wie die geringe Membranpermeabilität und unspezifische Effluxpumpen sowie spezifische Mechanismen wie mehrere Aminoglykosid-modifizierende Enzyme und zwei synergistisch wirkende, chromosomal codierte β-Lactamasen – ein Klasse-A-Enzym (L2) und eine Carbapenemase (L1) – bei.

Burkholderia-cepacia-Komplex

Der *B.-cepacia*-Komplex umfasst mindestens zehn nahezu ubiquitär verbreitete, meist pigmentierte und durch lophotriche Begeißelung bewegliche Oxidase-positive Arten, die als opportunistische Krankheitserreger mit hoher Tenazität zunehmend Bedeutung erlangen. Die größte medizinische Relevanz besitzen sie als Erreger schwerer Atemwegsinfektionen bei Mukoviszidose-Patienten. Ihr Auftreten im Respirationstrakt bedingt eine bis zu 90 %-ige Letalität. Die Erreger werden aerogen übertragen, wobei in erster Linie kontaminierte Krankenhausgeräte (insbesondere Vernebler) sowie kolonisierte Mukoviszidose-Patienten, aber auch Desinfektionsmittel eine wichtige Infektionsquelle darstellen. Mittels verschiedener Oberflächenstrukturen adhärieren die Erreger an Respirationstraktschleim und Epithelzellen der Atemwege, in denen sie sich anschließend vermehren. Klinisch zeigen sich die Infektionen durch hohes Fieber und eine fortschreitende Abnahme der Lungenfunktion.

Die meisten Arten im *B.-cepacia*-Komplex sind gegenüber zahlreichen Antiinfektiva wie beispielsweise Aminoglykosiden, Tetracyclinen, Fosfomycin und vielen β-Lactamen (z. B. Aminopenicilline +/- Clavulansäure, einige Cephalosporine) natürlicherweise resistent. *In vitro* meist wirksame Substanzen wie Cephalosporine der Cefotaxim- und Ceftazidim-Gruppe zeigen bei Mukoviszidose-Patienten keine oder nur geringe Wirkung, da die Erreger im Schleim häufig innerhalb schwer zugänglicher Biofilme auftreten. Da eine Erregereradikation aus dem Respirationstrakt nur ausnahmsweise gelingt, stellen Maßnahmen, die der Freihaltung der Atemwege dienen (Bronchialtoilette), nach wie vor die wichtigste Behandlungsoption dar. Um eine Besiedlung nicht-kolonisierter Mukoviszidose-Patienten mit Stämmen aus dem *B.-cepacia*-Komplex zu unterbinden, müssen im Krankenhaus mit *B. cepacia* kolonisierte unbedingt von nicht kolonisierten Patienten isoliert werden.

> **Mukoviszidose**
>
> Mukoviszidose (Syn.: Zystische Fibrose) ist eine autosomal rezessiv vererbte Erkrankung, die zu einer generalisierten Störung des sekretorischen Epithels aller exokrinen Drüsen führt. Sie wird vielfach durch Mutationen im CFTR[a]-Gen, das für zelluläre Salz- und Wassertransportvorgänge notwendig ist, ausgelöst. Die Mutationen bedingen Veränderungen in zahlreichen Organsystemen. Im Respirationstrakt kommt es zur Bildung zähen Schleims, der die Selbstreinigungsfunktion der Alveolen beeinträchtigt. Darüber hinaus siedeln sich Bakterien an, die chronische Entzündungen hervorrufen, die Struktur des Lungengewebes verändern und somit wesentlich zur schließlich auftretenden Lungeninsuffizienz beitragen. In der Regel 2 bis 5 %, bisweilen auch bis zu 15 % aller »älteren« Mukoviszidose-Patienten sind mit Stämmen aus dem *B.-cepacia*-Komplex besiedelt.

[a] Abkürzung für Cystic-Fibrosis-Transmembrane-Conductance-Regulator

3.6.8 Weitere Bakterien

3.6.8.1 *Bacillus anthracis* und *B. cereus*

Erregereigenschaften/Pathogenitätsfaktoren

Bacillus-Arten sind grampositive, aerobe, häufig Ketten bildende Stäbchen (**Abb. 45**), die aufgrund ihrer Fähigkeit zur Endosporenbildung eine hohe Tenazität besitzen. Unter den zahlreichen beschriebenen Spezies sind das obligat pathogene Bakterium *B. anthracis* als Erreger des *Milzbrandes* sowie die fakultativ pathogene Art *B. cereus* als häufige Ursache von *Lebensmittelintoxikationen* und gelegentlich invasiver Infektionen humanmedizinisch besonders bedeutsam.

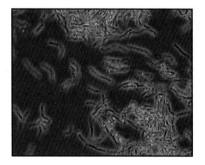

Abbildung 45: *Bacillus anthracis* – Endosporen sind als »Lichtpunkte« erkennbar

> **(Be-) merkenswertes**: Die Endosporen vieler *Bacillus*-Arten dienen als Bioindikatoren bei der Sterilisation und Desinfektion (→ **3.2.7.3**)
>
> Endosporen von *B. anthracis* gelten aufgrund ihrer Haltbarkeit (sie sind Jahrzehnte keimfähig), ihres nahezu ubiquitären Vorkommens (Boden) und der mit der vegetativen Form assoziierten schweren Krankheitsbilder zudem als mögliche biologische Waffe. Milzbrandsporen können einfach gelagert und mit fatalen Folgen großflächig ausgebracht werden: Bei B-Waffenversuchen mit Milzbrandsporen im 2. Weltkrieg kontaminierte Gegenden sind noch immer unbewohnbar.

Die wichtigsten Pathogenitätsmechanismen von *B. anthracis* sind das Anthraxtoxin (ein Exotoxin) sowie die von vielen Stämmen gebildete Glutaminsäurekapsel. Zu den Pathogenitätsfaktoren von *B. cereus* gehören ein hitzestabiles emetisches Toxin und mehrere Enterotoxine (»Diarrhö-Toxine«), die zusammen für Lebensmittelintoxikationen verantwortlich sind, sowie verschiedene Zelltypen und Bindegewebe zerstörende Exotoxine. Letztere spielen bei invasiven Erkrankungen eine wichtige Rolle.

Erkrankungen/Therapie/Prophylaxe

Der Milzbrand ist eine so genannte Zoonose, da die Sporen durch den direkten oder indirekten Kontakt mit erkrankten oder verstorbenen Weidetieren übertragen werden. Die Aufnahme in den Körper erfolgt dabei meist über Hautläsionen, seltener durch Ingestion oder Inhalation. Entsprechend manifestieren sich die meisten Infektionen als *Hautmilzbrand* (mehr als 90 % aller natürlichen Infektionen). Bei diesem entwickelt sich 24 bis 48 Stunden nach Aufnahme des Erregers eine juckende, als Pustula maligna bezeichnete Papel (lokalisierter Hautmilzbrand), deren Zentrum schwarz-nekrotisch zerfällt. Infolge einer Ausschwemmung des Anthraxtoxins in die Blutbahn (Toxinämie) kommt es zum systemischen Hautmilzbrand, der unbehandelt in bis zu 40 % aller Fälle tödlich endet. Eine noch höhere Letalität wird beim *Darm- und Lungenmilzbrand* beobachtet.

Die fast immer selbstlimitierenden Lebensmittelintoxikationen durch *B. cereus* äußern sich zunächst in Erbrechen, zu dem es wenige Stunden nach Aufnahme der kontaminierten Nahrung kommt. 10 bis 12 Stunden nach der Nahrungsaufnahme werden wässrige Durchfälle, Übelkeit und Bauchschmerzen beobachtet. Invasive Lokalinfektionen wie Pneumonien und Endokarditiden können entstehen, wenn Endosporen von *B. cereus* in Wunden gelangen.

Aufgrund der ungünstigen Prognose des Milzbrandes ist eine sofortige antibakterielle Therapie bereits beim Erkrankungsverdacht indiziert. *B. anthracis* ist natürlicherweise gegenüber zahlreichen Antiinfektiva wie Tetracyclinen, Chinolonen (Ciprofloxacin) und Penicillin G sensibel. Für die Behandlung des lokalisierten Hautmilzbrandes wird in der Regel Ciprofloxacin (oral) eingesetzt. Eine chirurgische Behandlung der beim Hautmilzbrand auftretenden Hautläsionen ist aufgrund der Gefahr der Toxinausschwemmung streng kontraindiziert. Für die Milzbrandprävention steht ein *Lebendimpfstoff* aus abgeschwächten *B.-anthracis*-Stämmen für exponierte Personen (z. B. Tierärzte) zur Verfügung. Darüber hinaus existiert eine *postexpositionelle Chemoprophylaxe* mit Ciprofloxacin, Doxycyclin oder Amoxicillin.

Lebensmittelinfektionen durch *B. cereus* werden symptomatisch mittels Flüssigkeits- und Elektrolytsubstitution behandelt. Eine nach dem Antibiogramm auszurichtende antibakterielle Therapie ist bei invasiven Lokalinfektionen mit *B. cereus* indiziert.

3.6.8.2 Corynebacterium diphtheriae

Erregereigenschaften/Pathogenitätsfaktoren

C. diphtheriae ist ein grampositives, fakultativ anaerobes, unbewegliches, leicht gekrümmtes Stäbchen, das ausschließlich beim Menschen vorkommt. Mit dem Prophagen β lysogenisierte Stämme besitzen das tox⁺-Gen, dessen Genprodukt (Diphtherietoxin, ein Exo- und AB-Toxin) für das Krankheitsbild der Diphtherie verantwortlich ist. Stämme ohne tox⁺-Gen verursachen keine Diphtherie. *C. diphtheriae* ist nicht der einzige, aber bei weitem wichtigste Diphtherie-Erreger. Neben dem Diphtherietoxin gehören verschiedene adhäsiv wirkende Faktoren, die eine Ansiedlung des Bakteriums im Rachenraum ermöglichen, zu den Pathogenitätsfaktoren dieser obligat pathogenen Bakterienart.

Krankheitsbild/Therapie/Prophylaxe

Die Diphtherie ist eine seit dem Altertum bekannte schwere Erkrankung, die auf der systemischen Wirkung des Diphtherietoxins beruht, das von toxigenen, an der Rachenmukosa adhärierenden Erregern gebildet wird. *C. diphtheriae* wird in der Regel aerogen durch Tröpfcheninfektion übertragen und kolonisiert die Rachenschleimhaut. Das zunächst lokal wirkende Exotoxin zerstört die Epithelzellen in der Umgebung der Ansiedlungsstelle. Klinisch kommt es nach einer zwei- bis viertägigen Inkubationszeit zu Halsschmerzen, Schluckbeschwerden und wenig später zur Ausbildung eines membranartigen Belags, der von den Tonsillen auf Gaumen und Rachen übergreift. Beim Versuch des Ablösens dieser so genannten Pseudomembran werden charakteristische Blutungen mit nachfolgender »Rachenbräune« beobachtet. Im weiteren Krankheitsverlauf kann es zur Ausbildung eines ödematös verdickten Halses (Cäsarenhals) und bei weiterer Ausbreitung der Pseudomembran zur Kehlkopfdiphtherie (Diphtheriekrupp) mit schwerer Atemnot kommen. Infolge der systemischen Ausbreitung und Wirkung des Diphtherietoxins können Myokarditis, Nierenversagen und Schädigungen des peripheren Nervensystems auftreten. Zu spät therapierte Erkrankungen enden nicht selten tödlich. Der Tod tritt infolge von Herzversagen aufgrund der Zerstörung von Herzmuskelzellen oder als Folge einer Atemwegsobstruktion ein.

Die wichtigste therapeutische Maßnahme ist die unverzügliche Gabe von *Diphtherie-Antitoxin* als Immunserum vom Pferd. Hierbei ist der klinisch begründete Verdacht auf die Erkrankung ausreichend. Zeitgleich mit der Antitoxingabe ist eine antibakterielle Therapie mit Penicillin G oder Erythromycin (bei Penicillin-Allergie) einzuleiten.

> **(Be-) merkenswertes**: Da sich die antibakterielle Therapie ausschließlich gegen den Erreger, nicht aber gegen dessen Toxin richtet, kann sie die Antitoxingabe nicht ersetzen.

Bei Diphtheriekrupp sind zur Freihaltung der Atemwege eine Intubation oder Tracheotomie sowie Maßnahmen zur Stabilisierung des Kreislaufs erforderlich. Wichtigste präventive Maßnahme ist die Schutzimpfung mit einem Formalininaktivierten Toxin (*Toxoid-Vakzine*). Die Impfung sollte in der Regel in Kombination mit der Tetanus- sowie – bei vorliegender Indikation – Keuchhustenimpfung (DPT-Vakzine) durchgeführt werden. Die Diphtherie-Impfung schützt gegen die fatalen Wirkungen des Diphtherietoxins, nicht jedoch gegen die Besiedlung des Rachenraums mit dem Erreger.

3.6.8.3 *Bordetella pertussis*

Erregereigenschaften/Pathogenitätsfaktoren

B. pertussis, der Erreger des Keuchhustens, ist ein gramnegatives, aerobes, unbewegliches Stäbchen, das sich auf dem Epithel der Atemwegsschleimhäute des Menschen vermehrt. Die zahlreichen Exotoxine (Pertussis-Toxin, Trachea-Zytotoxin, filamentöses Hämagglutinin, Pertactin, hitzelabiles Toxin, Adenylatzyklase-Toxin) verursachen eine lokale Zerstörung der Mukosa, Gewebeschäden und verschlechtern die lokale Immunabwehr. Der Mensch ist das einzig natürlich vorkommende Reservoir.

Krankheitsbild/Therapie/Prophylaxe

Der »klassische« Keuchhusten ist eine mehrere Wochen bis Monate andauernde Erkrankung, die in mehrere Stadien eingeteilt wird. Nach Übertragung des Erregers durch Tröpfcheninfektion und einer bis zu dreiwöchigen Inkubationszeit kommt es zur Ausbildung des *Stadium catarrhale* (Dauer ein bis zwei Wochen), in dem an einen grippalen Infekt ähnelnde Symptome (Schnupfen, leichter Husten, Schwächegefühl, gelegentlich mäßiges Fieber) auftreten. Im anschließenden *Stadium convulsivum* (Dauer vier bis sechs Wochen) werden in Anfällen auftretende Hustenstöße (der so genannte Stakkatohusten), gefolgt von einem respiratorischen Ziehen, beobachtet. Das der Erkrankung ihren Namen gebende »Keuchen« kommt bei der Erstinfektion von Kindern in etwa der Hälfte aller Fälle vor und ist durch das plötzliche Einatmen gegen den geschlossenen Stimmapparat am Ende eines Anfalls bedingt. Im *Stadium decrementi* (Dauer bis 12 Wochen) wird ein langsames Abklingen der Hustenanfälle beobachtet. Die klassischen Stadien findet man zumeist bei einer Erstmanifestation und insbesondere im Kindesalter.

Bei Erwachsenen und Jugendlichen tritt Keuchhusten häufig als Wochen bis Monate persistierender Husten ohne Hustenanfälle auf.

> **(Be-) merkenswertes**: Der als klassische »Kinderkrankheit« bekannte Keuchhusten ist in Deutschland inzwischen eine Erkrankung des Jugend- und Erwachsenenalters geworden. So traten in den neuen Bundesländern zwischen 2000 und 2004 nur noch circa 1 % aller Erkrankungen bei Kindern im ersten Lebensjahr und mehr als 70 % der Erkrankungen bei Personen in einem Alter über 14 Jahren auf. Die Ursachen der veränderten Altersverteilung sind multifaktoriell und gehen zum Teil auf einen Rückgang der Immunität mit zunehmendem Abstand zur Impfung/Erkrankung zurück: Eine vollständige Impfung hinterlässt eine vier- bis 12-jährige, eine natürliche Erkrankung eine vier- bis 20-jährige Immunität.
> → Auch vollständig Immunisierte und ehemals Erkrankte können sich wenige Jahre nach der Immunisierung/Erkrankung neu infizieren und erkranken!

Der Keuchhusten sollte möglichst rasch antibakteriell therapiert werden. Meist wird die Behandlung jedoch in einem späteren Stadium der Erkrankung begonnen, sodass die Heftigkeit und Dauer der Hustenattacken nicht mehr oder nur noch unwesentlich beeinflusst werden. Als Mittel der Wahl gelten Makrolide wie Azithromycin, Clarithromycin und Roxithromycin. Die wichtigste präventive Maßnahme ist die Immunprophylaxe, für die in Deutschland *azelluläre Impfstoffe* zur Verfügung stehen. Empfohlen werden je eine Impfung im Alter von 2, 3 und 4 Monaten und eine weitere Impfung im Alter von 11 bis 14 Monaten in Kombination mit anderen Impfstoffen. Darüber hinaus wird eine Auffrischimpfung mit fünf oder sechs Jahren (in Kombination mit Tetanus und Diphtherie) und eine weitere Auffrischung zwischen dem neunten und 17. Lebensjahr empfohlen.

3.6.8.4 *Legionella pneumophila*

Erregereigenschaften/Infektionsweg

L. pneumophila, der wichtigste Erreger der Legionärskrankheit und des Pontiac-Fiebers, ist ein gramnegatives, aerobes Stäbchen, das natürlicherweise in geringer Zahl in Oberflächengewässern und im Grundwasser vorkommt. Das Bakterium kann prinzipiell jedoch in jedem Süßwasser vorkommen, wobei künstliche wasserführende Systeme für die Übertragung des Erregers auf den Menschen besonders bedeutsam sind. *L. pneumophila* vermehrt sich meist intrazellulär in verschiedenen Süßwasserprotozoen und bevorzugt bei einer

Wassertemperatur zwischen 25 °C und 45 °C. Über die Pathogenitätsmechanismen ist bislang wenig bekannt.

Legionellosen, also Erkrankungen des Menschen durch *L. pneumophila* (circa 90 % aller Erkrankungen) und andere *Legionella*-Arten, geht eine Inhalation kontaminierten Wassers als Aerosol oder durch Aspiration voraus. Für die Infektion ist die Aufnahme *Legionella*-haltiger Protozoen essenziell, da diese Bakterien ihre Virulenzgene intrazellulär inaktivieren. Warmwasserversorgungen, raumluft-technische Anlagen und Warmsprudelbecken sind wesentliche Infektionsquellen.

Krankheitsbilder/Therapie/Prophylaxe

Erkrankungen durch Legionellen können sich als Legionellose mit Pneumonie (Syn.: *Legionärskrankheit*, Inkubationszeit zwei bis zehn Tage) oder ohne Pneumonie (Syn.: *Pontiac-Fieber*, Inkubationszeit ein bis drei Tage) manifestieren. Die Legionärskrankheit ist vor allem durch Thoraxschmerzen, Schüttelfrost und hohes Fieber gekennzeichnet, nicht selten tritt auch Benommenheit bis hin zu schweren Verwirrtheitszuständen (ZNS-Beteiligung) auf. Die Prognose der Legionärskrankheit ist dennoch in der Regel gut, die Rekonvaleszenz jedoch langwierig. Als bleibender Schaden kann eine Einschränkung der Lungenfunktion auftreten. Das Pontiac-Fieber zeigt sich als grippeähnliches Krankheitsbild mit Husten, Fieber, Kopf-, Thorax- und Gliederschmerzen. Die Erkrankung ist immer gutartig und heilt innerhalb weniger Tage ohne Spätschäden aus.

Die Behandlung der Legionärskrankheit bedarf der raschen Anwendung antibakteriell wirksamer Substanzen, die hohe intrazelluläre Konzentrationen erreichen. Als Mittel der Wahl gilt meist immer noch Erythromycin, bei schweren Krankheitsverläufen wird die zusätzliche Gabe von Rifampicin empfohlen.

Für die Prävention von Legionellosen spielen die Einschränkung von Aerosolkontakten und die Verminderung der Verkeimung Warmwasser führender, Aerosole bildender Systeme eine wichtige Rolle. Insbesondere Dauertemperaturen im »Risikobereich« und ein mangelnder Durchfluss, die eine rasche Vermehrung der Erreger begünstigen, sind zu vermeiden.

3.6.8.5 *Neisseria gonorrhoeae* und *N. meningitidis*

Erregereigenschaften/Pathogenitätsfaktoren

Neisserien sind gramnegative, aerobe, unbewegliche und zumeist paarweise auftretende Kokken (Diplokokken, **Abb. 46**). Unter den zahlreichen bekannten Arten sind *N. gonorrhoeae* (*Gonokokken*) als Erreger der Gonorrhö und einiger anderer Erkrankungen sowie *N. meningitidis* (*Meningokokken*) als häufige bakterielle Ursache von Meningitiden und Sepsen humanmedizinisch besonders bedeutsam. Gonokokken und Meningokokken treten ausschließlich beim Menschen auf. Während *N. gonorrhoeae* primär auf den Schleimhautoberflächen des Urogenitaltrakts, aber auch auf der Mukosa des Rektums und des Oro- und Nasopharynx vorkommt, besiedelt *N. meningitidis* vor allem die Schleimhäute des Nasopharynx. Etwa 10 % der Bevölkerung sind asymptomatische Meningokokken-Träger. Zu den wichtigsten Pathogenitätsfaktoren von *N. gonorrhoeae* gehören als

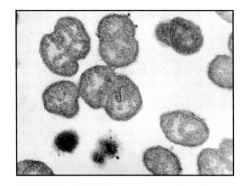

Abbildung 46: *Neisseria gonorrhoeae*

Endotoxine wirksame Lipooligosaccharide, adhäsiv wirkende Strukturen (Pili, Adhäsine und weitere Faktoren) sowie Proteasen und andere Enzyme. Meningokokken bilden ähnliche Pathogenitätsfaktoren, besitzen jedoch häufig zusätzlich eine Polysaccharidkapsel, die das Serovar des Erregers beschreibt. Je nach Zusammensetzung der Zuckerbausteine werden 12 Serovare, so unter anderem das für Europa wichtige Serovar B, unterschieden. Bei bis zu 50 % der Isolate asymptomatischer Keimträger kann die Kapsel fehlen. Ein besonders wichtiges Kennzeichen der Neisserien ist ihre Antigenvariation. Gonokokken und Meningokokken sind durch die Variation ihrer Oberflächenantigene in der Lage, der humoralen Immunantwort des Wirts weitgehend zu entkommen.

Gonokokken-Erkrankungen

Die häufigste durch Gonokokken hervorgerufene Erkrankung ist die *Gonorrhö* (Syn.: »Tripper«), eine eitrige Entzündung, die primär die Urethra (beim Mann) oder die Submukosa der Endozervix (bei der Frau) betrifft. Beim Neugeborenen kann es bei vaginaler Gonorrhö der Mutter zur Infektion der Konjunktiva und nachfolgend zum Krankheitsbild der *Ophthalmia neonatorum*, einer neonatalen Konjunktivitis mit hohem Erblindungsrisiko kommen. Die Übertragung des Erregers erfolgt nahezu ausschließlich während des Geschlechtsverkehrs, Neugeborene infizieren sich beim Durchtritt durch den Geburtskanal der infizierten Mutter. Eine Infektion mit *N. gonorrhoeae* verläuft beim Mann in 90 % aller Fälle symptomatisch. Nach 2- bis 6-tägiger Inkubationszeit stellt sich zunächst ein Jucken oder Brennen in der Urethra, wenige Stunden später Schmerzen beim Urinieren und ein eitriger Ausfluss ein. Zeichen einer Allgemeininfektion fehlen meist, da die Entzündung nur selten aszendiert. Auch ohne Behandlung kommt es innerhalb weniger Wochen zur Ausheilung der Erkrankung. Eine Gonokokken-Infektion bei der Frau verläuft in etwa 60 % aller Fälle symptomatisch und manifestiert sich nach variabler Inkubationszeit (drei bis 24 Tage) durch schmerzhafte Miktion, häufigen Harndrang und vaginalen Fluor. Bei bis zu 25 % aller Frauen mit einer akuten Gonorrhö steigt die Infektion von der Endozervix auf und kann verschiedene *aszendierende Genitalinfektionen* (engl. *pelvic inflammatory disease*, PID) nach sich ziehen. Derartige Infektionen können in ein chronisches Stadium übergehen, in denen Mischinfektionen mit zahlreichen Erregern möglich sind. Aszendierende Genitalinfektionen können infolge von Verwachsungen und Fibrosierungen zur Unfruchtbarkeit führen.

> **(Be-) merkenswertes**: In Ländern mit einer hohen Gonorrhö-Inzidenz sind Infektionen mit Gonokokken die häufigste Ursache der Unfruchtbarkeit bei der Frau. Nach einer einmaligen gonokokkenbedingten aszendierenden Genitalinfektion werden 10 bis 20 %, nach zweimaliger Erkrankung 35 bis 50 % und nach dreimaliger Erkrankung bis zu 80 % der Betroffenen infertil.

Meningokokken-Erkrankungen

Infektionen mit Meningokokken manifestieren sich häufig als fulminant verlaufende, invasive Erkrankungen. Die Erreger werden durch Tröpfcheninfektion übertragen. Nach einer lokalen Infektion des Nasopharynx, die sich z. B. als Pharyngitis bemerkbar machen kann, kommt es zum Generalisationsstadium. 40 bis 70 % aller klinisch apparenten Infektionen zeigen sich als *purulente Meningitiden*.

> **(Be-) merkenswertes**: *N. meningitidis* ist der häufigste bakterielle Erreger der eitrigen Meningitis.

Diese beginnt zumeist abrupt nach einer zwei- bis fünftägigen Inkubationszeit und ist durch hohes Fieber, Schüttelfrost, Erbrechen, Kopfschmerzen, Bewusstseinsstörungen, neurologische Ausfälle und Krämpfe gekennzeichnet. Am zweithäufigsten kommt es zur *Meningokokken-Sepsis*, die unter anderem mit Übelkeit, Schüttelfrost, Hypotonie, Tachykardie und Zeichen von Organdysfunktionen einhergeht. Bei etwa zwei Drittel aller Meningokokken-Patienten treten infolge einer hämatogenen Ausbreitung des Erregers Hautblutungen auf. 10 bis 20 % aller Meningokokken-Sepsen verlaufen als so genanntes *Waterhouse-Friderichsen-Syndrom*. Diese besonders schwere Sepsis-Form ist durch massive Blutungen in inneren Organen, Haut und Schleimhäuten sowie einen septischen Schock gekennzeichnet. Etwa 10 % aller Meningitiden führen zu Spätschäden des ZNS, die sich beispielsweise als neurologische Ausfälle oder durch Persönlichkeitsveränderungen manifestieren können.

> (Be-) merkenswertes: Meningokokken-Erkrankungen sind weltweit verbreitet. Die in den letzten Jahrzehnten auftretenden, zumeist durch Serovar-A-Stämme verursachten größeren Epidemien traten vorwiegend im so genannten Meningitisgürtel der Subsaharazone und in Asien auf. In Industrieländern kommen Meningokokken-Erkrankungen in der Regel als lokal begrenzte Ausbrüche oder Einzelerkrankungen vor. In Deutschland wurde seit Einführung des Infektionschutzgesetzes im Jahr 2001 eine tendenzielle Abnahme der Erkrankungsfälle gemeldet (2001: 782 Fälle, 2007: 439 Fälle). Die meisten Erkrankungen zwischen 2001 und 2007 wurden bei uns durch Erreger des Serovars B (ca. 67 %) und C (ca. 25 %) hervorgerufen.

Antiinfektiva-Empfindlichkeit/Therapie

Die äußere Membran der Neisserien ist im Gegensatz zur Membran der Enterobacteriaceae und der meisten Nonfermenter für Penicillin G durchlässig, sodass Gonokokken und Meningokokken natürlicherweise Penicillin-G-sensibel sind. Mitte der 1970er-Jahre traten jedoch erstmals in Westafrika und Südostasien Penicillinase-bildende Gonokokken auf, die inzwischen weltweit in regional stark unterschiedlicher Häufigkeit vorkommen. Im Raum Frankfurt am Main sowie im Südwesten Deutschlands sind derzeit etwa 20 % aller Gonokokken Penicillinase-Bildner. Im Gegensatz zu Gonokokken zeigen Meningokokken nur selten eine sekundäre (Penicillinase-bedingte) Penicillin-G-Resistenz, werden aber häufig infolge einer verminderten Affinität des Penicillin-Bindeproteins 2 für dieses Penicillin als intermediär empfindlich bewertet.

Aufgrund der weiten Verbreitung Penicillinase-bildender Gonokokken wird zur kalkulierten Therapie der Gonorrhö heute zumeist Ceftriaxon empfohlen. Der Sexualpartner des Betroffenen ist ebenfalls zu therapieren.

Bei Verdacht auf eine Meningokokken-Meningitis muss aufgrund der Schwere des Krankheitsbildes unverzüglich mit einer kalkulierten Initialtherapie (in der Regel Ceftriaxon i. v.) begonnen werden.

Prophylaxe

Da die Gonorrhö im Erwachsenenalter nahezu ausschließlich durch Geschlechtsverkehr übertragen wird, verleihen korrekt angewendete Kondome beim Geschlechtsverkehr mit Infizierten (neben dem Verzicht auf Geschlechtsverkehr) einen sicheren Schutz. Eine früher auch in Deutschland vorgeschriebene und von der WHO wegen ihrer Effektivität und niedrigen Kosten zum Teil immer noch empfohlene Expositionsprophylaxe vor Gonokokken-Infektionen beim Neugeborenen ist die so genannte CREDÉ*sche Prophylaxe*. Sie wurde 1881 von dem Leipziger Gynäkologen Karl Siegmund CREDÉ (1819–1892) eingeführt. Durch Eintropfen einer 1 %-igen Silbernitratlösung in den Bindehautsack des Neugeborenen unmittelbar nach der Geburt werden potenziell vorkommende, von der Mutter stammende Erreger eliminiert.

Den wirksamsten Schutz vor Meningokokken-Erkrankungen durch Serovar-A- und Serovar-C-Stämme bietet die Immunprophylaxe. In Deutschland wird seit Juli 2006 für alle Kinder ab dem Beginn des zweiten Lebensjahrs die *konjugierte Meningokokken-C-Impfung*, also ein konjugierter Impfstoff mit Wirksamkeit gegen Erreger des Serovars C, empfohlen. Darüber hinaus wird eine Impfung, ggf. auch gegen Meningokokken des Serovars A, gefährdeten Personen wie Immungeschwächten und Reisenden in epidemische Länder angeraten.

Impfschutz gegen Meningokokken-Erkrankungen durch Serovar-B-Stämme

Derzeit ist kein sicherer Impfschutz gegen Meningokokken-Erkrankungen durch Stämme des Serovars B, also des häufigsten bei uns vorkommenden Serovars, verfügbar. Dies liegt unter anderem daran, dass sich auf der B-Kapsel und menschlichen Nervenzellen identische Polysaccharidstrukturen befinden, sodass ein auf Kapselantigenen basierender Impfstoff nicht entwickelt werden kann. Die in einigen Ländern eingesetzten so genannten *outer membrane vesicle* (OMV)-Vakzinen, die auf einem äußeren Membranprotein (PorA) basieren, bieten bislang nur einen begrenzten Schutz: Da die Bildung des PorA-Protein stammspezifisch erfolgt, wird nur eine geringe Bandbreite der zirkulierenden Serovar-B-Erreger erfasst.

3.6.8.6 *Vibrio cholerae*

Erregereigenschaften/Pathogenitätsfaktoren

Vibrionen sind gramnegative, fakultativ anaerobe, meist gekrümmte Katalase- und Oxidase-positive Stäbchen, die durch eine monopolar-monotriche Begeißelung beweglich sind. Die Bakterien sind halo- und alkalitolerant, weshalb sie auf Nährböden mit einem pH-Wert von 9 selektiv kultiviert werden können. *V. cholerae* als Erreger der Cholera ist die wichtigste humanpathogene Art. Nach biologischen bzw. serologischen (O-Antigene) Eigenschaften wird die Spezies in zwei Biovare (»Cholerae« und »El Tor«) und mehrere Serovare unterteilt. *V. cholerae* kommt natürlicherweise im Süß- und Brackwasser vor und wird auf den Menschen primär durch fäkal kontaminiertes Trinkwasser übertragen. Zu den wichtigsten Pathogenitätsfaktoren gehört ein als Choleratoxin bezeichnetes Exotoxin vom AB-Typ, das als Enterotoxin Störungen des Ionen- und Wassertransports im Dünndarmepithel hervorruft, die als

Endotoxine wirksamen Lipopolysaccharide, eine Neuraminidase sowie eine Mucinase, die für die Zerstörung der Schleimschicht über dem Dünndarmepithel verantwortlich ist.

Krankheitsbild

Die Cholera tritt als Massenerkrankung und typisches Armutsphänomen in Bevölkerungsgruppen mit einem sehr niedrigen Hygiene-Standard auf. Charakteristisch sind zunächst breiige, später zunehmend wässrig werdende und schließlich Schleimflocken enthaltende Stühle (»Reiswasserstuhl«). Nach den ersten Durchfällen tritt zudem Erbrechen auf, sodass der Körper pro Tag bis zu 25 Liter Flüssigkeit verlieren kann. Die Folge ist eine Dehydratation mit Exsikkose. Patienten klagen zunächst über Heiserkeit, später folgen Wadenkrämpfe und schwere Herz-Kreislaufsymptome (Blutdruckabfall, Tachykardie, Oligurie). Unbehandelt beträgt die Letalität bei der durch das Biovar »Cholerae« ausgelösten »klassischen« Cholera bis zu 65 %, bei Erkrankungen durch das »El Tor«-Biovar 15 bis 30 %.

Therapie/Prophylaxe

Durch eine adäquate Therapie, bei der die Flüssigkeits- und Elektrolytsubstitution sowie die Gabe von Glukose wesentlich sind, kann die Letalität auf unter 1 % gesenkt werden. Für die Behandlung leichter und mittelschwerer Formen in Endemiegebieten hat die WHO eine oral applizierbare Salz- und Glukoselösung entwickelt (»Oral Rehydration Formula«). Eine antibakterielle Therapie mit Co-trimoxazol, Doxycyclin oder Ciprofloxacin sollte zusätzlich zur Substitutionsbehandlung durchgeführt werden und dient der schnelleren Eliminierung der Vibrionen aus dem Darm. Als Prävention sind seuchenhygienische Maßnahmen durchzuführen. Eine Schutzimpfung mit abgetöteten Choleraerregern bietet einen 3- bis 6-monatigen, etwa 50 %-igen Schutz.

3.6.8.7 *Campylobacter jejuni* und *C. coli*

Erregereigenschaften

Bakterien der Gattung *Campylobacter* sind gramnegative Stäbchen mit einer spiral- oder S-förmigen Gestalt. Zu den wichtigsten humanpathogenen Arten gehören *C. jejuni* und *C. coli*, die als enterale Kommensalen zahlreiche Vögel- und Säugetierarten kolonisieren. *C. jejuni* kommt sehr häufig in Geflügel, *C. coli* vorwiegend bei Schweinen vor. Im Gegensatz zu enteritischen Salmonellen und pathogenen *Escherichia-coli*-Stämmen können sich beide Arten außerhalb ihrer Wirtsorganismen nicht vermehren. Sie vermögen jedoch einige Tage in der Umwelt und in Lebensmitteln zu überleben. Wichtige Pathogenitätsfaktoren umfassen die als Endotoxine wirksamen Lipopolysaccharide, Adhärenz vermittelnde Faktoren sowie ein von *C. jejuni* gebildetes Exotoxin (Apoptose-induzierendes Zytotoxin).

Erkrankungen

In Deutschland sind *Campylobacter*-Arten derzeit die häufigsten Erreger bakteriell bedingter Enteritiden (**Abb. 2**, S. 14). Die Erkrankungen treten in den Industrieländern vor allem bei Kindern unter sechs Jahren und – im Gegensatz zu vielen anderen Enteritiden – bei jungen Erwachsenen (20 bis 29 Jahre) auf. *Campylobacter*-Infektionen gehen meist auf den Verzehr kontaminierter Lebensmittel zurück, wobei die wichtigste Infektionsquelle kontaminiertes bzw. unzureichend erhitztes Geflügelfleisch ist. Aufgrund der relativ niedrigen infektiösen Dosis (mindestens 500 Erreger) ist auch eine direkte Mensch-zu-Mensch-Übertragung möglich. Die in der Regel selbstlimitierenden Enteritiden sind durch breiige bis wässrige oder blutige Durchfälle, Abdominalschmerzen, Fieber und Müdigkeit gekennzeichnet. Die Erkrankungen dauern in der Regel vier bis sieben Tage. Bei 2 bis 10 % der unbehandelten Erkrankten treten Rezidive auf. Die selten vorkommende Unterart *C. fetus* subsp. *fetus* verursacht systemische Erkrankungen bei Neugeborenen und Immungeschwächten.

Therapie/Prophylaxe

Die Behandlung akuter *Campylobacter*-Enteritiden ist in den meisten Fällen symptomatisch und beinhaltet eine Volumen- und Elektrolytsubstitution. Eine spezifische antibakterielle Therapie mit Makroliden (1. Wahl) oder Fluorchinolonen (2. Wahl) ist bei Patienten mit hohem Fieber und schweren klinischen Verlaufsformen indiziert. Sekundärresistenzen gegenüber Makroliden und/oder Chinolonen sind vermutlich nicht selten. Zu den wichtigsten individuellen präventiven Maßnahmen gehören die Einhaltung der Küchenhygiene bei der Zubereitung von Speisen (insbesondere Geflügel) sowie allgemeiner Hygienevorschriften.

3.6.8.8 *Helicobacter pylori*

Erregereigenschaften/Pathogenitätsfaktoren

H. pylori, ein wichtiger Erreger von Gastritiden, aus denen schwere Folgekrankheiten resultieren können, ist ein gramnegatives, mikroaerophiles, helikal gewundenes Stäbchen mit unipolarer Begeißelung. Wichtigster Lebensraum ist der Mensch, dessen Magenschleimhaut das Bakterium besiedelt. Zu seinen wichtigsten Pathogenitätsfaktoren gehört die Harnstoff-spaltende (und Ammoniak bildende) Urease, mit der das Bakterium nach oraler Aufnahme die Magensalzsäure in seiner unmittelbaren Umgebung bis zum Erreichen der

Mukosa neutralisiert und auf diese Weise in einer für die meisten Mikroben lebensfeindlichen Umgebung überlebt. Weitere wichtige Pathogenitätsfaktoren umfassen verschiedene Adhäsine, ein als VacA bezeichnetes Zytotoxin und das so genannte CagA-Protein. Dieses ist ein bakterielles Onkoprotein, das Änderungen intrazellulärer Signalvorgänge hervorruft und auf diese Weise für veränderte Wachstumseigenschaften der Zelle verantwortlich ist. Es ist an der Entstehung von Magenkarzinomen beteiligt.

Erkrankungen/Therapie

Mehr als die Hälfte der Weltbevölkerung ist mit *H. pylori* infiziert. Die Infektion wird meist im Kindesalter nach oraler oder fäkal-oraler Übertragung erworben und kann unbehandelt zeitlebens persistieren. Infizierte können eine *chronisch-aktive Gastritis* (Syn.: »Typ-B-Gastritis«) entwickeln, die inapparent oder mit unspezifischen Oberbauchbeschwerden einhergehen kann. Bei 10 bis 20 % aller Infizierten kommt es zur Ausbildung von zum Teil schweren Folgeerkrankungen wie z. B. der *Ulkuskrankheit*, also zu »Geschwürbildungen«, sowie zur Entstehung von *Magenkarzinomen*.

> **(Be-) merkenswertes**: Nach Schätzungen gehen jedes Jahr etwa 500.000 Magenkarzinome auf eine Infektion mit *H. pylori* zurück.

H.-pylori-Infektionen sind erfolgreich antibakteriell therapierbar. Therapeutisches Ziel ist die vollständige Eradikation der Erreger. Standardbehandlung ist die einwöchige *Tripeltherapie*, bei der ein Protonenpumpeninhibitor und zwei Antiinfektiva (Clarithromycin und Metronidazol oder Clarithromycin und Amoxicillin) eingesetzt werden. Mit beiden Therapieformen werden Eradikationsraten von 80 bis 95 % erzielt. Die Eradikation der Infektion führt zur Abheilung der Gastritis, einer Verminderung der Ulkusrezidive und verkleinert das Risiko für die Entstehung eines Magenkarzinoms.

3.6.8.9 *Haemophilus influenzae*

Erregereigenschaften/Pathogenitätsfaktoren

H. influenzae, ein wichtiger Erreger von Meningitiden, Sepsen und Atemwegsinfektionen, ist ein gramnegatives, unbewegliches, oft kokkoides Stäbchen, das zu den hämophilen (Namensgebung!) Bakterien gehört. Derartige Mikroben sind auf im Blut vorkommende Wachstumsfaktoren angewiesen. *H. influenzae* benötigt zum Wachstum Hämin (Faktor »X«) und NAD/NADP (Faktor »V«) aus Erythrozyten und ist dementsprechend nur in Medien kultivierbar, die beide Faktoren in ausreichender Konzentration (z. B. Kochblutagar) enthalten. *H. influenzae* wächst normalerweise nicht auf normalem Blutagar (zu niedrige »V«-Konzentration), kann aber in der Nähe von Kolonien eines β-hämolysierenden *Staphylococcus-aureus*-Stamms wachsen, da von diesem hinreichend »V« in das Medium freigesetzt wird (*Ammenphänomen*). *H. influenzae* kommt nur beim Menschen vor und kolonisiert die Schleimhaut des Nasopharynx (Trägerrate 25 bis 50 %). Der wichtigste Pathogenitätsfaktor ist eine aus Polyribitolphosphat bestehende Kapsel. Daneben sind als Endotoxine wirkende Polysaccharide, Adhärenz vermittelnde Faktoren sowie eine Neuraminidase und Endopeptidase bedeutende Pathogenitätsmechanismen.

Erkrankungen/Therapie/Prophylaxe

Den Menschen kolonisierende *H.-influenzae*-Stämme sind zumeist unbekapselt und dann verhältnismäßig schwach virulent. Bekapselte Stämme – nach Zusammensetzung der Kapsel werden die Serovare A bis F unterschieden – verursachen vor allem bei Kindern schwere invasive Erkrankungen wie Meningitiden und Sepsen. Häufig werden diese Erkrankungen durch Stämme des Serovars B hervorgerufen. Als häufigste Infektionen bei Erwachsenen treten respiratorische Erkrankungen (durch bekapselte und unbekapselte Stämme) auf.

Derzeit sind bis zu 10 % aller *H.-influenzae*-Stämme in Deutschland aufgrund der Bildung von Penicillinasen Aminopenicillin-resistent. Für die kalkulierte Therapie der Meningitis ist Ceftriaxon (sieben Tage) die Therapie der Wahl. Als prophylaktische Maßnahme wird die Impfung mit der gegen den Kapseltyp B gerichteten Vakzine innerhalb der ersten zwei Lebensjahre empfohlen.

3.6.8.10 *Borrelia-burgdorferi*-Komplex

Erregereigenschaften/Pathogenitätsfaktoren

Die nach dem französischen Bakteriologen Amédée BORREL (1867–1936) benannten Borrelien besitzen als Erreger der *Lyme-Borreliose* sowie des *Läuse- und Zeckenrückfallfiebers* eine enorme medizinische Bedeutung. Borrelien sind gramnegative, mikroaerophile, lang gestreckte »Schraubenbakterien«, die zu den Spirochäten gehören. Jede »Schraube« bildet unregelmäßige Windungen (**Abb. 47-A**), die aus einer besonderen Zellwandarchitektur resultieren. In einer Tasche zwischen dem so genannten Protoplasmazylinder und der äußeren *Borrelia*-Membran befindet sich ein axiales Bündel aus sieben bis 30 Flagellen (**Abb. 47-B**), die an den Enden des Zellkörpers verankert sind. Durch Kontraktion dieser Endoflagellen entsteht eine für Borrelien und andere Spirochäten charakteristische rotierende Bewegung. Die in der äußeren Membran enthaltenen Lipoproteine (engl. *outer surface proteins*, Osp) fungieren zum

Teil als Virulenzfaktoren (z. B. OspA, OspE). Ein weiteres Kennzeichen der Borrelien ist ihre lange Generationszeit, die in künstlichen Medien bis zu 24 Stunden beträgt. Auf halbfesten Medien sind Borrelien daher erst nach mehrwöchiger Inkubationszeit als Mikrokolonien zu erkennen.

Der *B.-burgdorferi*-Komplex (Syn.: *B. burgdorferi sensu lato*) besteht aus mindestens 12 Arten, von denen wenigstens vier (*B. burgdorferi sensu stricto*, *B. garinii*, *B. afzelii*, *B. spielmanii*) als Erreger der Lyme-Borreliose bekannt sind. In Europa kommen alle vier Spezies, in den USA nur *B. burgdorferi sensu stricto* vor. Das natürliche Erregerreservoir bilden vor allem Rehe, Hirsche, kleine Nagetiere und Vögel. Bei diesen infizieren sich Schildzecken der Gattung Ixodes, die die Erreger von Tier zu Tier bzw. auf den Menschen übertragen.

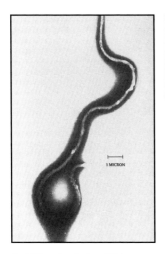
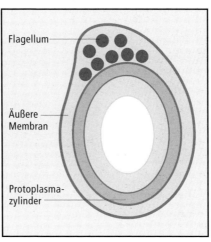

A. Mikroskopisches Bild   **B.** Zellquerschnitt

Abbildung 47: *Borrelia burgdorferi sensu lato*

Vektoren/Transmission

In Europa ist Ixodes ricinus (Holzbock) der Hauptvektor für Infektionen des Menschen (**Abb. 48**). Mit Borrelien infizierte Schildzecken sind in ganz Deutschland bis zu einer Höhe von 1500 m verbreitet und kommen insbesondere in strauch- und grasreichen Waldgebieten und Parkanlagen bis zu einer Höhe von 1,5 m vor. Schildzecken entwickeln sich über das Stadium der Larven und Nymphen zu adulten Zecken. Nach Schätzungen sind in Deutschland je nach Region 1 bis 2 % der Larven, 5 bis 15 % der Nymphen und 15 bis 30 % der adulten Ixodes mit humanpathogenen Erregern aus dem *B.-burgdorferi*-Komplex infiziert. Die Transmission der Borrelien auf den Menschen erfolgt während des Saugakts der Zecke, wobei die Erreger aus dem Mitteldarm der Zecke in die Speicheldrüsen einwandern und mit dem Speichel in die Unterhaut des Wirts gelangen.

Krankheitsbilder

Die Lyme-Borreliose ist in der nördlichen Hemisphäre verbreitet und hier die häufigste durch Arthropoden, also beispielsweise Insekten und Spinnentiere (wie z. B. Zecken) übertragene Infektionskrankheit. Die klinische Symptomatik dieser schweren Multisystemerkrankung kann sehr vielfältig sein und Krankheitszeichen an Haut, Nervensystem, Herz und Gelenken umfassen. Die Erkrankung wird klassischerweise in drei Stadien unterteilt, wobei abweichende Krankheitsverläufe häufig sind. So kann z. B. jede klinische Manifestation der Erkrankung auch isoliert oder in unterschiedlichen Kombinationen auftreten. Leitsymptom des *Stadiums I* ist das *Erythema migrans*, ein Tage bis Wochen nach dem Zeckenbiss an der Stichstelle entstehendes, scharf abgegrenztes und sich zentrifugal ausbreitendes Erythem. Es tritt in 20 bis 50 % aller Erkrankungsfälle auf und ist nicht selten das einzige Symptom der Lyme-Borreliose.

Unspezifische Allgemeinerscheinungen wie Fieber, Kopfschmerzen, Myalgien und Arthralgien können das Erythem begleiten. Wichtigstes Symptom des *Stadiums II* ist eine *Meningopolyneuritis*, die sich Wochen bis Monate nach dem Zeckenbiss in Form brennender radikulärer Schmerzen zeigt, die häufig in der Nähe der Zeckenbissstelle auftreten. Während der initialen Schmerzphase werden in über 90 % der Fälle asymmetrische und unregelmäßig verteilte Lähmungserscheinungen und in über 60 % der Fälle zusätzlich neurologische, meist die Hirnnerven betreffende Ausfallerscheinungen beobachtet. Das *Stadium III* tritt einige Monate bis Jahre nach dem Zeckenbiss in Form der *Lyme-Arthritis* und der *Acrodermatitis chronica atrophicans* (ACA) auf. Die Lyme-Arthritis ist eine chronisch oder schubweise verlaufende, meist die Kniegelenke betreffende Arthritis. An ACA Erkrankte leiden unter schweren Hautveränderungen, aus denen schließlich insbesondere an den Akren, also den hervorstehenden Körperteilen sowie den Streckseiten der Extremitäten eine Hautatrophie (»zigarettenpapierdünne Haut«) mit blass-bläulicher Verfärbung resultiert. Darüber hinaus kann es im Stadium III zu einer Schädigung des Herzmuskels kommen.

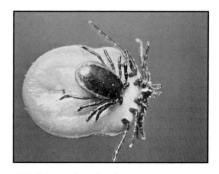

Abbildung 48: *Ixodes ricinus*

Dargestellt ist eine männliche »Zecke« (klein) während der Kopulation mit einer weiblichen (groß)

> **(Be-) merkenswertes**: Die Einteilung der Lyme-Borreliose in die Stadien I bis III wird in der Klinik nach wie vor häufig verwendet, ist aber aufgrund der vielen abweichenden Krankheitsverläufe eher artifiziell. Eine klinische Klassifizierung der Lyme-Borreliose in Frühmanifestationen (z. B. Erythema migrans) und Spätmanifestationen (z. B. ACA) wird zunehmend befürwortet.

Antiinfektiva-Empfindlichkeit/Therapie

B. burgdorferi sensu lato ist gegenüber Tetracyclinen, Makroliden und den meisten β-Lactamen natürlicherweise sensibel, gegenüber Aminoglykosiden, einigen Chinolonen sowie Co-trimoxazol hingegen natürlich resistent. Eine antibakterielle Therapie ist in jedem Stadium der Erkrankung möglich und während der Frühmanifestationen auch fast immer erfolgreich. Mittel der Wahl für die Behandlung der Borreliose bei Auftreten des Erythema migrans ist Doxycyclin.

Prophylaxe

Die wichtigste prophylaktische Maßnahme besteht in der Vermeidung von Zeckenbissen. Kleidung, die möglichst viel Körperoberfläche bedeckt, sowie eingeschränkt auch Repellentien verkleinern das Risiko eines Zeckenbefalls. Bei Zeckenbissen sollte die Zecke möglichst rasch entfernt und die Wunde desinfiziert werden. Eine Quetschung des Zeckenkörpers ist zu vermeiden, da sonst eine Vielzahl von Erregern in die Wunde gelangt.

> **(Be-) merkenswertes**: Während das ebenfalls durch Ixodes ricinus übertragene FSME-Virus (→ **4.5.4.3**) bereits zu Beginn des Saugakts übertragen wird, steigt die Übertragungswahrscheinlichkeit für Borrelien mit zunehmender Saugdauer deutlich an. Da in den ersten Stunden während des Bisses keine oder wenige Borrelien übertragen werden, kann das Infektionsrisiko durch ein möglichst rasches Entfernen der Zecke minimiert werden.

Eine aktive oder passive Immunisierung ist bislang nicht verfügbar. Untersuchungen mit *B. burgdorferi sensu stricto* zeigten, dass Antikörper gegen OspA vor einer Infektion schützen können. So war in den USA ein wirksamer Impfstoff auf der Basis gentechnisch hergestellten OspA von *B. burgdorferi sensu stricto* zugelassen, wurde aber aus kommerziellen Gründen 2003 wieder zurückgezogen. Aufgrund der hohen OspA-Heterogenität (mindestens sieben OspA-Serovare) wird die Entwicklung eines Impfstoffes für Europa als problematisch erachtet.

3.6.8.11 *Treponema pallidum* subsp. *pallidum*

Erregereigenschaften/Pathogenitätsfaktoren

Treponema pallidum subsp. *pallidum* ist der Erreger der Syphilis (Syn.: Lues), einer weltweit häufig auftretenden zyklischen Allgemeininfektion. Treponemen sind mikroaerophile Spirochäten, die sich wie die Borrelien mithilfe von Endoflagellen fortbewegen (gruppenspezifisches Merkmal der Spirochäten). Im Gegensatz zu den Borrelien zeigen die »Schrauben« von *T. pallidum* jedoch gleichmäßige Windungen und sind wesentlich dünner. *T. pallidum* gilt als gramnegatives Bakterium, ist aber wegen seines geringen Durchmessers lichtmikroskopisch nur mit Spezialfärbungen darstellbar. *T. pallidum* ist gegenüber äußeren Einflüssen wie Kälte, Hitze, Trockenheit, pH-Schwankungen und hohen Sauerstoffspannungen empfindlich und daher nur durch Direktkontakt von Mensch zu Mensch oder Frischblut übertragbar. Das Bakterium besiedelt die Schleimhäute des Menschen, der den einzigen natürlichen Wirt des Erregers darstellt. Zu seinen Pathogenitätsfaktoren gehört eine Mukopolysaccharidase, die für die Adhäsion und Invasion des Erregers bedeutsam ist.

Infektionsweg/Krankheitsbilder

T. pallidum wird fast ausschließlich durch Schleimhautkontakte von Mensch zu Mensch übertragen. Dabei erfolgt die Erregertransmission vorwiegend durch Geschlechtsverkehr. Eine extragenitale Übertragung über unverletzte Schleimhäute (z. B. beim Küssen) ist möglich.

> **(Be-) merkenswertes:** Für eine Infektion genügt vermutlich die Übertragung einer einzigen Spirochäte.

Nach einer Inkubationszeit von durchschnittlich drei Wochen (10 bis 90 Tage) zeigt sich das *Primärstadium* der Syphilis zunächst an der Eintrittsstelle des Erregers als harte, schmerzlose Papel, die sich in ein ebenfalls schmerzloses Geschwür umwandelt (*Primäraffekt*, Syn: Ulcus durum, »harter Schanker«). Der Primäraffekt ist hoch kontagiös, da er zahlreiche Erreger enthält. Eine Woche nach Auftreten des Primäraffekts vergrößert sich der regionale Lymphknoten in unmittelbarer Nähe des Affekts (*Satellitenbubo*). Während der Primäraffekt meist drei bis sechs Wochen nach seinem Auftreten unter Narbenbildung abheilt, persistiert der Satellitenbubo in der Regel mehrere Monate. Nach einer variablen Latenzzeit von einigen Monaten bis Jahren kann sich infolge einer hämatogenen Ausbreitung des Erregers das *Sekundärstadium* der Syphilis entwickeln. Hierbei können zahlreiche Organmanifestationen auftreten, wobei besonders häufig die Haut betroffen ist. Die vielfältigen kutanen Manifestationen sind anderen Hauterkrankungen zum Teil sehr ähnlich.

Bei 25 bis 35 % aller unbehandelten Erkrankten tritt die Syphilis in das
Tertiärstadium ein. In diesem treten, oft mehrere Jahrzehnte nach Erstinfektion mit dem Erreger, Syphiliden der Haut, dies sind schmerzfreie braunrote
Knötchen, die an jeder Körperregion vorkommen können, sowie kardiovaskuläre Veränderungen auf. Letztere gehen mit einer Dilatation der Aorta bis
hin zum Aneurysma einher. Darüber hinaus kann es zu einer Neurosyphilis
kommen.

> **Neurosyphilis – Der »Wahnsinn« der Vergangenheit**
>
> Die Neurosyphilis ist eine typische, bei nicht Behandelten auftretende Spätform einer Syphilisinfektion. Sie zeigt gleichzeitig die auffälligsten Krankheitsbilder und ist eine der häufigsten Ursachen des »Wahnsinns« in den vergangenen Jahrhunderten in Europa.
> Bei der *meningovaskulären Form* kommt es zu einer Minderdurchblutung in den Blutgefäßen der Meningen, des Hirngewebes und Rückenmarks. Infolge einer Schädigung des Nervensystems setzen verschiedene Ausfallerscheinungen ein. Erscheinungsbilder der *parenchymatösen Form* sind die auf einer Zerstörung von Nervenzellen beruhende *progressive Paralyse*, bei der es zu Halluzinationen, Sprachstörungen, Demenz, Größenwahn und anderen Erscheinungen kommen kann, sowie die *Tabes dorsalis*, eine Infektion des Rückenmarks, für die unter anderem starke »blitzartige« Schmerzen, Impotenz und Gangstörungen kennzeichnend sind.

Antiinfektiva-Empfindlichkeit/Therapie/Prophylaxe

Treponemen sind gegenüber zahlreichen Antiinfektiva einschließlich Penicillinen, Cephalosporinen, Makroliden und Tetracyclinen natürlicherweise
sensibel. Eine auf Sekundärresistenzen beruhende Resistenzproblematik besteht nicht. Als Therapie der Wahl gilt die Gabe von Penicillin G, das auch
im Sekundär- und Tertiärstadium der Erkrankung erfolgreich einsetzbar ist.
Eine wichtige prophylaktische Maßnahme ist die Anwendung von Kondomen
beim Geschlechtsverkehr, wodurch jedoch kein sicherer Schutz vor einer Übertragung des Erregers erreichbar ist. Symptomatische Patienten sollten generell
keinen Geschlechtsverkehr ausüben. Bei einer symptomatischen Syphilis wird
die Wahrscheinlichkeit für die Übertragung humaner Immundefizienzviren
während des Geschlechtsverkehrs deutlich erhöht. Eine Schutzimpfung gegen
T. pallidum gibt es nicht.

3.6.8.12 Mykoplasmen und Ureaplasmen
Erregereigenschaften/Pathogenitätsfaktoren

Die zur Gruppe der Mollicutes (»Weichhäutigen«) gehörenden Mykoplasmen
und Ureaplasmen sind phylogenetisch mit grampositiven Bakterien verwandt,
verhalten sich in der Gramfärbung jedoch negativ. Ursache ist das Fehlen einer

Zellwand, wodurch sie sich morphologisch von den meisten anderen Bakterien unterscheiden. Die Zellen der Mollicutes sind nach außen hin nur durch eine Zytoplasmamembran begrenzt, wodurch diese Mikroben osmotisch wenig stabil und gegenüber äußeren Einflüssen generell sehr empfindlich sind. Die fehlende Zellwand bedingt andererseits eine natürliche Resistenz gegenüber zellwandaktiven Antiinfektiva und trägt zu einer relativ variablen Zellform bei. So können sich Mollicutes-Arten an Oberflächenstrukturen von Wirtszellen anpassen und viele »bakteriendichte« Filter passieren. Mykoplasmen und Ureaplasmen besitzen eines der kleinsten Genome aller zu einer extrazellulären Vermehrung befähigten Bakterien. Die Lebensweise dieser Bakterien ist fast immer parasitisch und mit einer Reduktion des eigenen Stoffwechsels verbunden. Die meisten Mollicutes benötigen Fettsäuren, Aminosäuren und Nukleinsäuren aus ihrer unmittelbaren Umgebung und bauen von Eukaryoten stammendes Cholesterol in ihre eigene Zytoplasmamembran ein. Dementsprechend benötigen sie für eine Kultivierung *in vitro*, für die aufgrund einer langen Generationszeit mehrere Tage erforderlich sind, komplexe Nährmedien, die auch Sterole enthalten müssen.

> **(Be-) merkenswertes**: Die pleomorphe Gestalt der Mykoplasmen und Ureaplasmen geht auf die fehlende Zellwand und den Cholesterol-Gehalt ihrer Zytoplasmamembran zurück. Durch den Einbau des Cholesterols in die Membran erhöht sich deren Fluidität.

Die wichtigsten humanpathogenen Mollicutes sind *Mycoplasma pneumoniae*, *M. hominis* und *Ureaplasma urealyticum*. Diese Arten leben vorwiegend extrazellulär auf den Flimmerepithelien des Respirations- bzw. Urogenitaltrakts. Die größte medizinische Bedeutung besitzt *M. pneumoniae* als Erreger respiratorischer Erkrankungen. Zu seinen wichtigsten Pathogenitätsfaktoren gehören adhäsiv wirkende Oberflächenstrukturen sowie Wasserstoffperoxid, das Epithelzellen geschädigt und die Zilienbewegung des Epithels inhibiert. Auf diese Weise wird der Abtransport von Abbauprodukten, Schleim und Mikroben unterbunden.

Erkrankungen

Mykoplasmen und Ureaplasmen verursachen eine Reihe unterschiedlicher Erkrankungen (**Tab. 45**). *M. pneumoniae* wird vor allem aerogen übertragen und infiziert primär die oberen und unteren Atemwege von Kindern und Erwachsenen. Diese Art tritt besonders häufig als Erreger von Bronchitiden sowie einer interstitiellen (»atypischen«), zumeist außerhalb des Krankenhauses erworbenen Pneumonie (*Mycoplasma*-Pneumonie) in Erscheinung. Nach Schätzungen gehen in Deutschland in jedem Alter im Mittel 3 bis 5 % aller ambulant erworbenen Pneumonien auf *M. pneumoniae* zurück. Je nach Region und Kollektiv können jedoch auch bis zu 40 % aller derartigen Erkrankungen von diesem Erreger verursacht werden. Zu den Kennzeichen der *Mycoplasma*-Pneumonie gehört eine über einen Zeitraum von bis zu mehreren Wochen langsam zunehmende Intensität der Symptome wie Husten und Schwächegefühl sowie eine subfebrile Temperatur, die in ein stetig steigendes Fieber übergeht. Bis zu 25 % aller mit *M. pneumoniae* Infizierten zeigen extrapulmonale Komplikationen, die besonders häufig die Haut und das ZNS betreffen. Im Gegensatz zu *M. pneumoniae* kolonisieren *U. urealyticum* bevorzugt beim Mann und *M. hominis* primär bei der Frau die Epithelzellen des Urogenitalsystems, wo sie unter anderem eine Urethritis und Prostatitis (beim Mann) sowie eine Zervizitis und Salpingitis (bei der Frau) verursachen. Bis zu 30 % aller nichtgonorrhoischen Urethritiden des Mannes (→ vgl. **3.6.8.5**) und 10 bis 20 % aller chronischen Prostatitiden gehen auf *U. urealyticum* zurück. *M. hominis* und *U. urealyticum* werden primär durch Geschlechtsverkehr übertragen.

Tabelle 45: *Erkrankungen humanpathogener Mollicutes-Arten*

Art	Erkrankung
Mycoplasma pneumoniae	• Atemwegserkrankungen: Tracheobronchitis, Bronchiolitis, ambulant erworbene Pneumonie (*Mycoplasma*-Pneumonie) • Extrapulmonale Komplikationen mit Hautmanifestationen (z. B. Exantheme), ZNS-Beteiligung (z. B. Enzephalitis), auch hämatologische und gastrointestinale Symptome
Mycoplasma hominis	• Unspezifische Urogenitalinfektionen, aszendierende Genitalinfektionen, Pyelonephritis • Wundinfektion und Sepsis unter der Geburt
Ureaplasma urealyticum	• Urethritis, Prostatitis, Epididymitis (Nebenhodenentzündung) • *Ureaplasma*-Pneumonie, Meningitis, Sepsis des Neugeborenen • Fertilitätsstörungen, Fehlgeburt, Frühgeburt

Antiinfektiva-Empfindlichkeit/Therapie

Mollicutes-Arten sind gegenüber β-Lactamen und anderen auf die Zellwand wirkenden antibakteriellen Antiinfektiva natürlich resistent. *M. hominis* zeigt zudem eine intrinsische Makrolid-Resistenz. Für die Therapie von Atemwegsinfektionen durch *M. pneumoniae* und Erkrankungen durch *U. urealyticum* werden in der Regel Makrolide, Doxycyclin und Chinolone, bei Infektionen mit *M. hominis* Doxycyclin, Chinolone und Clindamycin eingesetzt.

3.6.8.13 Chlamydien

Erregereigenschaften/Entwicklungszyklus

Chlamydien bilden eine phylogenetisch heterogene Gruppe kleiner, obligat intrazellulärer Bakterien. Ihre Zellwand ähnelt derer typischer gramnegativer Bakterien, obwohl eine Peptidoglykanschicht nicht eindeutig nachweisbar ist.

> **(Be-) merkenswertes:** Chlamydiale Endotoxine zeigen im Vergleich zu Endotoxinen vieler typischer gramnegativer Bakterien eine relativ geringe Aktivität, was vor allem auf lange und verzweigtkettige Fettsäuren des Lipid-A-Moleküls zurückzuführen ist.

Analog zu den Mollicutes fehlen Chlamydien Schlüsselenzyme für essenzielle Synthesewege, sodass sie auf Metabolite und Energie (ATP) eukaryotischer Wirtszellen angewiesen sind («Energieparasiten»). Chlamydien besitzen einen einzigartigen Infektionszyklus, in den zwei Hauptformen, das *Elementarkörperchen* und das *Retikularkörperchen*, sowie gelegentlich eine Nebenform, das aberrante Körperchen, involviert sind.

Lebensformen und Entwicklungszyklus der Chlamydien

Das Elementarkörperchen ist die extrazelluläre Form der Chlamydien. Diese Form ist stoffwechselinaktiv und infektiös. Sie wird nach Adhäsion an die Wirtszellmembran endozytotisch von der eukaryotischen Zelle aufgenommen und bildet sich in einer Vakuole (Phagosom), die durch verschiedene Faktoren der Chlamydien nicht mit Wirtszell-Lysosomen fusioniert (»Einschluss«), zum Retikularkörperchen um. Dieses stellt die intrazelluläre, stoffwechselaktive und sich teilende Form der Chlamydien dar: Etwa 12 Stunden nach der Infektion der Wirtszelle beginnen sich die Retikularkörperchen durch binäre Teilung zu vermehren. In der Folge entsteht eine sich rasch vergrößernde Vakuole mit zahlreichen Retikularkörperchen unterschiedlicher Entwicklungsstadien. Etwa drei Tage nach der Infektion rupturiert die befallene Zelle unter Freisetzung der durch Kondensation entstandenen Elementarkörperchen, die wiederum neue Wirtszellen befallen. Einige Chlamydien bilden aberrante (Syn.: persistierende) Körperchen, eine intrazelluläre Dauerform der Chlamydien mit einem reduzierten Stoffwechsel. Sie können sich zu infektiösen Elementarkörperchen weiterentwickeln.

Die bedeutendsten humanpathogenen Chlamydien sind *Chlamydia trachomatis*, *Chlamydophila psittaci* und *C. pneumoniae*. Während Elementarteilchen von *C. trachomatis* und *C. pneumoniae* gegenüber äußeren Einflüssen sehr empfindlich sind und außerhalb des menschlichen Körpers rasch absterben, bleiben die von *C. psittaci* gebildeten Elementarteilchen im Staub und Vogelkot mehrere Wochen infektiös.

Erkrankungen

Chlamydien verursachen je nach Spezies und Serovar (*C. trachomatis*) unterschiedliche Krankheitsbilder (**Tab. 46**). *C. trachomatis* Serovar A bis C verursachen das Trachom, eine chronisch-granulomatöse Entzündung der Augenbindehaut (Keratokonjunktivitis). Sie stellt weltweit die häufigste vermeidbare Ursache der Erblindung dar. *C. trachomatis* Serovar D bis K besitzen eine große Bedeutung als Erreger von Urogenitalinfektionen. In den meisten Industrienationen einschließlich Deutschland sind diese Chlamydien derzeit die häufigste bakterielle Ursache sexuell übertragbarer Erkrankungen. Beim Mann wird ungefähr die Hälfte aller nichtgonorrhoischen Urethritiden durch Stämme dieser Serovare verursacht. *C. trachomatis* Serovar L1 bis L3 sind die Erreger des Lymphogranuloma venereum, einer primär tropischen, in den letzten Jahren aber auch vermehrt in Europa auftretenden Erkrankung, die mit einem Genitalulkus und Lymphknotenschwellungen einhergeht. Die durch Geschlechtsverkehr übertragene Erkrankung betrifft vorwiegend homosexuell aktive Männer.

C. pneumoniae verursacht in erster Linie respiratorische Erkrankungen, die meist gutartig verlaufen. Eine kausale Assoziation der Mikrobe mit koronarer Herzkrankheit, Herzinfarkt und anderen Gefäßerkrankungen wurde lange diskutiert. Nach derzeitigem Wissensstand ist *C. pneumoniae* wahrscheinlich nicht ursächlich, jedoch möglicherweise als Risikofaktor an Gefäßerkrankungen beteiligt.

C. psittaci ist der Erreger der Psittakose (Syn.: Ornithose, »Papageienkrankheit«), einer nicht selten lebensbedrohlichen Pneumonie mit systemischer Streuung, die in der Regel nach Kontakt mit Ziervögeln und Vogelkot (aerogene Übertragung) auftritt.

Tabelle 46: *Erkrankungen durch Chlamydien*

Art/Serovar	Erkrankung
Chlamydia trachomatis	
• Serovar A bis C	Trachom
• Serovar D bis K	Urethritis, Zervizitis, aufsteigende Infektionen des Genitaltrakts, Konjunktivitis, reaktive Arthritis, Neugeborenen-Pneumonie
• Serovar L1 bis L3	Lymphogranuloma venereum
Chlamydophila pneumoniae	Pneumonie, Sinusitis, Bronchitis, Tracheitis
Chlamydophila psittaci	Psittakose

Therapie

Für die Therapie von Chlamydien-Erkrankungen werden Antiinfektiva eingesetzt, die hohe intrazelluläre Konzentrationen (z. B. Doxycyclin, Azithromycin) erreichen.

3.6.9 Geeignete Antiinfektiva

Antiinfektiva, die für die spezifische Therapie der in den Kapiteln **3.6.1** bis **3.6.8** behandelten Erkrankungen und einiger weiterer bakterieller Infektionskrankheiten in Frage kommen, sind in **Tab. 47** zusammengefasst.

Tabelle 47: *Ausgewählte Krankheitserreger und geeignete Antiinfektiva*

Bakterienart/ Bakteriengruppe • Resistenzphänotyp	Antibakteriell zu therapierendes Krankheitsbild (Beispiel)	Spezifische Therapie (Antiinfektivum der Wahl)
Grampositive Bakterien		
Bacillus anthracis	Hautmilzbrand (lokal)	In der Regel Ciprofloxacin
	Lungen-/Darmmilzbrand, Hautmilzbrand (system.)	i. v. Ciprofloxacin, Doxycyclin, Penicillin G
Clostridium difficile	Intestinale Erkrankungen	Metronidazol, alternativ Vancomycin
	Komplikationen wie Ileus	Metronidazol (i.v.) plus Vancomycin (Einlauf, enteral)
Clostridium perfringens	Gasbrand	Penicillin G (hochdosiert) als Begleittherapie
Clostridium tetani	Tetanus	Metronidazol als Begleittherapie
Corynebacterium diphtheriae	Diphtherie	Penicillin G, Erythromycin
Enterococcus faecalis	Endokarditis, Sepsis	Amino-(Ureido-)penicillin plus Aminoglykosid
Enterococcus faecium		
• Aminopenicillin-resistent	Endokarditis, Sepsis	Vancomycin, Linezolid
• Aminopenicillin- und Glykopeptid-resistent		Linezolid
Listeria monocytogenes	Listeriose	Aminopenicillin plus Aminoglykosid
Mycobacterium leprae	Lepra	Dapson plus Rifampicin (plus Clofazimin)
Mycobacterium tuberculosis	Tuberkulose	
• nicht multiresistent		Isoniazid plus Rifampicin plus Pyrazinamid plus Ethambutol (Streptomycin) → Isoniazid plus Rifampicin
• multiresistent		Meist injizierbares Aminoglykosid plus Moxifloxacin
• extrem resistent		Keine Empfehlung
Nocardia spp.	Nocardiosen	Imipenem plus Amikacin (jeweils hochdosiert)

Fortsetzung nächste Seite

Bakterienart/ Bakteriengruppe • Resistenzphänotyp	Antibakteriell zu therapierendes Krank- heitsbild (Beispiel)	Spezifische Therapie (Antiinfektivum der Wahl)
Staphylococcus aureus		
• Methicillin-sensibel	Leichtere Krankheitsbilder	Cephalosporine, z. B. Cefazolin, Cefaclor
	Schwere Krankheitsbilder	Cephalosporin plus Clindamycin oder Vancomycin (Teicoplanin) plus Rifampicin
• Methicillin-resistent		Vancomycin (Teicoplanin) plus Rifampicin
Staphylococcus epidermidis		
• Methicillin-sensibel		Wie Erkrankungen durch
• Methicillin-resistent		Methicillin-sensible bzw. Methicillin-resistente *S. aureus*
Streptococcus agalactiae	Leichtere Krankheitsbilder	Penicilline oder Cephalosporine (plus Aminoglykosid)
	Neugeborenen-Meningitis	Penicillin G (Ampicillin) plus Aminoglykosid
Streptococcus pneumoniae		
• Penicillin-G-sensibel	Leichtere Krankheitsbilder	Penicillin G
• Penicillin-G-resistent (NR)	Meningitis	Cephalosporine der Cefotaxim-Gruppe
• Penicillin-G-resistent (HR)		Ceftriaxon plus Vancomycin (plus Rifampicin)
Streptococcus pyogenes	Tonsillitis, Pharyngitis	Penicillin G, Penicillin V
»Viridans«-Streptokokken	Endokarditis	Penicillin G plus Gentamicin
Gramnegative Bakterien		
Acinetobacter spp.	Schwere Krankheitsbilder	Carbapeneme (Aminopenicilline) plus BLI
Bordetella pertussis	Keuchhusten	Azithromycin, Clarithromycin, Roxithromycin
Borrelia-burgdorferi- Komplex	Lyme-Borreliose (FM) Lyme-Borreliose (SM)	Doxycyclin Cephalosporine der Cefotaxim-Gruppe
Campylobacter spp.	Schwere Enteritiden	Azithromycin, Clarithromycin, Roxithromycin
Coxiella burnetii	Q-Fieber	Doxycyclin
Enterobacteriaceae (allgemein)	Initialtherapie schwerer Erkrankungen	Carbapeneme, Piperacillin/ Tazobactam, Cephalosporine der Cefotaxim- oder Ceftazidim-Gruppe, ggf. Aminoglykoside, Fluorchinolone
• *Escherichia coli* (FPS)	Zystitis der Frau (NC)	Trimethoprim, Fluorchinolone, Fosfomycin

Fortsetzung nächste Seite

Bakterienart/ Bakteriengruppe • Resistenzphänotyp	Antibakteriell zu therapierendes Krankheitsbild (Beispiel)	Spezifische Therapie (Antiinfektivum der Wahl)
	Pyelonephritis (NC)	Trimethoprim, Ciprofloxacin, Levofloxacin, Cephalosporine Gruppe 2/3, Aminopenicilline plus BLI
• *Shigella*	Shigellose	Erwachsene: Ciprofloxacin Kinder: Cefotaxim, Ceftriaxon, ggf. Co-trimoxazol
• Typhöse *Salmonella enterica*	Typhus, Paratyphus	Wie Shigellosen
• *Yersinia pestis*	Pest	Doxycyclin, Gentamicin, Streptomycin
Haemophilus influenzae	Meningitis	Ceftriaxon
Helicobacter pylori	Gastritis Typ B	Clarithromycin plus Metronidazol (Amoxicillin) plus PPI
Legionella pneumophila	Legionärskrankheit	Erythromycin (plus Rifampicin)
Leptospira interrogans	Leptospirose	Penicillin G, Tetracycline
Neisseria gonorrhoeae	Gonorrhö	Ceftriaxon
Neisseria meningitidis	Meningitis, Sepsis	In der Regel Ceftriaxon
Pseudomonas aeruginosa	Initialtherapie schwerer Erkrankungen	Piperacillin/Tazobactam, Ceftazidim, Cefepim oder Carbapenem plus Fluorchinolon (Aminoglykosid)
Stenotrophomonas	Schwere Krankheitsbilder	Co-trimoxazol
Treponema pallidum	Syphilis	Penicillin G
Vibrio cholerae	Cholera	Co-trimoxazol, Doxycyclin, Ciprofloxacin
Andere Bakterien		
Chlamydia trachomatis	Trachom	Tetracycline (lokal), Azithromycin
	Urogenitalinfektionen	Doxycyclin, Azithromycin
Chlamydophila pneumoniae	Pneumonie	Doxycyclin, Azithromycin
Chlamydophila psittaci	Psittakose	Doxycyclin
Mycoplasma hominis	Urogenitalinfektionen	Doxycyclin, Chinolone, Clindamycin
Mycoplasma pneumoniae	Atemwegsinfektionen	Makrolide, Doxycyclin, Chinolone
Ureaplasma urealyticum	Urogenitalinfektionen	Makrolide, Doxycyclin, Chinolone

Abkürzungen: BLI: β-Lactamase-Inhibitor; FM: Frühmanifestationen; FPS: fakultativ pathogene Stämme; HR: Stämme mit »hochgradiger« Resistenz; NC: unkomplizierte Verlaufsform; NR: Stämme mit »niedriggradiger« Resistenz; PPI: Protonenpumpen-Inhibitor; SM: Spätmanifestationen

4 | Virologie

4.1 Aufbau und Eigenschaften von Viren

Viren sind infektiöse Strukturen, die aus einer Nukleinsäure und Proteinen, manchmal auch Lipiden bestehen. Sie können sich im Gegensatz zu lebenden Organismen nicht selbst vermehren. Ihre Replikation erfolgt ausschließlich innerhalb lebender Zellen mithilfe der anabolischen Stoffwechselaktivitäten des Wirts (*obligat intrazelluläre Vermehrung*). Zu diesem Zweck stellen Viren Wirtszellen »Syntheseprogramme« zur Verfügung, nach denen Virusbausteine vorgefertigt und später zum kompletten Viruspartikel zusammengesetzt werden. Viren besitzen keine zelluläre Organisation, enthalten keine Organellen, besitzen keine Enzymsysteme zur Energiegewinnung und keinen eigenen Proteinbiosynthese-Apparat.

Extrazellulär vorliegende Formen

Viren können in unterschiedlichen Zustandsformen vorkommen. Ein vollständig aufgebautes, extrazellulär vorliegendes Viruspartikel wird als *Virion* (Pl.: Viria) bezeichnet. Viria haben einen Durchmesser zwischen 18 nm (einige Parvoviren) und 300 nm (Pockenviren) und sind damit deutlich kleiner als Bakterien und im Lichtmikroskop – mit Ausnahme der Pockenviren – nicht sichtbar. Aufgrund ihrer Größe werden Viria durch bakteriendichte Filter nicht zurückgehalten; man bezeichnet sie daher auch als »ultrafiltrierbar«. Ein Virion zeigt folgenden grundsätzlichen Aufbau:

- Im Inneren des Virions befindet sich eine Nukleinsäure, die als RNS oder DNS vorkommt. Die Nukleinsäuren können einzelsträngig oder doppelsträngig, kontinuierlich oder segmentiert, linear oder zirkulär vorliegen.

> **(Be-) merkenswertes**: Viren enthalten nur einen Typ von Nukleinsäure, *entweder* RNS *oder* DNS.

- Die Nukleinsäure ist von einem Proteinmantel umgeben, der in seiner Gesamtheit als *Kapsid*, die einzelnen Struktureinheiten als *Protomeren* bezeichnet werden. Je nach Anordnung der Protomeren hat das Kapsid eine helikale Struktur oder zeigt die Form eines Ikosaeders, also eines aus 20 Dreiecksflächen und 12 Ecken bestehenden Polyeders. Nukleinsäure und Kapsid bilden zusammen das *Nukleokapsid*.

- Das Nukleokapsid kann »nackt« (**Abb. 49**) oder von einer weiteren Außenhülle (*Envelope, Mantel*) umgeben sein (**Abb. 50**). Das Virus-Envelope der umhüllten Viren besteht aus Lipiden, Proteinen und Kohlenhydraten und stammt von der Plasmamembran oder von intrazellulären Membranen (Golgi-Apparat, endoplasmatisches Reticulum) der Wirtszelle ab. Häufig sind zelluläre Proteine der ursprünglichen Zellmembranen durch virusspezifische Glykoproteine ersetzt. Diese sind in elektronenmikroskopischen Aufnahmen als Projektionen der Hülle (»Spikes«) erkennbar (**Abb. 50**).

> **(Be-) merkenswertes**: *Umhüllte Viren sind Ether-empfindlich!* Eine intakte Hülle ist für die Infektiösität umhüllter Viren von großer Bedeutung, da sie für die Adsorption an die Wirtszelle benötigt wird. Die Entfernung der Envelope-Lipide durch Äther, Chloroform oder Detergenzien führt zur Desintegration der Hülle und zu einer deutlichen Reduktion der Infektiösität.

- Viria vieler Virusgruppen enthalten *viruseigene Enzyme*. Hierzu gehören beispielsweise Strukturproteine mit enzymatischer Aktivität (z. B. die Neuraminidase der Orthomyxoviren) und die Reverse Transkriptase der Retroviren.

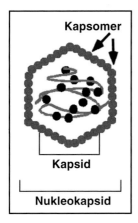
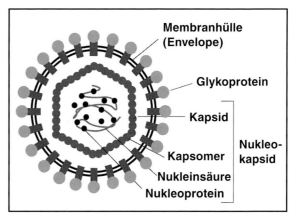

Abbildung 49: *Struktur eines unbehüllten Viruspartikels*

Abbildung 50: *Struktur eines umhüllten Virions*

Im EM erscheint das Kapsid in Form symmetrisch angeordneter, morphologischer Untereinheiten, die als Kapsomere bezeichnet werden. Häufig entsprechen sie den Protomeren.

Intrazellulär vorliegende Formen

Neben dem Virion als der extrazellulären Form gibt es die replikationsaktive Form eines Virus, die sich aktiv in der Zelle vermehrt. Kommt es dabei zur raschen Vermehrung des Virus mit nachfolgender Lysis der Zelle, spricht man vom *lytischen Zyklus*. Einige Viren gehen nach der Infektion jedoch in einen Latenzzustand über und integrieren ihre Nukleinsäure entweder als *Provirus* in das Genom der Wirtszelle oder bewahren ihre Erbinformation in einer *extrachromosomalen Form*. Bestimmte virale Gene können während der Latenz transkribiert werden, es kann jedoch auch eine vollständige Unterdrückung der Genexpression erfolgen. Äußere Einflüsse oder zelluläre Prozesse können latent vorliegende Viren reaktivieren.

4.2 Einteilung der Viren und wichtige Virusgruppen

Der Aufbau und die Eigenschaften von Viren sind für ihre Zuordnung in ein systematisches System von großer Bedeutung. Insbesondere der Typ der Nukleinsäure (DNS oder RNS) und seine Form (einzelsträngig oder doppelsträngig, kontinuierlich oder segmentiert, linear oder zirkulär), die Symmetrie des Nukleokapsids sowie das Vorhandensein oder Fehlen einer Hülle und die damit verbundene Etherempfindlichkeit repräsentieren wichtige Kriterien für die Einteilung von Viren in unterschiedliche Virusfamilien (Namensendung »–viridae«). Die weitere Unterteilung der Virusfamilien in Genera und Virustypen erfolgt hauptsächlich nach Ähnlichkeiten der Genomsequenzen, serologischen Eigenschaften der Kapside und Glykoproteine der Hüllmembranen sowie dem Vorhandensein oder Fehlen viruseigener Enzyme. Die Virusorganisation in wichtigen humanpathogenen Virusfamilien zeigt **Tab. 48**.

Tabelle 48: *Aufbau humanmedizinisch bedeutender Viren*

Virusfamilie	Virus (Beispiel)	Nukleinsäure: Typ und Form	Kapsid	Hülle
Picornaviridae	Poliovirus, Rhinovirus, Hepatitis-A-Virus	ssRNS, linear	Ikosaeder	Nein
Flaviviridae	Gelbfiebervirus, Denguevirus FSME-Virus, Westnilvirus, Hepatitis-C-Virus	ssRNS, linear	Ikosaeder	Ja
Togaviridae	Rötelnvirus	ssRNS, linear	Ikosaeder	Ja

Fortsetzung nächste Seite

Tabelle 48: *Fortsetzung*

Virusfamilie	Virus (Beispiel)	Nukleinsäure: Typ und Form	Kapsid	Hülle
Caliciviridae	Norovirus	ssRNS, linear	Ikosaeder	Nein
Coronaviridae	SARS-Coronavirus	ssRNS, linear	helikal	Ja
Filoviridae	Marburgvirus, Ebolavirus	ssRNS, linear	helikal	Ja
Rhabdoviridae	Tollwutvirus	ssRNS, linear	helikal	Ja
Paramyxoviridae	Parainfluenzavirus, Mumpsvirus, Masernvirus, HRSV, HMPV	ssRNS, linear	helikal	Ja
Orthomyxoviridae	Influenza-A-Virus, Influenza-B-Virus, Influenza-C-Virus	ssRNS, linear, segmentiert	helikal	Ja
Bunyaviridae	Hantaviren, z. B. Puumalavirus, Dobravavirus	ssRNS, linear, segmentiert	helikal	Ja
Arenaviridae	Lassavirus	ssRNS, linear, segmentiert	helikal	Ja
Retroviridae	Humanes Immundefizienzvirus, Humanes T-Zell-Leukämie-Virus	ssRNS, linear, Umschreibung in dsDNS	Ikosaeder oder Konus	Ja
Reoviridae	Rotavirus	dsRNS, linear, segmentiert	Ikosaeder	Nein
Parvoviridae	Humanes Bocavirus	ssDNS, linear	Ikosaeder	Nein
Papillomaviridae	Warzenviren	dsDNS, zirkulär	Ikosaeder	Nein
Adenoviridae	Humane Adenoviren	dsDNS, linear	Ikosaeder	Nein
Herpesviridae	Herpes-simplex-Viren, Varicella-Zoster-Virus, Zytomegalievirus, Epstein-Barr-Virus	dsDNS, linear	Ikosaeder	Ja
Hepadnaviridae	Hepatitis-B-Virus	DNS, partiell ds, zirkulär	Ikosaeder	Ja
Poxviridae	Variolavirus, Vacciniavirus	dsDNS, linear	komplex	Ja

ss, einzelsträngiges Genom (engl. *single-stranded*); ds, doppelsträngiges Genom (engl. *double-stranded*); FSME, Frühsommermeningoenzephalitis; HMPV, Humanes Metapneumovirus; HRSV, Humanes Respiratorisches Syncytialvirus; SARS, schweres akutes respiratorisches Syndrom.

4 Virologie

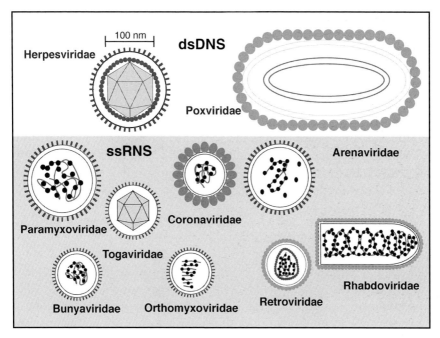

Abbildung 51: *Viren mit Hülle*

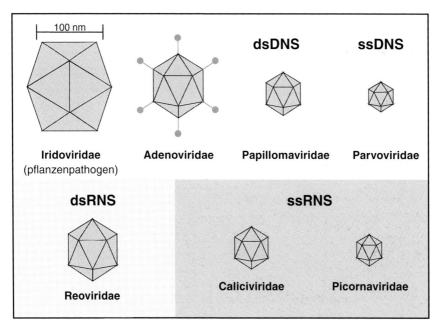

Abbildung 52: *Viren ohne Hülle*

4.2.1 Bakteriophagen

Einige Viren befallen ausschließlich Bakterien und werden daher als Bakteriophagen bezeichnet. Derartige Viren enthalten in ihrem Inneren entweder DNS oder RNS und sind von unterschiedlicher (z. B. stäbchen- oder kugelförmiger) Gestalt. Viele Phagen können sich als *Prophage* (Syn.: *temperenter Phage*) in das Genom ihres Wirts integrieren und zum Teil wichtige Pathogenitätsfaktoren exprimieren. Eine bedeutende Rolle spielen temperente Phagen auch für den horizontalen Gentransfer zwischen Bakterienzellen, da sie nach ihrer Reaktivierung bakterielle chromosomale Gene auf ein anderes Bakterium übertragen können (Transduktion → **3.4.3.2**).

4.2.2 Viroide und Virusoide

Viroide und Virusoide sind kleine Nukleinsäure-haltige Partikel, die meist auch zu den Viren gezählt werden. *Viroide* bestehen ausschließlich aus RNS und kommen vor allem bei Pflanzen vor, wo sie zahlreiche Erkrankungen verursachen. Ihre Nukleinsäure wird durch die in der Umwelt weit verbreiteten RNAsen, also RNS abbauende Enzyme nicht zerstört, da sie in einer schwer angreifbaren Ringform vorliegt. Viroide sind auch gegenüber Hitze und organischen Lösungsmitteln weitgehend resistent. Im Gegensatz zu Viroiden sind *Virusoide* (Syn.: »Satellitenviren«) aus RNS oder DNS und ein bis zwei Proteinen aufgebaut. Ihre Vermehrung und Ausbreitung ist von der Anwesenheit eines anderen Virus abhängig. Virusoide kommen häufig zusammen mit Pflanzenviren vor. Aber auch das humanpathogene Hepatitis-D-Virus, das sich nur bei vorausgegangener oder gleichzeitiger Infektion der Wirtszelle mit dem Hepatitis-B-Virus vermehren kann, wird häufig den Virusoiden zugerechnet (→ **4.5.3.2**).

4.3 Vermehrungszyklus

Die Virusvermehrung ist ein komplexer, hoch regulierter Prozess, der in verschiedene Stadien eingeteilt werden kann:

- Adsorption;
- Penetration;
- Freisetzung der Virusnukleinsäure (Uncoating);
- Replikation der Virusnukleinsäure und Synthese von Virusproteinen;
- Zusammensetzung der Virusbestandteile (Reifung);
- Freisetzung der neugebildeten Viria.

Der erste Schritt einer viralen Infektion stellt die Bindung des Virus an einen bestimmten Rezeptor der Zellmembran dar (*Adsorption*). Bei umhüllten Viren binden virale Membranproteine mehr oder weniger spezifisch an zelluläre Oberflächenstrukturen. Bei nicht umhüllten Viren sind hingegen Strukturen an der Oberfläche der Kapsidproteine für die Anbindung der Viria an bestimmte Zelltypen verantwortlich. Nach der Adsorption werden die an die Zelloberflächen gebundenen Viruspartikel in das Innere der Zelle aufgenommen (*Penetration*). Die Penetration erfolgt bei nicht umhüllten Viren durch eine Rezeptor-vermittelte Endozytose oder einen direkten Transmembrantransport. Viren mit Hüllmembran werden durch eine pH-unabhängige Fusion der Virushülle mit der Wirtszellplasmamembran oder eine Rezeptor-vermittelte Endozytose mit pH-abhängiger Fusion von Virushülle und Plasmamembran in die Zelle aufgenommen. Für die Fusion werden dabei so genannte Fusionsproteine in der Virushülle benötigt. »Ziel« aller Viren nach bzw. bei Aufnahme in die Zelle ist es, ihrer Zerstörung in den Endosomen, die Proteasen und andere abbauende Enzyme enthalten, zu entgehen. Nach Freisetzung aus endozytotischen Vesikeln oder Umgehung der Endozytose findet das so genannte *Uncoating* (»Entkleiden«), also die Freisetzung der Nukleinsäure aus dem Nukleokapsid durch enzymatischen Abbau statt. Der Abbau des Virions führt dazu, dass in der Zelle kein infektiöses Virus mehr nachgewiesen werden kann.

> **(Be-) merkenswertes**: Das vorübergehende Verschwinden der Virion-Infektiösität wird als Eklipse (»Virusfinsternis«) bezeichnet. Die Eklipse beginnt während der Penetration und endet mit dem ersten Auftreten fertiger Tochter-Viria.

Nach Freisetzung der viralen Nukleinsäuren kommt es zur Synthese neuer Nukleinsäuren und Bildung von Virusproteinen, wobei je nach Virusgruppe unterschiedliche Strategien eingesetzt werden. Fast immer bewirkt die Transkription der Virusnukleinsäure in mRNS die Synthese der so genannten *frühen Proteine* sowie von Strukturproteinen (Hüllproteinen), die aufgrund ihrer vergleichsweise langsamen Bildung als *späte Proteine* bezeichnet werden. Die Transkription und die Bildung neuer Nukleinsäuren für die Virusreplikation findet bei den meisten DNS-Viren im Zellkern statt, während viele RNS-Viren mRNS und genomische RNS im Zytoplasma mithilfe von viralen Replikasen bilden. Bei Retroviren wird die Virus-RNS durch die virale reverse Transkriptase in DNS umgeschrieben und mittels eines weiteren Enzyms (Integrase) stabil in das Wirtszellgenom integriert. Die Synthese neuer Viruspartikel beginnt bei ihnen erst nach einer mehr oder weniger langen Latenzperiode. Im vorletzten Schritt der Virusvermehrung kommt es zum Zusammenbau der einzelnen Viruskomponenten zu Nukleokapsiden (*Reifung*). Anschließend findet die Ausschleusung und Freisetzung der neu gebildeten Viria statt. Diese erfolgt bei nicht umhüllten Viren durch Exozytose oder durch Zelllysis nach Kumulierung der Viren in der Wirtszelle. Bei umhüllten Viren erfolgt die Freisetzung in der Regel durch eine Art »Knospung«, die als *Budding* bezeichnet wird.

4.4 Antivirale Therapie und Antiinfektiva

Viele häufig vorkommende Viruserkrankungen sind selbstlimitierend und erfordern keine oder ausschließlich eine symptomatische Behandlung. Es gibt aber auch eine Reihe schwerer viraler Erkrankungen, die dringend einer antiviralen Therapie bedürf(t)en. Trotz zahlreicher in den letzten Jahrzehnten erzielter Fortschritte bei der Entwicklung antiviraler Wirkstoffe ist eine spezifische antivirale Therapie nur für wenige dieser Infektionskrankheiten verfügbar. Die derzeit zugelassenen antiviralen Substanzen sind zudem *Virustatika*, die zwar die Virusvermehrung hemmen, Viren aber nicht vollständig aus dem Körper eliminieren.

Ein großes Problem bei der spezifischen Behandlung viraler Erkrankungen ist die häufig sehr rasche *Resistenzentwicklung* der Erreger gegenüber dem eingesetzten Wirkstoff, die bereits durch eine Punktmutation im Zielmolekül bedingt sein kann. Die Wahrscheinlichkeit für eine solche Mutation und Selektion resistenter Stämme ist bei Personen unter Langzeittherapie oder Patienten, die häufig wiederholte Therapiezyklen benötigen, besonders hoch. Um der Resistenzentwicklung entgegenzutreten, werden insbesondere bei einer längerfristigen antiviralen Behandlung – vergleichbar mit der antibakteriellen Therapie der Tuberkulose – *Kombinationstherapien* eingesetzt. Diese werden nicht nur bei HIV-Infektionen, sondern beispielsweise auch für die Behandlung der chronischen Hepatitis-C-Virus-Infektion oder bei reaktivierten Zytomegalievirus-Infektionen angewandt. Ein weiteres wichtiges Problem bei der Langzeitbehandlung antiviraler Erkrankungen sind *Compliance-Probleme*, die insbesondere bei der Therapie von HIV-Infektionen (langfristige meist tägliche Einnahme mehrerer Medikamente) auftreten.

Da die Behandlung vieler Viruserkrankungen mit den derzeit vorhandenen Antiinfektiva nicht oder nur eingeschränkt möglich ist, bieten nach wie vor expositionsprophylaktische Maßnahmen sowie Impfstoffe den sichersten Schutz vor einer Reihe schwerer Viruserkrankungen.

4.4.1 Angriffspunkte und Wirkungsmechanismen antiviraler Substanzen

Antivirale Antiinfektiva müssen selektiv viruscodierte Prozesse inhibieren und dürfen nicht mit dem Zellstoffwechsel des Wirts interagieren. Derartige Angriffspunkte finden sich im viralen Vermehrungszyklus. So sind vor allem eine spezifische Blockade der Virusadsorption an die Rezeptoren der Wirtszelle, eine Hemmung der Penetration oder des Uncoatings, eine Inhibierung der Virusnukleinsäuresynthese oder der viralen Proteinbiosynthese sowie die Blockade der Virusfreisetzung mögliche Angriffspunkte für antivirale Antiinfektiva (**Tab. 49**).

Tabelle 49: *Selektive Inhibierung unterschiedlicher Stadien der Virusvermehrung durch antivirale Wirkstoffe*

Stadium der Virusvermehrung	Inhibitorgruppe	Virustatikum (Beispiel) und antivirale Aktivität
Aufnahme in die Wirtszelle: Adsorption, Penetration	»Eintrittsinhibitoren«: Korezeptor-Hemmer Fusionshemmer	Maraviroc → HIV Enfuvirtid → HIV
Uncoating	Uncoating-Inhibitoren: Ionenkanal-Hemmer	Amantadin → Influenza-A-Viren
	Kapsid-Hemmer	Pleconaril
Transkription des Virusgenoms: Bildung viraler DNS	Nukleinsäuresynthese-Inhibitoren: DNS-Polymerase-Hemmer Reverse-Transkriptase-Hemmer	Aciclovir → HSV, VZV Tenofovir, Nevirapin → HIV
Integration viraler DNS in das Wirtsgenom (bei Retroviren)	Integrase-Inhibitoren	Raltegravir → HIV
Translation: Bildung von Strukturproteinen Bildung regulatorischer Proteine	Antisense-Oligonukleotide Interferone	Fomivirsen → CMV Interferon-alpha
Posttranslationale Modifikation: Proteolyse Glyko-/Lipoprotein-Bildung	Protease-Inhibitoren	Lopinavir → HIV
Reifung	Interferone	Interferon-alpha
Virusfreisetzung	Neuraminidase-Inhibitoren	Oseltamivir, Zanamivir → Influenza-A-, Influenza-B-Viren

HIV, Humane Immundefizienzviren; HSV, Herpes-simplex-Viren; VZV, Varicella-Zoster-Virus; CMV, Zytomegalievirus

»Eintrittsinhibitoren«

Als »Eintrittsinhibitoren« werden Substanzen bezeichnet, die Prozesse während der Adsorption oder der Penetration des Virions in die Zielzelle blockieren. Eingesetzt werden diese bislang nur für die Therapie von HIV-Infektionen.

»Eintrittsinhibitoren« bei HIV-Infektionen

Bei der Infektion einer Wirtszelle heftet sich das HI-Virus zunächst über sein Hüllprotein gp120 an den zellulären CD4-Rezeptor und einen Korezeptor. Diese Anlagerung bewirkt Konformationsänderungen des gp120-Proteins, wodurch gp41, ein virales Transmembranprotein, freigelegt wird und in die Membran der Wirtszelle eindringen kann. Durch nachfolgende Konformationsänderungen des gp41-Proteins können die Membranen des Virus und der Wirtszelle fusionieren und das Virus in die Zelle eindringen. Enfuvirtid verhindert Konformationsänderungen von gp41 und die Annäherung der Membranen durch Anlagerung an gp41 und unterbindet damit die Zellfusion (Fusionshemmer). Das kürzlich zugelassene Maraviroc unterbindet hingegen bereits die Virusadsorption. Es wirkt als selektiver Inhibitor so genannter CCR5-Korezeptoren.

(Be-) merkenswertes: HI-Viren können über zwei, als CCR5 oder CXCR4 bezeichnete Korezeptoren in die Zelle gelangen. Viele HI-Viren zeigen eine Präferenz für einen dieser Korezeptoren und werden entsprechend als R5-Viren oder X4-Viren bezeichnet. Die häufigeren und vielfach vor allem zum Beginn der Infektion vorliegenden R5-Viren infizieren bevorzugt Makrophagen, X4-Viren hingegen primär T-Zellen. Maraviroc ist wegen seiner hohen Selektivität für CCR5-Rezeptoren nur bei vorbehandelten Patienten einsetzbar, die ausschließlich mit R5-Viren infiziert sind.

Uncoating-Inhibitoren

Uncoating-Inhibitoren wirken vor allem als Ionenkanal-Hemmer gegen Influenza-A-Viren. Darüber hinaus interferieren auch Kapsid-Inhibitoren wie das in der klinischen Prüfung für die Therapie viraler Atemwegsinfektionen vorgesehene Pleconaril mit dem Uncoating.

Uncoating-Inhibitoren bei Infektionen mit Influenza-A-Viren

Influenza-A-Viren (nicht aber Influenza-B-Viren!) benötigen für ihr Uncoating das in der Virushülle vorkommende M_2-Protein. Dieses bildet Ionenkanäle aus, über die Protonen in das Virus transportiert werden. Als Folge der Erniedrigung des pH-Werts im Viruspartikel kommt es zur Fusion der Strukturproteine der Virushülle mit der Endosomen-Membran der Wirtszelle und damit zur Freisetzung der Virus-RNS. Die trizyklischen Amine Amantadin und Rimantadin blockieren spezifisch den M_2-Protein-Ionenkanal und unterbinden hierdurch das Uncoating des Influenza-A-Virus.

Nukleinsäuresynthese-Inhibitoren

Nukleinsäuresynthese-Inhibitoren sind in der Regel Hemmstoffe der von Viren gebildeten Polymerasen (DNS-abhängige DNS-Polymerasen, Reverse Transkriptase) und werden entsprechend ihrer chemischen Struktur als Nukleosid- bzw. Nukleotid-Analoga (NRTI), nicht-nukleosidische Inhibitoren der Reversen Transkriptase (NNRTI) und Pyrophosphat-Analoga bezeichnet. Polymerase-Inhibitoren werden bei HIV-Infektionen und Erkrankungen durch Herpes- und Hepatitis-B-Viren eingesetzt.

Nukleosid-Analoga werden intrazellulär durch Nukleosidkinasen zu Triphosphaten aktiviert und hemmen virale Polymerasen kompetitiv. Sie zeigen eine unterschiedliche Spezifität, die durch die Struktur der Kinasen und Polymerasen bestimmt wird.

Spezifität der Nukleosid-Analoga

Die derzeit verfügbaren Nukleosid-Analoga zeigen große Unterschiede im Hinblick auf ihre Selektivität und Spezifität. So wirken die Guanosin-Analoga Aciclovir und Penciclovir spezifisch auf Herpes-simplex-Viren und das Varicella-Zoster-Virus, weil nur die virusspezifischen Thymidinkinasen den ersten Phosphatrest an diese Virustatika anknüpfen. Aus den Monophosphaten entstehen dann mithilfe zellulärer Kinasen aktive Triphosphate. Nukleosid-Analoga wie Ganciclovir, Abacavir und Zidovudin sind hingegen Substrate humaner Kinasen und bedürfen keiner virusspezifischen Aktivierung. Ganciclovir wirkt auf Herpesviren, Abacavir und Zidovudin sind gegen HI-Viren wirksam.

Nukleotid-Analoga (Nukleosid-Phosphonate, z. B. Adefovir, Tenofovir) wirken ähnlich wie Nukleosid-Analoga, müssen jedoch für ihre Aktivierung nur zweifach phosphoryliert werden. *NNRT-Inhibitoren* wie Efavirenz und Nevirapin bedürfen keiner Aktivierung, da sie sich selbst allosterisch an das Enzym anlagern. Das *Pyrophosphat-Analogon* Foscarnet, ein weiterer wichtiger Polymerase-Hemmstoff, ist ebenfalls ohne intrazelluläre Aktivierung wirksam.

Integrase-Inhibitoren

Bei HI-Viren (und anderen Retroviren) erfolgt nach der reversen Transkription der viralen RNS in DNS die Integration der viralen DNS in das Genom des Menschen. Dies ist ein mehrstufiger Prozess, bei dem schließlich die HIV-Integrase die irreversible, kovalente Integration der viralen DNS in die Wirts-DNS katalysiert (»Strangtransfer«). Dieser Schritt wird durch Raltegravir, den im vergangenen Jahr ersten zugelassenen Integrase-Inhibitor zur antiretroviralen Therapie, spezifisch gehemmt.

Proteinbiosynthese-Inhibitoren

Ein Eingriff in die Proteinbiosynthese ist durch posttranslationale Modifizierungen oder mithilfe von Antisense-Oligonukleotiden möglich. So ist das in den USA zugelassene Fomivirsen ein Antisense-Oligonucleotid, das komplementär zu mRNS-Sequenzen von Zytomegalie-Viren ist, die für frühe Proteine codieren. Durch Blockade der Expression dieser Proteine unterbindet Fomivirsen die Virusreplikation und Adhäsion an weitere Zellen. Posttranslationale Modifizierungen bewirkende Virustatika werden insbesondere bei der Therapie von HIV-Infektionen eingesetzt.

Protease-Hemmer bei HIV-Infektionen

Die Protease der HI-Viren spaltet inaktive HIV-Vorläuferproteine zu funktionalen Enzymen (Integrase, Reverse Transkriptase, HIV-Protease) und viralen Strukturproteinen wie z. B. Kapsid-Bestandteilen. Diese Spaltung erfolgt stets vor einem Prolin-Rest, wobei besonders häufig Phenylalanin-Prolin-Bindungen geöffnet werden. HIV-Protease-Hemmer wirken infolge einer strukturellen Ähnlichkeit mit diesem Dipeptid.

Inhibitoren der Virusfreisetzung

Antivirale Substanzen, die die Freisetzung von Viren aus der Wirtszelle unterbinden, werden für die Therapie der humanen Influenza durch Influenza-A- und Influenza-B-Viren eingesetzt.

Neuraminidase-Inhibitoren bei Influenza-Virus-Infektionen

Neuraminidase-Inhibitoren hemmen als Sialininsäure-Analoga die für alle Influenza-Viren essenzielle Neuraminidase. Dieses Enzym katalysiert die Spaltung zwischen Sialinsäureresten und Zuckern an viralen und zellulären Glykoproteinen, die an der Rezeptorbindung der Viren beteiligt sind. Dieser Prozess ist für die Ausschleusung infektiöser Viren essenziell. Die menschliche Neuraminidase wird von Neuraminidase-Hemmern in therapeutischer Dosierung nicht inhibiert.

Andere antiviral wirksame Substanzen

Abgesehen von den bereits beschriebenen Wirkstoffen gibt es noch einige weitere wichtige Substanzen bzw. Substanzgruppen mit einer antiviralen Wirksamkeit. Hierzu gehört Ribavirin, das die Replikation bestimmter DNS- und RNS-Viren (ausgenommen Retroviren) inhibiert. Die Substanz wird intrazellulär phosphoryliert und blockiert als Monophosphat die Inosin-5'-Monophosphat-Dehydrogenase, die für die Bildung von Guanosin-Nukleotiden benötigt wird. Ribavirin ist unter anderem für die Behandlung der Hepatitis C indiziert.

4 Virologie

> **(Be-) merkenswertes**: Guanosin-Monophosphat ist Bestandteil von DNS und RNS. Aufgrund seines Wirkungsmechanismus wirkt Ribavirin daher gegen DNS- und RNS-Viren.

Nitazoxanid, ein bislang bei uns nicht zugelassenes Thiazolid-Antiinfektivum mit einer außerordentlich breiten therapeutischen Wirksamkeit, die auch einige Protozoen und Bakterien umfasst, ist ebenfalls gegenüber zahlreichen Viren (z. B. Rotaviren, Adenoviren) wirksam (unbekannter Wirkungsmechanismus).

Darüber hinaus sind auch Immunglobuline, Interferone und topische Immunmodulatoren wie Imiquimod für die Behandlung viraler Erkrankungen einsetzbar. Das der Behandlung mit diesen Substanzen zugrunde liegende Prinzip ist die Verstärkung der körpereigenen antiviralen Abwehrmechanismen. So erfolgt beispielsweise nach äußerer Anwendung von Imiquimod eine lokale Induktion von Zytokinen.

4.4.2 Spezifische Therapie und Immunprophylaxe

Tab. 50 zeigt eine Übersicht der derzeitig im Rahmen einer spezifischen antiviralen Therapie verfügbaren Antiinfektiva(-Gruppen) sowie Möglichkeiten zur Immunprophylaxe bei einigen wichtigen Viruserkrankungen.

Tabelle 50: *Spezifische Therapie viraler Erkrankungen und Immunprophylaxe*

Virusfamilie	Virus (Beispiel) → Erkrankung	Antiinfektivum bzw. Immunprophylaxe
RNS-Viren		
Arenaviridae	Lassavirus → Lassafieber	Ribavirin
Bunyaviridae	Hantaviren → in Deutschland Nephropathia epidemica [a]	(Ribavirin)
Caliciviridae	Norovirus → Enteritiden	–
Coronaviridae	SARS-Coronavirus → SARS	–
Filoviridae	Ebolavirus → Hämorrhagisches Fieber	–
Flaviviridae	FSME-Virus → FSME	Impfung
	Gelbfiebervirus → Gelbfieber	Impfung
	Hepatitis-C-Virus → Hepatitis C	Interferon-alpha, Ribavirin

Fortsetzung nächste Seite

Tabelle 50: *Fortsetzung*

Virusfamilie	Virus (Beispiel) → Erkrankung	Antiinfektivum bzw. Immunprophylaxe
Orthomyxoviridae	Influenza-A-Virus → Influenza	Impfung, Neuraminidasehemmer, Amantadin
	Influenza-B-Virus → Influenza	Impfung, Neuraminidasehemmer
Paramyxoviridae	Masernvirus → Masern	Impfung
	Mumpsvirus → Mumps	Impfung
	HRSV → Atemwegserkrankungen	Ribavirin, Antikörper
	HMPV → Atemwegserkrankungen	–
Picornaviridae	Hepatitis-A-Virus → Hepatitis A	Impfung
	Poliovirus → Poliomyelitis	Impfung
	Rhinovirus → Erkältung, Schnupfen	–
Reoviridae	Rotavirus → Enteritiden	Impfung
Retroviridae	Humane Immundefizienzviren → Erworbenes Immunschwächesyndrom	Korezeptor-/Fusions-/Reverse-Transkriptase-/Integrase-/Protease-Inhibitoren
Rhabdoviridae	Tollwutvirus → Rabies (Tollwut)	Impfung, Immunglobulin
Togaviridae	Rötelnvirus → Röteln	Impfung, Immunglobulin
DNS-Viren		
Adenoviridae	Humane Adenoviren → Konjunktivitis	–
Hepadnaviridae	Hepatitis-B-Virus → Hepatitis B	Impfung; Interferon-alpha, Nukleos(t)id-Analoga (chronische Infektionen)
Herpesviridae	Epstein-Barr-Virus → Pfeiffersches Drüsenfieber	–
	Herpes-simplex-Virus 1,2 → Lippenbläschen, Genitalinfektionen	Nukleosid-Analoga
	Varicella-Zoster-Virus → Windpocken, Gürtelrose	Impfung; Gürtelrose: Nukleosid-Analoga, Foscarnet
	Zytomegalievirus → Augen-, Lungen-, ZNS-Infektionen	Nukleosid-Analoga, Foscarnet, Fomivirsen, Immunglobuline
Papillomaviridae	Papillomaviren → Genitalwarzen, Zervixkarzinom	Impfung, Imiquimod
Parvoviridae	Humanes Bocavirus → Atemwegsinfektionen	–

[a] fieberhafte, häufig mit Nierenversagen einhergehende, aber benigne Erkrankung; FSME, Frühsommermeningoenzephalitis; HMPV, Humanes Metapneumovirus; HRSV, Humanes Respiratorisches Syncytialvirus; SARS, Schweres akutes respiratorisches Syndrom

4.5 Ausgewählte Krankheitserreger und assoziierte Erkrankungen

4.5.1 Humane Immundefizienzviren

Die humanen Immundefizienzviren HIV-1 und HIV-2 sind als Erreger des erworbenen Immunschwächesyndroms (engl. *acquired immunodeficiency syndrome*, AIDS) weltweit von größter medizinischer und gesundheitspolitischer Bedeutung. Dies liegt insbesondere an der Häufigkeit der Infektionen in Verbindung mit der Schwere der aus der Immunschwäche resultierenden Erkrankungen. Trotz bedeutender therapeutischer Fortschritte in den letzten 25 Jahren enden HIV-Infektionen noch immer tödlich. Darüber hinaus ist die heutzutage einsetzbare hochaktive antiretrovirale Therapie (engl. *highly active antiretroviral therapy*, HAART) der Allgemeinbevölkerung in vielen besonders betroffenen Regionen wegen der hohen Behandlungskosten nicht oder nur bedingt zugänglich. Zahlreiche Betroffene gehören zudem zu Risikogruppen, die in manchen Gesellschaften nicht akzeptiert sind. So findet in den meisten Ländern, in denen Homosexualität verboten ist oder nicht akzeptiert wird, keine Aufklärung über die Infektionsquellen und Übertragungswege für HI-Viren statt.

Nach Auftreten der ersten AIDS-Fälle in den USA zu Beginn der 1980er-Jahre wurden Fälle dieses Syndroms in kürzester Zeit in allen Kontinenten registriert. Bis heute starben mehr als 25 Millionen Menschen an den Folgen von AIDS, und noch immer kommen jährlich zwischen zwei und drei Millionen neue Todesfälle hinzu. Nach Schätzungen leben derzeit mehr als 33 Millionen Menschen mit einer HIV-1-Infektion. Jedes Jahr infizieren sich zwischen 2,5 und 3,5 Millionen Menschen neu mit HIV-1. In den am meisten betroffenen Regionen südlich der Sahara sind HI-Viren die Haupttodesursache der 15- bis 60-Jährigen.

Erreger und Erregereigenschaften

HIV-1 und HIV-2 gehören zur heterogenen Gruppe der Retroviren. Dies sind relativ kleine (Durchmesser 80 bis 120 nm), einzelsträngige RNS-Viren, die von einer Membran umgeben sind (**Abb. 53**). Charakteristisch für alle Retroviren ist die Expression einer *RNS-abhängigen DNS-Polymerase* (Syn.: *Reverse Transkriptase*), nach der die Virusgruppe benannt wurde. Die Reverse Transkriptase schreibt die Virus-RNS in eine doppelsträngige DNS-Kopie um, die als Provirus mithilfe der Integrase in die genomische DNS der infizierten Wirtszelle eingebaut wird. Die Umschreibung der Virus-RNS in DNS und die Integration des Retrotranskripts in das Wirtszellgenom sind für die virale Replikation essenziell.

HI-Viren sind wegen ihrer lipidhaltigen Hülle empfindlich gegenüber lipidhaltigen Lösungsmitteln. Außerhalb des Wirtsorganismus verlieren HI-Viren infolge Austrocknung innerhalb weniger Stunden zwischen 90 und 99 % ihrer Infektiösität. Gleichwohl kann bei einer hohen Viruskonzentration eine mehrtägige Infektionsgefahr bestehen.

Reservoir

Als natürliche Wirte von HIV-1 und HIV-2 wurden verschiedene Affenarten identifiziert. So trat HIV-1 in Zentralafrika wenigstens dreimal von Schimpansen auf den Menschen über. HIV-2 wurde in Westafrika von Mangaben mehrfach auf den Menschen übertragen.

Feinstruktur

HIV-1- und HIV-2-Viria sind morphologisch nicht unterscheidbar. Im Inneren des Virions befinden sich zwei identische Kopien eines neun bis zehn Kilobasen langen RNS-Moleküls, das wenigstens neun proteinkodierende Gene enthält. Es ist von einem Kapsidprotein umhüllt, das als p24 bezeichnet wird (**Abb. 54**). Neben p24 liegen weitere Kapsidproteine im Kern von HIV-1 vor. Das Viruscore ist von einer Membran umschlossen, die aus virusspezifischen Glykoproteinen und zellulären Lipiden besteht. Die Oberflächenglykoproteine gp120 und gp41 sind für die Anheftung und das Eindringen des Virus in die Wirtszelle verantwortlich.

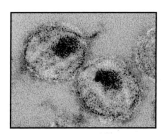

Abbildung 53: *HIV-1-Viria*

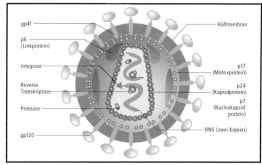

Abbildung 54: *Aufbau eines HIV-1-Virions*

Pathogenese und klinische Symptomatik

Die Pathogenese der HIV-Infektion ist hoch komplex und beinhaltet einen progredient verlaufenden virusbedingten Eingriff in die Funktionsmaschinerie der zellulären und humoralen Immunabwehr. Die Klinik der HIV-Infektion ist durch die Unfähigkeit des infizierten Organismus geprägt, das Virus zu eliminieren und seine Ausbreitung im Körper langfristig zu unterbinden. Die hiermit assoziierte kontinuierliche Progression der Infektion führt nach einer individuell unterschiedlichen Zeitspanne zu einer generalisierten Immunsuppression, die Ausgangspunkt für die Etablierung von Erkrankungen durch opportunistische Erreger und anderer Krankheitsbilder ist. Parameter wie die Anzahl der CD4-Lymphozyten und die Konzentration der HIV-RNS-Moleküle im Plasma liefern wichtige Informationen über die Wahrscheinlichkeit für das Auftreten opportunistischer Infektionen bzw. über die Progressivität der Infektion. Die Anzahl der CD4-Lymphozyten ist auch für den Beginn der HAART von großer Bedeutung (siehe unten).

CD4-Lymphozyten und HIV-RNS als prognostische Marker

HIV-1 und HIV-2 infizieren vorzugsweise T-Helferzellen, die das CD4-Molekül tragen. Die Anzahl der CD4-Lymphozyten liefert eine wichtige Aussage über das Ausmaß der HIV-induzierten Immundefizienz. Sinkt ihre Zahl im Blut auf unter 200/µl (Normalwert: > 1000/µl), ist mit dem vermehrten Auftreten AIDS-definierender opportunistischer Infektionen zu rechnen, die häufig nur noch schwer therapierbar sind. Ein Ziel der HAART ist es daher, ein derartiges Absinken der CD4-Zellzahl so lange wie möglich hinauszuzögern. Die Zahl der HIV-RNS-Moleküle im Plasma, die so genannte *Plasmaviruslast*, lässt hingegen Rückschlüsse über die Länge der Latenzzeit (siehe unten) bis zum Ausbruch opportunistischer Infektionen zu. Ist die Anzahl der RNS-Kopien ein halbes Jahr nach der Infektion kleiner als 10^3/ml, ist die Latenzzeit in der Regel länger als zehn Jahre. Bei 1×10^3 bis 3×10^4 Kopien/ml ist mit einer vier- bis sechsjährigen, bei über 10^5 Kopien/ml mit einer maximal zweijährigen Latenzzeit zu rechnen. Die Zahl der HIV-RNS-Moleküle im Plasma verhält sich in etwa umgekehrt proportional zur Anzahl der CD4-Zellen.

Unter klinischen Gesichtspunkten wird die HIV-Infektion meist in drei Stadien eingeteilt, die neben den Krankheitszeichen die im Verlauf der HIV-Infektion auftretenden immunologischen Veränderungen berücksichtigen. Eine Woche bis drei Monate nach der Infektion treten bei 15 bis 30 % der Betroffenen unspezifische Krankheitsbilder auf, deren Symptome an einen »grippalen Infekt« oder eine »infektiöse Mononukleose« erinnern (*Stadium I*, Syn.: HIV-Primärerkrankung, akute HIV-Infektion). Letztere zeigt sich häufig durch Fieber, Exantheme, akute Lymphknotenschwellungen und Schluckbeschwerden. Zusätzlich oder anstelle dieser Symptome können Muskelschmerzen, Diarrhöen oder Anzeichen einer leichten Meningoenzephalitis auftreten. Während der akuten HIV-Infektion sinkt die Zahl der CD4-Lymphozyten für einige Wochen ab. Nach Abklingen der Symptome im Stadium I folgt eine in der Regel mehrjährige weitgehend asymptomatische Phase (*Stadium II*, Syn.: *Latenzzeit*), die durch unterschiedlich lange Zeiträume mit relativ unspezifischen Krankheitszeichen wie schmerzhaften Lymphknotenschwellungen und Milzvergrößerung unterbrochen sein kann. Die sukzessive Ausbreitung des Virus im Organismus manifestiert sich in Abhängigkeit vom Individuum nach unterschiedlicher Zeit in einer zunehmenden klinischen Symptomatik mit vielfältigen Krankheitsbildern. Hierbei können symptomatische Phasen von Zeiten weitgehender Beschwerdefreiheit gefolgt sein, Krankheitszeichen können sich aber auch akut aus einem subjektiv gesund scheinenden Zustand entwickeln. Häufige Symptome sind Störungen des Allgemeinbefindens, Veränderungen der Haut und Schleimhäute, ungeklärtes anhaltendes Fieber und gastrointestinale Störungen, insbesondere eine chronische Diarrhö. Im Verlauf des Stadiums II kommt es zu einem langsamen Abfall der Zahl der CD4-Lymphozyten, während die Plasmaviruslast sukzessiv größer wird. Das *erworbene Immunschwächesyndrom* (*Stadium III*) ist das letzte Stadium der HIV-Infektion und tritt 1 bis 15, in einigen Fällen auch erst 20 Jahre nach der Primärinfektion auf. Es ist charakterisiert durch das Auftreten opportunistischer Infektionen und typischer Tumore, die so genannten »AIDS-definierenden« Krankheiten oder »Marker«-Erkrankungen (**Tab. 51**). In etwa 70 % der bis dahin unerkannten und nicht behandelten Fälle manifestiert sich AIDS in Form lebensbedrohlicher Pneumonien, die durch zahlreiche Erreger hervorgerufen werden können, *Toxoplasma*-Infektionen und anderer opportunistischer Infektionen. Darüber hinaus sind auch Reaktivierungen von Tuberkulosen bedeutsam. In Afrika südlich der Sahara gilt die Tuberkulose vielerorts als klinische Erstmanifestation einer HIV-Infektion. In über 20 % der Fälle führen maligne Neubildungen, vor allem Kaposi-Sarkome, Non-Hodgkin-Lymphome, bei Frauen nicht selten auch Zervixkarzinome, zur AIDS-Diagnose. Die bei weitem häufigste Todesursache einer HIV-Infektion sind nicht mehr zu beherrschende Komplikationen, die aus opportunistischen Infektionen resultieren.

Tabelle 51: *Häufige AIDS-definierende Krankheiten und ihre Erreger*

Erreger	Erkrankung
Bakterien	
• *Mycobacterium tuberculosis*, *M. africanum* u. a.	Lungentuberkulose, extrapulmonale Tuberkulosen
• *Mycobacterium avium*, *M. kansasii* u. a.	Disseminierte Mykobakteriosen[a]
• *Streptococcus pneumoniae*, *Staphylococcus* spp., *Haemophilus*, *Nocardia*, *Pseudomonas aeruginosa*	Pneumonie
• *Salmonella* Enteritidis, *S.* Typhimurium	*Salmonella*-Sepsis

Fortsetzung nächste Seite

Tabelle 51: *Fortsetzung*

Erreger	Erkrankung
Pilze	
• *Aspergillus* spp.	Aspergillose[b]
• *Candida* spp.	Candidosen wie Soor-Ösophagitis, -vulvitis, -balantitis, -vaginitis, Mundsoor, Pneumonie
• *Coccidioides immitis*	Kokzidiomykose[c]
• *Cryptococcus neoformans*	Kryptokokkose[d]
• *Pneumocystis jiroveci*	Pneumonie
Protozoen	
• *Cryptosporidium* spp.	Kryptosporidiose (chronische, wässrige Diarrhö)
• *Histoplasma capsulatum*	Histoplasmose[e]
• *Microsporidium* spp.	Mikrosporidiose (Diarrhö)
• *Toxoplasma gondii*	Toxoplasmose[f]
Viren	
• Enteroviren	Kolitis
• Epstein-Barr-Virus	Non-Hodgkin-Lymphome u. a.
• Herpes-simplex-Virus	Enzephalitis, Ösophagitis, Pneumonie, Bronchitis, chronisches Herpes-simplex-Ulkus
• Humanes Herpesvirus 8	Kaposi-Sarkom u. a.
• Humane Papillomaviren	Invasives Zervix-Karzinom und andere Karzinome
• Varicella-Zoster-Virus	Varizellen, Zoster, Zoster pneumonie u. a.
• Zytomegalievirus	Kolitis, Retinitis, Ösophagitis, Pneumonie, Enzephalitis, Hepatitis

[a] Kardinalsymptome: Fieber, Diarrhö, Ödembildung, Lymphome, Gewichtsverlust; [b] Kardinalsymptome: Fieber, Husten, Dyspnoe, Hämoptoe, Tracheitis, Pneumonie; [c] fulminant verlaufende extrapulmonale Mykose; [d] Lunge, Meningen, Leber und andere Organe betreffende Mykose; [e] Kardinalsymptome: Fieber, Gewichtsverlust, Dyspnoe, Husten, Hepatomegalie, Splenomegalie; [f] Kardinalsymptome: Fieber, Enzephalitis, Hemiparese, Kopfschmerzen, Aphasie.

Mit der Einführung der HAART ging die Inzidenz einiger AIDS-definierender Erkrankungen deutlich zurück, der Ausbruch anderer wurde durch die Therapie verzögert. Gleichwohl leiden HIV-Patienten nach wie vor deutlich häufiger als die Allgemeinbevölkerung an bösartigen Erkrankungen, die nicht mit einer Immunsuppression assoziiert sind (engl. *non-AIDS-defining malignancies*, non-ADM).

> **(Be-) merkenswertes**: In den letzten Jahren häufen sich Hinweise, dass die Inzidenz einiger non-ADM-Krankheitsbilder seit Einführung von HAART steigt. Dies hängt möglicherweise mit dem verlängerten Überleben der HIV-Patienten unter HAART – bei vielfach gleichzeitig nur partieller Rekonstitution des Immunsystems –, der hohen Inzidenz von Ko-Infektionen mit anderen Viren (z. B. Hepatitis-C-, Papillomavirus) sowie mit der möglichen Onkogenität einer progredienten HIV-Infektion oder langjährigen Behandlung mit HAART zusammen.

Epidemiologie

Transmission und Infektionsquellen

Die Übertragung von HI-Viren erfolgt überwiegend durch ungeschützten Geschlechtsverkehr, die Inokulation von erregerhaltigem Blut oder Blutprodukten in die Blutbahn sowie durch die prä-, peri- und postnatale Übertragung des Erregers von der infizierten Mutter auf ihr Kind.

Nach Schätzungen werden etwa 75 bis 90 % aller HIV-Infektionen durch ungeschützten Geschlechtsverkehr übertragen. Hierbei ist die Übertragungswahrscheinlichkeit während des Analverkehrs wesentlich größer als beim Vaginalverkehr. Im Genitalbereich vorkommende Mikrotraumen, Herpessimplex-Läsionen sowie bestehende sexuell übertragbare Krankheiten wie Syphilis oder Gonorrhö erhöhen die Übertragungswahrscheinlichkeit deutlich. HIV-Infizierte können sich auch gegenseitig mit unterschiedlichen Virusvarianten infizieren (Superinfektion). Da das Übertragungsrisiko wesentlich von der Viruskonzentration in Körperflüssigkeiten abhängt, kann bei HIV-Infizierten, bei denen unter Therapie eine Absenkung der Viruslast bis zur Nachweisgrenze (20 bis 50 RNS-Kopien/ml) gelingt, das Übertragungsrisiko für den Partner deutlich reduziert werden.

Das Einbringen von kontaminiertem Blut in die Blutbahn spielt für die HIV-Übertragung unter Drogenabhängigen eine bedeutende Rolle. Durch die in Deutschland im Jahr 1985 eingeführte Testung von Blutspendern auf HIV-Antikörper konnte das statistische Risiko einer HIV-Transmission durch kontaminierte Blutkonserven auf unter einen Fall pro 1 Million Blutspenden gesenkt werden. Eine sorgsame Untersuchung von Blutproben auf HI-Viren ist aufgrund des 90 %-igen Infektionsrisikos bei einer Transfusion mit kontaminiertem Blut dringend geboten.

Das Risiko der HIV-Übertragung einer infizierten Mutter auf ihr ungeborenes Kind konnte in Deutschland durch die antiretrovirale Therapie in der Schwangerschaft und Entbindung durch primäre Sectio vor Einsetzen der Wehen auf weniger als 2 % gesenkt werden. In vielen weniger entwickelten

Ländern ist eine derartige Übertragung aber nach wie vor sehr häufig. HI-Viren können auch über die Muttermilch übertragen werden, das Infektionsrisiko für das Neugeborene beträgt hierbei etwa 12 %.

HIV-Epidemie in Deutschland

Abb. 55 zeigt die Inzidenz, Prävalenz und Mortalität der HIV/AIDS-Epidemie in Deutschland seit Auftreten der ersten Erkrankungsfälle in den 1980er-Jahren.

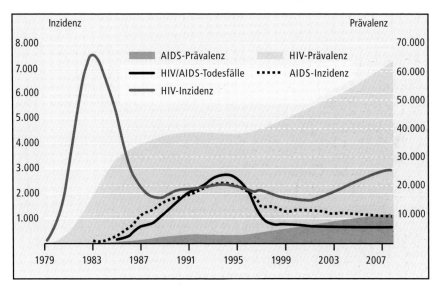

Abbildung 55: *Zeitlicher Verlauf der HIV/AIDS-Epidemie in Deutschland*
Geschätzte Inzidenz, Prävalenz und Mortalität nach Daten des Robert Koch-Instituts

HIV-Epidemie in Deutschland: Eckdaten

- Menschen, die Ende 2008 mit HIV/AIDS leben: ~ 63.500, darunter ~ 51.800 Männer
- Zahl der HIV-Neuinfektionen 2008: ~ 3.000, darunter ~ 2.650 Männer, ~ 325 Frauen, ~ 25 Kinder
- Infektionswege unter den Neuinfektionen 2008 (geschätzt): 72 % homosexuelle Kontakte, 20 % heterosexuelle Kontakte, 8 % intravenöse Drogenkonsumenten, < 1 % Mutter-Kind-Transmission
- Neue AIDS-Manifestationen 2008: ~ 1.100, darunter ~ 900 Männer, ~ 200 Frauen, ~ 5 Kinder
- AIDS-Todesfälle 2008: ~ 650
- Gesamtzahl der HIV-Infizierten seit Beginn der Epidemie: ~ 84.000
- Gesamtzahl der AIDS-Manifestationen seit Beginn der Epidemie: ~ 35.000
- Gesamtzahl der AIDS-Todesfälle seit Beginn der Epidemie: ~ 27.500

Angaben nach Daten des Robert Koch-Instituts

Therapie

Mit den heute verfügbaren antiretroviralen Wirkstoffen ist es möglich, durch Hemmung der Virusreplikation die mit der HIV-Infektion einhergehenden Symptome für eine gewisse Zeit vollständig oder partiell rückgängig zu machen, die Krankheitsprogression zu vermindern und eine klinisch relevante Immunrekonstitution zu bewirken. Die spezifische Behandlung von HIV-Infektionen umfasst allerdings fast immer eine zeitlebens durchzuführende Kombinationstherapie und ist daher mit großen Compliance-Problemen behaftet. Die zuverlässige Einnahme der Medikamente ist jedoch für den Therapieerfolg unabdingbar. Bei Einnahmefehlern kann es als Folge einer unzureichenden Hemmung der viralen Replikation rasch zu einer Resistenzentwicklung und nachfolgend zum Therapieversagen kommen. Durch konsequente Einnahme hochaktiver Antiinfektiva lässt sich eine Reduktion der Viruslast bis zur Nachweisgrenze erreichen, wodurch eine Resistenzentwicklung relativ unwahrscheinlich wird.

Die antiretrovirale Therapie orientiert sich nach verschiedenen Parametern, insbesondere der CD4-Zellzahl. Heute wird die Therapie meist bereits bei asymptomatischen Patienten begonnen, die eine CD4-Zellzahl zwischen 350 und 200/µl aufweisen. Zu den Argumenten für diesen frühzeitigen Therapiebeginn gehören unter anderem die Reduzierung schwerwiegender klinischer Komplikationen, die Verbesserung der Immunfunktion und die Senkung der Infektiosität und damit des Risikos der Übertragung (siehe oben).

Bezüglich der Behandlungsform wird eine kontinuierliche Therapie favorisiert. Diskontinuierliche Therapien, bei der je nach Überschreiten oder Unterschreiten bestimmter CD4-Zellzahlen Therapieunterbrechungen vorgenommen werden, sind weniger günstig.

Mit den »Eintrittsinhibitoren«, also den Korezeptor- und Fusionshemmern, verschiedenen Nukleinsäuresynthese-Inhibitorgruppen (Nukleosid-/Nukleotidanaloga, NRTI; nicht-nukleosidische Reverse-Transkriptase-Inhibitoren, NNRTI), den Integrase- und Protease-Inhibitoren (II bzw. PI) stehen für die antivirale Therapie von HIV-Infektionen mehr als 25 Wirkstoffe zur Verfügung, die an zahlreichen Stellen im viralen Vermehrungszyklus angreifen (**Abb. 56**, S. 239).

Für die initiale Behandlung der HIV-Infektion wird in der Regel eine Kombinationstherapie aus zwei NRTI mit einem NNRTI oder einem Protease-Inhibitor empfohlen (**Tab. 52**); eine derartige Therapie gilt als wirksam, sicher und relativ gut verträglich.

Tabelle 52: *Empfohlene Wirkstoff-Kombinationen für die Initialtherapie der HIV-Infektion*

Kombinationspartner 1		Kombinationspartner 2
Nukleosid-/Nukleotidanaloga-(**NRTI**)-Kombination:		**NNRTI**:
Tenofovir/Emtricitabin	+	Efavirenz **oder** Nevirapin
Abacavir/Lamivudin		**PI**:
		Atazanavir **oder** Fosamprenavir **oder** Lopinavir **oder** Saquinavir

> **(Be-) merkenswertes**: In Deutschland sind bei etwa 10 % aller Patienten vor Beginn der ersten Therapie resistente HI-Virusvarianten zu erwarten. Vor Behandlungsbeginn sollte daher ein *genotypischer Resistenztest* erfolgen, da ansonsten die Effektivität der Therapie reduziert ist. Beim genotypischen Resistenztest wird das Auftreten typischer Mutationen in den Genen für die Reverse Transkriptase oder Protease durch Sequenzierung oder Hybridisierung mit mutationsspezifischen Oligonukleotiden festgestellt.

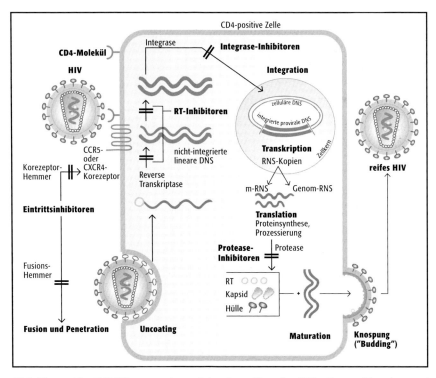

Abbildung 56: *HIV-Therapeutika und ihre Angriffspunkte (RT = Reverse Transkriptase)*

Prophylaxe

Die konsequente Verwendung von Kondomen ist die entscheidende Präventionsmaßnahme vor der Übertragung von HI-Viren. Drogenabhängigen muss geraten werden, sterile Einmalspritzen und Kanülen zu verwenden oder wenigstens ausschließlich die eigene Spritze wieder zu verwenden. Da HI-Viren über die Muttermilch übertragbar sind, sollten HIV-positive Mütter in Ländern, in denen eine Ernährung der Säuglinge durch künstliche Nahrung gewährleistet werden kann, nicht stillen. Aufgrund verschiedener Virussubtypen und -varianten ist die Entwicklung eines Impfstoffes schwierig.

4.5.2 Influenzaviren

Verschiedene Influenzaviren sind die Erreger der humanen Influenza (»Echte Grippe«), einer der bedeutendsten Infektionskrankheiten des Menschen. Weltweit sterben jedes Jahr etwa eine Million Menschen an den Folgen der Erkrankung. Auch in Deutschland werden jährlich bis zu 30.000 Influenza-assoziierte Todesfälle registriert. Gleichwohl wurde die Influenza bis vor wenigen Jahren unterschätzt, was beispielsweise die in vielen Regionen immer noch niedrigen Durchimpfungsraten belegen. Durch das gehäufte Auftreten aviärer Influenzaviren und den Beginn der neuen Influenza-Pandemie im April 2009 ist die Erkrankung nunmehr in den Blickpunkt des öffentlichen Interesses zurückgekehrt.

Erreger und Erregereigenschaften

Influenzaviren sind genetisch variable Einzelstrang-RNS-Viren, die zur Gruppe der Orthomyxoviren gehören. Sie kommen bei zahlreichen Vogel- und Säugetierarten einschließlich des Menschen vor und verursachen in Abhängigkeit vom Virustyp und Wirtsart vornehmlich respiratorische Erkrankungen unterschiedlichen Schweregrads. Nach serologischen und molekularen Eigenschaften werden Influenzaviren der Typen A, B und C unterschieden. Größere Influenza-Ausbrüche beim Menschen werden vornehmlich durch Influenza-A, seltener durch Influenza-B-Viren verursacht. Innerhalb der Influenza-A-Viren gibt es zahlreiche Subtypen, deren Name zusammen mit dem Virustyp die genaue Bezeichnung des Virus ergibt. So zirkulieren derzeit in der menschlichen Bevölkerung vor allem die Influenzaviren A/H1N1 und A/H3N2 sowie das Influenza-B-Virus. Bei Influenza-B- und Influenza-C-Viren werden keine Subtypen unterschieden. Influenzaviren sind gegenüber Umwelteinflüssen relativ empfindlich und durch herkömmliche Desinfektionsmittel meist leicht inaktivierbar.

Reservoir

Das wichtigste natürliche Reservoir der Influenza-A-Viren sind Enten, Gänse und einige andere Wildvögel. Bei diesen Tieren kommt das gesamte Spektrum der Antigensubtypen vor. Viele Vogelarten können die Viren in ihrem Darmepithel vermehren, ohne dass die Vögel erkranken. Durch direkten Kontakt oder über mit Wildvogelkot kontaminiertes Wasser oder Futter kann sich Hausgeflügel infizieren. Abgesehen von Vögeln finden sich Influenza-A-Viren bei Menschen, Schweinen und anderen Säugern. Das Vorkommen der Influenza-B- und Influenza-C-Viren ist hingegen weitestgehend auf den Menschen beschränkt.

Feinstruktur

Die Viria der Influenzaviren erscheinen polymorph, eine eindeutige helikale Struktur liegt also nicht vor. Meist treten sphärisch geformte Partikel mit einem Durchmesser von etwa 120 nm auf (**Abb. 57**). Sie bestehen aus segmentierten, von einer Hüllmembran umgebenden Nukleokapsiden. In diese sind viruscodierte, glykosylierte Oberflächenproteine eingelagert, die bei Influenza-A- und Influenza-B-Viren aus dem trimeren Hämagglutinin-Protein und der tetrameren Neuraminidase gebildet werden (**Abb. 58**). Hämagglutinin ist

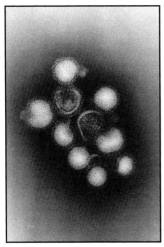

Abbildung 57:
Viria des Influenza-A-Virus

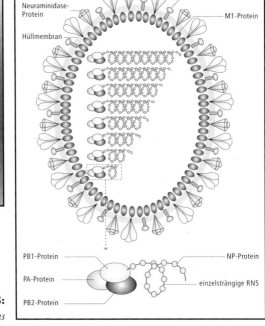

Abbildung 58:
Aufbau eines Influenza-A-Virus

primär für die Virusadsorption an Neuraminsäureresten auf der Oberfläche der Wirtszellen verantwortlich, die Neuraminidase katalysiert die Spaltung zwischen Sialinsäureresten und Zuckern an der Rezeptorbindung der Viren beteiligten Glykoproteinen (→ 4.4.1). Daneben besitzen Influenza-A-Viren in ihrer Membran das als Ionenkanal fungierende Protein M2 sowie ein Matrixprotein (M1), das die Innenseite der Hüllmembran auskleidet (**Abb. 58**, S. 241). Im Inneren des Viruspartikels befinden sich acht (Influenza-A- und Influenza-B-Viren) oder sieben (Influenza-C-Viren) einzelsträngige RNS-Segmente, die mit Nukleoproteinen komplexiert sind. Zusätzlich sind an jedem Segment als PB1, PB2 und PA bezeichnete Proteine des Polymerasekomplexes gebunden. Jedes Segment des Genoms codiert für bestimmte Virusproteine.

Pathogenese und klinische Symptomatik

Die Übertragung der Viren erfolgt wahrscheinlich überwiegend durch Tröpfchen, die beim Husten, Niesen und Sprechen entstehen und über geringe Entfernungen auf die Schleimhäute von Kontaktpersonen gelangen. Influenzaviren infizieren zunächst das zylindrische Flimmerepithel, wo sie schnell repliziert werden und in der Folge weitere respiratorische Zellen und Makrophagen befallen. Am zweiten bis dritten Tag nach Auftreten der ersten Symptome findet die stärkste Virusreplikation statt, häufig ist ab dem fünften Tag bereits keine Vermehrung des Virus mehr nachweisbar.

Eine Infektion mit Influenzaviren verläuft in etwa der Hälfte aller Fälle inapparent. Bei den übrigen Infizierten kommt es in neun von zehn Fällen nach einer kurzen Inkubationszeit von ein bis drei Tagen zu einer benignen, relativ mild verlaufenden Erkrankung. Etwa 10 % aller Infizierten entwickeln hingegen schwere Verlaufsformen oder Komplikationen. Typisch für eine klinisch apparente Influenza-Infektion ist ein plötzlicher Krankheitsbeginn, der durch Fieber, trockenen Reizhusten sowie Muskel- und/oder Kopfschmerzen gekennzeichnet ist. Zu diesen Symptomen kann ein allgemeines Schwächegefühl, Halsschmerzen und Schweißausbrüche hinzutreten. Die Symptomatik der Influenza unterscheidet sich damit wesentlich von den Krankheitszeichen eines »grippalen Infekts« (**Tab. 53**). Bei benignem Verlauf verschwinden die Symptome innerhalb von fünf bis sieben Tagen, wobei allerdings in der Folge eine mehrwöchige Rekonvaleszenz mit langsam wiederkehrender Leistungsfähigkeit auftreten kann. Schwerwiegende Influenza-Verläufe zeigen sich beispielsweise als perakuter Todesfall innerhalb weniger Stunden oder in Form einer primären Influenza-Pneumonie. Die häufigsten Komplikationen bilden sekundäre bakterielle Infektionen, die sich insbesondere als Erkrankungen des Respirationstrakts und bei Kindern besonders häufig als Otitis media manifestieren. Sie werden meist durch Pneumokokken, Staphylokokken und *Haemophilus influenzae* verursacht. Viele Influenza-Erkrankungen mit tödlichem

Ausgang sind auf bakterielle Pneumonien zurückzuführen. Komplikationen treten vor allem bei älteren Menschen mit Grunderkrankungen, Kindern und Immungeschwächten auf.

Tabelle 53: *Leitsymptome der Influenza und des »grippalen Infekts«*

Symptom	Influenza	»Grippaler Infekt«
Krankheitsbeginn	Plötzlich, rasche Verschlechterung des Allgemeinbefindens	Graduell, sukzessive Verschlechterung des Allgemeinbefindens
Körpertemperatur	Fieber bis 41 °C	Erhöhte Temperatur (< 38,5 °C)
Husten	Häufig, trockener Reizhusten	Gelegentlich
Muskelschmerzen	Häufig, stark	Gering oder ausbleibend
Kopfschmerzen	Häufig, stark, bohrend	Gelegentlich, leicht, dumpf
Halsschmerzen	Häufig, stark	Gelegentliches »Halskratzen«
Müdigkeit, Abgeschlagenheit	Häufig, schwer, mehrwöchige postgrippale Asthenie	Häufig, meist leicht
Schweißausbrüche	Häufig	Gelegentlich
Schnupfen	Gelegentlich	Häufig

Epidemiologie

Infektionen mit Influenzaviren sind weltweit verbreitet. Die Influenza kann sporadisch, endemisch und in Abständen epidemisch auftreten. In der nördlichen und südlichen Hemisphäre treten regelmäßig in den kälteren Monaten *Influenzawellen* auf, die sich in ihrem Schweregrad meist stark voneinander unterscheiden. Während einer typischen Influenzawelle werden schätzungsweise 10 bis 20 % der Bevölkerung infiziert. Durch solche Wellen kommt es jedes Jahr in Deutschland zu 2 bis 5 Millionen zusätzlichen Arztkonsultationen, 10.000 bis 20.000 Krankenhauseinweisungen und durchschnittlich 5.000 bis 20.000 Todesfällen. In Deutschland wird von einer *Influenza-Epidemie* gesprochen, wenn die saisonale Influenzawelle zu einer höheren Krankheitslast als in durchschnittlichen Jahren führt. So kam es beispielsweise in der Saison 1995/1996 zu einer außergewöhnlich starken, als epidemisch zu bezeichnenden Influenza-Aktivität, infolgedessen bis zu 30.000 Influenza-assoziierte Todesfälle registriert wurden. Im Gegensatz zur Epidemie ist eine *Influenza-Pandemie* durch das (wiederholte) Auftreten eines Virussubtyps gekennzeichnet, gegen den die Mehrheit der Bevölkerung nicht immun ist und der sich infolgedessen und aufgrund weiterer begünstigender Faktoren weltweit ausbreiten kann. Die in den letzten 120 Jahren auftretenden Pandemien wurden alle durch Subtypen von Influenza-A-Viren ausgelöst und waren meist durch eine hohe Morbidität und Letalität gekennzeichnet (**Tab. 54**).

Tabelle 54: *Influenza-Pandemien seit 1889*

Jahr	Virus-Subtyp	Bezeichnung	Ursprung	Epidemiologische Eckdaten
1889	A/H3N2	–	China	30 bis 40 % der Weltbevölkerung betroffen
1918/1919	A/H1N1a	Spanische Grippe	Nahezu zeitgleicher Ausbruch in Europa, Nordamerika, Asien	Etwa 30 % der Weltbevölkerung infiziert; bis zu 50 Millionen Tote; Verlauf als drei getrennte Wellen
1957	A/H2N2	Asiatische Grippe	Singapur	1 bis 2 Millionen Tote
1968	A/H3N2	Hongkong-Grippe	Hongkong	Bis zu 1 Million Tote
2009	A/H1N1	Mexikanische Grippe (»Schweinegrippe«)	Mexiko	?

Entstehung neuer Erreger

Die genetische Variabilität der Influenza-A-Viren beruht auf der hohen Mutationsfrequenz und der weitgehend freien Kombinierbarkeit der acht Gensegmente des Virusgenoms. Dies ist die Voraussetzung für den als *Reassortment* bezeichneten Genaustausch. Die für den Menschen wesentlichen protektiven Antikörper werden gegenüber den als Antigenen fungierenden Virusproteinen Hämagglutinin und Neuraminidase gebildet. Mehrere Punktmutationen in den entsprechenden Genen führen zu einer Veränderung dieser Oberflächenantigene und bedingen damit die so genannte *Antigendrift*. Da nur gegenüber Viren mit hoher antigenetischer Verwandtschaft eine lang anhaltende Immunität besteht, können die entstehenden »Driftvarianten« die jährlich saisonal wiederkehrenden Ausbrüche der Influenza auslösen. Influenza-Impfstoffe sind daher jährlich den aktuellen »Driftvarianten« anzupassen. Bei einem *Antigenshift* kommt es zum Auftreten humanpathogener und von Mensch zu Mensch übertragbarer Influenza-Viren, deren Subtyp nicht mit demjenigen übereinstimmt, der bis zu dem entsprechenden Zeitpunkt in der Bevölkerung zirkulierte. Antigenshifts bilden eine wichtige Voraussetzung für neue Influenza-Pandemien und können auf Reassortments oder Mutationen beruhen. Entscheidende Bedingung für die Entstehung eines neuen Subtyps infolge Genaustauschs ist die Doppelinfektion der Wirtszelle mit zwei unterschiedlichen Virussubtypen. Hierbei können Mischviren entstehen, unter denen gegebenenfalls eines die Fähigkeit erlangen kann, sich im Menschen effizient zu vermehren. Prädestinierter Zwischenwirt für ein Reassortment ist das Atemwegssystem des Hausschweins, da hier Rezeptoren für humane und aviäre Influenza-A-Viren vorkommen. Bei einem mutationsbedingten Antigenshift wird hingegen davon ausgegangen, dass sich aviäre Influenza-Viren durch Mutationen sukzessiv an den Menschen adaptieren. So gilt es als wahrscheinlich, dass das für die »Spanische Grippe« verantwortliche A/H1N1-Influenza-Virus durch Anpassung eines vom Vogel stammenden Virus an den Menschen hervorging.

Die neue Influenza-Pandemie

Am 24. April 2009 teilte die mexikanische Regierung mit, dass eine bis dahin nur im Schwein vorkommende Variante eines Influenza-A-Virus vom Subtyp H1N1 (swine-origin influenza A [H1N1] virus [S-OIV]) auf den Menschen übergegangen sei und eine Epidemie ausgelöst habe. Die entsprechend ihrem Ursprung als »Mexikanische Grippe« oder »Schweinegrippe« bezeichnete Erkrankung erwies sich als leicht von Mensch zu Mensch übertragbar und breitete sich daher rasch in anderen Ländern und auf mehreren Kontinenten aus. Aufgrund fortgesetzter Mensch-zu-Mensch-Übertragungen über die WHO-Großregion Amerika hinaus (z. B. Europa, Australien) wurde die Influenza-Epidemie durch die neue Virusvariante am 11. Juni 2009 von der WHO als »Pandemie« bezeichnet. In Deutschland wurden bis zum 2. Juli 2009 insgesamt 505 überwiegend im Ausland, aber auch autochthon erworbene Erkrankungsfälle der neuen Influenza bestätigt. Die Symptome der neuen Influenza ähneln denen der saisonalen Influenza. Insgesamt gehen die Erkrankungen bislang mit einer niedrigen Letalität (< 1 %) einher. Es wird jedoch befürchtet, dass das neue Virus während der bevorstehenden Influenzasaison auf der Südhalbkugel durch den Austausch genetischen Materials virulenter werden könnte. Von Einzelfällen abgesehen traten Resistenzen des neuen H1N1-Virus gegen Neuraminidase-Hemmer (siehe unten) bislang nicht auf.

Datenstand: 03.07.2009

Therapie

Influenza-Patienten werden vielfach inadäquat therapiert. Die für die Behandlung zu treffenden Maßnahmen sind nach dem Risikostatus des Betroffenen auszurichten und beinhalten eine symptomatische oder spezifische antivirale Therapie. Eine symptomatische Behandlung mit Codein, Paracetamol oder Acetylsalicylsäure ist bei Patienten indiziert, die nicht zu den Risikogruppen gehören und bei denen daher keine schweren Verlaufsformen zu erwarten sind.

> **(Be-) merkenswertes**: Bei Kindern ist die Anwendung von Salicylaten aufgrund der Gefahr der Entwicklung eines Reye-Syndroms, also einer akuten Enzephalopathie in Kombination mit einer fettigen Degeneration der Leber, kontraindiziert.

Eine spezifische antivirale Therapie ist bei Risiko- und immunsupprimierten Patienten, Personen über 65 Jahren sowie bei Kindern und Erwachsenen mit Kontakt zu Risikopatienten indiziert. Mit der Behandlung sollte möglichst unmittelbar nach Einsetzen der Symptome begonnen werden, da nur dann die Krankheitszeichen gemildert und die Dauer der Erkrankung verkürzt werden kann. Zur antiviralen Therapie der Influenza sind die Neuraminidase-Hemmer Zanamivir und Oseltamivir sowie die Ionenkanal-Inhibitoren Amantadin und Rimantadin (in Deutschland nicht im Handel) verfügbar.

Neuraminidase-Hemmer wirken gegen Influenza-A- und Influenza-B-Viren, wobei Oseltamivir auch eine gewisse Aktivität gegenüber aviären Influenza-Viren aufweist. Sie sind derzeit die Mittel der ersten Wahl für die antivirale Therapie der akut einsetzenden Influenza A und Influenza B, also der durch Influenza-A- und Influenza-B-Viren verursachten Influenza. Bei Anwendung von Neuraminidase-Hemmern innerhalb von 48 Stunden nach Auftreten der ersten Symptome nimmt die Influenza vielfach eine leichtere Verlaufsform an und die Erkrankungsdauer verkürzt sich in der Regel um ein bis drei Tage. Darüber hinaus wird bei raschem Therapiebeginn ein signifikanter Schutz vor Hospitalisierung und tödlichem Verlauf erzielt.

Resistenzen gegen Neuraminidase-Inhibitoren

Bis vor etwa zehn Jahren wurde unter der Behandlung mit Zanamivir und Oseltamivir nur selten eine Selektion resistenter Influenza-Viren beobachtet. Einige neuere Studien zeigen, dass in bestimmten Regionen Japans 20 % der mit Oseltamivir-behandelten Kinder resistente Viren ausscheiden. Noch bedenklicher ist der kürzlich zu beobachtende Anstieg der Oseltamivir-Resistenz bei saisonalen A(H1N1)-Viren, die in der Wintersaison 2007/2008 von unbehandelten Influenza-Patienten – also ohne einen Antiinfektiva-assoziierten Selektionsdruck – in den USA und zahlreichen anderen Ländern isoliert wurden.

Ionenkanal-Inhibitoren wirken ausschließlich auf Influenza-A-Viren, zeigen in der Praxis aber nur eine relativ schwache antivirale Aktivität. Bei rascher Anwendung der Substanzen lässt sich das Fieber in der Regel nur um einen Tag verkürzen. Im Therapieverlauf kommt es häufig zu einer Resistenzentwicklung.

Prophylaxe

Die wichtigsten Maßnahmen für die Prävention und Bekämpfung der Influenza umfassen die antivirale und die Immunprophylaxe. Expositionsprophylaktische Maßnahmen sind aufgrund der hohen Kontagiosität der Erreger nur begrenzt möglich.

Die Immunprophylaxe ist die effektivste Maßnahme zur Prävention der Influenza. Ihre Wirksamkeit hängt allerdings vom Grad der Übereinstimmung der Antigenkomposition zwischen Impfstämmen und den aktuell zirkulierenden Epidemiestämmen ab. Ansonsten gesunde Menschen können bei guter Übereinstimmung der Impfstämme mit den zirkulierenden Stämmen in 70 bis 90 % aller Fälle vor einer Erkrankung geschützt werden. Bei alten Menschen ist die Schutzrate vor einer Erkrankung jedoch geringer. Gleichwohl ist eine Impfung insbesondere für alte Menschen wichtig, da sie dazu beiträgt, die Zahl der Hospitalisierungen, Komplikationen und Todesfälle zu reduzieren. Nach den aktuellen STIKO-Empfehlungen sollten alle Personen über 60 Jahre sowie Personen, bei denen eine gesundheitliche Gefährdung aufgrund eines Grundleidens besteht, gegen Influenza geimpft werden. Eine Impfung wird auch denjenigen empfohlen, bei denen eine gesundheitliche Gefährdung durch eine erhöhte Expositionsgefahr besteht (z. B. Beschäftigte in medizinischen Berufen, Personen in Einrichtungen mit umfangreichem Publikumsverkehr, Menschen mit direktem Kontakt zu Geflügel oder Wildvögeln) oder die eine mögliche Infektionsquelle für von ihnen betreute ungeimpfte Risikopersonen darstellen. Im Pandemiefall, nach einem deutlichen Antigenshift oder einer Antigendrift sollte ebenfalls eine Impfung erwogen werden, sofern der aktuell verfügbare Impfstoff die neue Virusvariante enthält.

> **(Be-) merkenswertes**: Die Impfung mit dem saisonalen humanen Influenza-Impfstoff bietet keinen Schutz vor Infektionen mit dem neuen H1N1-Virus und aviären Influenzaviren, kann jedoch Doppelinfektionen mit den aktuell zirkulierenden saisonalen Influenzaviren verhindern.

Die medikamentöse Prophylaxe ist eine wirkungsvolle Ergänzung zur Immunprophylaxe. Hierzu sind prinzipiell Neuraminidase- und Ionenkanal-Inhibitoren einsetzbar. In Deutschland haben Oseltamivir, Zanamivir und Amantadin eine entsprechende Zulassung. Im Fall einer Postexpositionsprophylaxe liegt der protektive Effekt nach Gabe von Neuraminidase-Hemmern zwischen 80 und 90 %. Bei Anwendung dieser Substanzen zur saisonalen Prophylaxe ist eine Verringerung der Krankheitshäufigkeit um wenigstens 70 % erreichbar. Die prophylaktische Anwendung von Amantadin vermag in bis zu 90 % aller Fälle eine Erkrankung zu vermeiden. Aufgrund der auftretenden unerwünschten Wirkungen, die insbesondere bei längerer Anwendung auftreten können, ist sein Einsatz im Rahmen der Influenza-Prophylaxe jedoch kritisch zu hinterfragen.

4.5.2.1 Aviäre Influenzaviren

Aviäre Influenzaviren sind Influenza-A-Viren, die primär Infektionen bei Vögeln hervorrufen, unter bestimmten Umständen aber auch den Menschen infizieren und dann schwere Erkrankungen hervorrufen können.

Influenzavirus-Infektionen bei Vögeln verlaufen nicht selten asymptomatisch oder gehen mit milden Symptomen einher. Bei den Subtypen H5 und H7 können aus niedrigvirulenten Viren (engl. »*low pathogenic avian influenza*«, »LPAI«-Viren) durch Mutation hochvirulente Varianten (engl. »*highly pathogenic avian influenza*«, »HPAI«-Viren) entstehen, die auch bei Vögeln schwere Erkrankungen hervorrufen. Zur Eradizierung von Ausbrüchen durch »HPAI«-Viren, die der WHO zu melden sind, müssen radikale Maßnahmen ergriffen werden. Diese umfassen beispielsweise Quarantänebestimmungen, die Errichtung eines 10-km-Beobachtungsbezirks sowie das Keulen der betroffenen Geflügelbestände. Seit Ende 2003 wurden Ausbrüche durch »HPAI«-Viren des Subtyps A/H5N1 bei Geflügel zunächst nur in Südostasien, später aber auch in europäischen Ländern einschließlich Deutschland beobachtet.

Als erstes Symptom bei Infektionen des Menschen mit aviären Influenzaviren stellt sich nach einer Inkubationszeit von etwa vier Tagen – und damit später als bei Infektionen mit humanen Influenzaviren – Fieber ein, das häufig von Atemnot und Husten, im weiteren Verlauf auch von einer Pneumonie begleitet wird. Darüber hinaus treten insbesondere Durchfall, aber auch andere gastrointestinale Krankheitszeichen wie Übelkeit und Erbrechen auf. Für die humane Influenza typische Symptome wie Kopf-, Muskel- und Halsschmerzen kommen weniger häufig vor. Todesfälle sind in der Regel die Folge eines Multiorganversagens, können aber auch aus neurologischen Störungen resultieren, die oft eine letale Enzephalitis nach sich ziehen.

Infektionen des Menschen mit aviären Subtypen wie A/H5N1, A/H7N7 und A/H7N3 stellen bislang seltene Ereignisse dar. So wurden von Ende 2003 bis Dezember 2008 annähernd 400 menschliche Erkrankungsfälle aviärer Influenza durch A/H5N1 von der WHO bestätigt. Die meisten Fälle traten in Südostasien, vor allem in Indonesien und Vietnam, auf. Abgesehen von der Türkei wurden Erkrankungsfälle aviärer Influenza beim Menschen in Europa bislang nicht beobachtet. Nahezu zwei Drittel aller bislang dokumentierten Patienten mit A/H5N1-Erkrankungen verstarben. Bis auf wenige Ausnahmen wurde in den untersuchten Fällen ein enger Kontakt der später Erkrankten zu infiziertem Geflügel oder dessen Ausscheidungen festgestellt. Als wichtigste Behandlungsmaßnahme erwies sich bislang eine supportive Therapie (z. B. Beatmungshilfen, enterale Ernährung). Eine antivirale Therapie mit Oseltamivir war bei rascher Anwendung in einigen Fällen erfolgreich.

4.5.3 Hepatitisviren

Als Hepatitisviren werden humanpathogene Viren bezeichnet, die Krankheitsbilder verursachen, die sich primär an der Leber und häufig zunächst als akute Hepatitiden manifestieren. Viele Virushepatitiden neigen jedoch zur Chronifizierung, die als Viruspersistenz von mehr als sechs Monaten definiert ist. Einige Hepatitisviren rufen schwere sekundäre Krankheitsbilder, insbesondere Leberzirrhosen und das hepatozelluläre Karzinom hervor, deren Entwicklung von chronischen Krankheitsverläufen ausgeht. Die mit Hepatitiden assoziierten Viren sind untereinander nicht verwandt, unterscheiden sich morphologisch und genomisch, sind regional unterschiedlich stark verbreitet und werden verschiedenartig übertragen (**Tab. 55**, S. 254). Virale Hepatitiden durch das Hepatitis-A-, -B- und -C-Virus (HAV, HBV, HCV) sind vielerorts häufig, Infektionen mit dem Hepatitis-D- und -E-Virus (HDV, HEV) sind generell weniger verbreitet. Andere Hepatitisviren sind selten oder verursachen keine oder nur gelegentlich symptomatische Infektionen (z. B. das Hepatitis-G-Virus, HGV).

Erreger und Erregereigenschaften

Da die Hepatitiden auslösenden Viren unterschiedlichen Erregergruppen angehören, gibt es nur wenige übereinstimmende Eigenschaften. Für die Hygiene bedeutsam ist die hohe Tenazität des Hepatitis-A- und Hepatitis-B-Virus; beide Viren sind in der Umwelt mehrere Wochen infektiös, ätherstabil, resistent gegenüber kalten Temperaturen (-20 °C) und überstehen eine 60minütige Erhitzung bei 60 °C (nicht jedoch eine 20minütige Erhitzung bei 100 °C). Das Hepatitis-D- und Hepatitis-C-Virus sind vergleichsweise hitzeempfindlich und werden bei 60 °C (1 h) fast vollständig inaktiviert. Von großer immunologischer Relevanz ist das Oberflächenantigen des Hepatitis-B-Virus (HBsAG). Das immunisierende Antigen wird in der Leber im Überschuss gebildet und in das Blut sezerniert. Epidemiologisch und therapeutisch bedeutsam ist der HCV-Genotyp. Hepatitis-C-Viren werden in sechs Genotypen (Genotyp 1 bis 6) unterteilt; Viren des Genotyps 1, 2 und 3 sind weltweit verbreitet. 40 bis 80 % aller HCV-Infektionen gehen auf Genotyp-1-Viren zurück.

Hepatitis-D-Virus

Ein strukturell ungewöhnliches Virus ist das Hepatitis-D-Virus. Als replikationsdefektes RNS-Virus benötigt es für seine Vermehrung ein »Helfervirus« in Form des Hepatitis-B-Virus (→ Virusoide in **4.2.2**). Letzteres liefert die HDV-Hülle. Eine HDV-Infektion tritt nur dann auf, wenn bereits eine HBV-Infektion vorliegt (Superinfektion) oder gleichzeitig eine HBV- und HDV-Infektion (Simultaninfektion) stattfindet. Das Krankheitsbild einer HBV-Infektion kann sich durch eine HDV-Infektion verstärken.

Krankheitsbilder

Die Symptomatik und Verlaufsformen der Hepatitis-Infektionen sind abhängig vom Virus, vom Alter bei Infektion und dem Immunstatus des Betroffenen. Charakteristisch für HAV- und HEV-Infektionen sind kurze Inkubationszeiten sowie akute, häufig mit Fieber einhergehende Erkrankungen, die nicht chronifizieren. Bei Erwachsenen wird häufig ein Ikterus (»Gelbsucht«) beobachtet, während Erkrankungen im Kindesalter meist anikterisch verlaufen. Typisch für HBV- und HCV-Infektionen ist der hohe Anteil subklinischer und symptomarmer Infektionen sowie chronischer Verlaufsformen, die Ausgangspunkt für die Etablierung einer Leberzirrhose und des hepatozellulären Karzinoms sind. Die Gefahr für eine chronifizierende HBV-Infektion hängt dabei wesentlich vom Alter bei der Infektion ab (**Abb. 59**).

Akute HBV-Infektionen des Erwachsenen können sich zunächst als Abdominalschmerzen, im weiteren Verlauf auch durch Fieber, Gelenkbeschwerden, Ikterus und Exantheme zeigen. Während der akuten HBV-Infektion wird ein ikterischer Verlauf bei etwa 30 % der Erwachsenen (und bei weniger als 10 % der Kinder) beobachtet. Besonders schwere Krankheitsbilder können auf eine zusätzliche HDV-Infektion hindeuten.

Der akute Verlauf der Hepatitis C ist vielfach leicht, wird aber nur bei maximal 25 % der Infizierten beobachtet. Im Gegensatz dazu ist die Gefahr chronischer Infektionen und Folgeerkrankungen bei HCV-Infizierten besonders groß. 20 bis 30 % aller Patienten mit einer chronischen HCV-Infektion entwickeln nach 10 bis 30 Jahren eine Leberzirrhose.

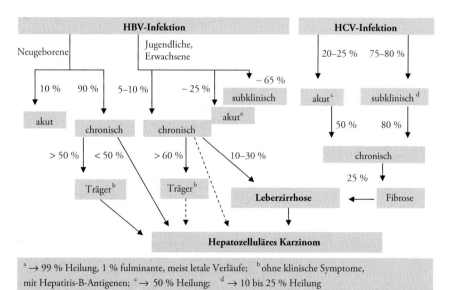

[a] → 99 % Heilung, 1 % fulminante, meist letale Verläufe; [b] ohne klinische Symptome, mit Hepatitis-B-Antigenen; [c] → 50 % Heilung; [d] → 10 bis 25 % Heilung

Abbildung 59: *Verlaufsformen der HBV- und HCV-Infektion*

> **(Be-) merkenswertes**: Nach Schätzungen treten weltweit etwa 57 % aller Fälle von Leberzirrhose und sogar 78 % aller Fälle von hepatozellulärem Karzinom infolge einer chronischen Hepatitis B oder Hepatitis C auf. Jedes Jahr werden weltweit allein bis zu einer Million Todesfälle auf Hepatitis-B-bedingte Leberzirrhosen oder Leberzellkarzinome zurückgeführt.

Epidemiologie

Virale Hepatitiden sind weltweit verbreitet, kommen aber regional unterschiedlich häufig vor. In weniger entwickelten Ländern machen nahezu alle Menschen bereits im Kindes- oder Jugendalter eine Hepatitis-A-Infektion durch. In Nordamerika und europäischen Ländern mit hohem hygienischem Standard wurde in den letzten Jahrzehnten ein starker Rückgang der Erkrankungshäufigkeiten registriert. Dies führte in Deutschland dazu, dass nur noch ein geringer Anteil aller Menschen eine Immunität gegen das Hepatitis-A-Virus aufweist, sodass eine hohe Infektionsgefahr bei Reisen in Länder mit einer starken HAV-Verbreitung besteht. In Deutschland wurden zwischen 2005 und 2008 jährlich 937 (2007) bis 1.229 (2006) Hepatitis-A-Fälle registriert, von denen 30 bis 45 % beim Aufenthalt im Ausland erworben werden (»Reisehepatitis«).

Weltweit sind derzeit etwa 300 bis 420 Millionen Menschen, entsprechend 5 bis 7 % der Weltbevölkerung, chronisch mit dem Hepatitis-B-Virus und etwa 100 bis 130 Millionen chronisch mit dem Hepatitis-C-Virus infiziert. Beide Hepatitiden breiteten sich insbesondere im späten 20. Jahrhundert auf parenteralem Weg aus, wobei unsterile Injektionsutensilien (z. B. Mehrfachnutzung von Spritzen) eine wichtige Rolle spielten. Nach Schätzungen wurden noch im Jahr 2000 weltweit mehr als 20 Millionen neue HBV- und zwei Millionen neue HCV-Infektionen durch verunreinigte Kanülen verursacht. In Europa treten HBV- und HCV-Infektionen in stark unterschiedlicher Häufigkeit auf. So sind bis zu 8 % der Bevölkerung in einigen Gegenden Ost- und Südeuropas, aber weniger als 0,1 % der skandinavischen Bevölkerung chronisch mit dem Hepatitis-B-Virus infiziert. Obwohl Deutschland zu den Ländern mit niedriger HBV- und HCV-Prävalenz zählt, sind dennoch bundesweit jeweils 400.000 bis 500.000 Menschen chronisch mit diesen Viren infiziert. HBV- und HCV-Infektionen gehören damit in Deutschland zu den häufigsten Infektionskrankheiten. Die jährliche Zahl von HBV- und HCV-Neuinfektionen wird auf jeweils mehrere Tausend geschätzt. Hierbei ist die tatsächliche Zahl der HCV-Neuinfektionen besonders schwer zu ermitteln, da akute Infektionen meist subklinisch verlaufen (**Abb. 59**) und diagnostische Tests keine Aussage über die Dauer der Infektion zulassen.

Im Gegensatz zu anderen viralen Hepatitiden sind die Hepatitis D und Hepatitis E nur in einigen Regionen weit verbreitet. Endemiegebiete des Hepatitis-D-Virus befinden sich in Gegenden Nord- und Zentralafrikas, im Mittleren Osten, weiten Teilen Südamerikas und im südeuropäischen Mittelmeerraum. In Deutschland ist die Hepatitis D selten.

Große Hepatitis-E-Ausbrüche kommen regelmäßig auf dem indischen Subkontinent und in einigen Regionen Afrikas vor. In Europa gilt die Hepatitis E als eine deutlich unterdiagnostizierte Erkrankung, ist aber dennoch vergleichsweise selten. 2008 wurden in Deutschland 104 Erkrankungsfälle gemeldet. Seit Einführung des Infektionsschutzgesetzes (2001) steigt die Anzahl der autochthonen, also in Deutschland erworbenen Erkrankungen kontinuierlich an.

Therapie

Hepatitis B

Für die Behandlung der akuten Hepatitis B bei Erwachsenen und Jugendlichen wird in der Regel keine medikamentöse Therapie empfohlen, da es in dieser Patientengruppe fast immer zu einer spontanen Ausheilung der Infektion kommt.

Für die spezifische Therapie der chronischen Hepatitis B stehen subkutan zu applizierendes Interferon sowie oral anzuwendende Nukleos(t)id-Analoga zur Verfügung. Durch eine adäquate Behandlung kann der Entwicklung eines hepatozellulären Karzinoms wirksam vorgebeugt werden. Als Therapie der Wahl gilt in der Regel die Gabe von α-Interferon bzw. pegyliertem α-Interferon (Therapiedauer maximal 12 Monate).

Ist eine Interferontherapie der chronischen Hepatitis B nicht möglich, ist die mit wenigeren Nebenwirkungen und Kontraindikationen behaftete Langzeitbehandlung mit Nukleos(t)id-Analoga indiziert. Hierfür sind in Deutschland seit Mitte 2008 die Nukleosid-Analoga Lamivudin, Entecavir und Telbivudin sowie die Nukleotid-Analoga Adenovir und Tenofovir zugelassen. Diese Arzneistoffe hemmen die HBV-DNS-Polymerase und damit die virale DNS-Synthese. Da bei der Behandlung mit Nukleos(t)id-Analoga Resistenzen infolge von Mutationen im HBV-Polymerase-Gen auftreten können, müssen die Arzneistoffe entsprechend ihrer antiviraler Potenz und der »genetischen Barriere« eingesetzt werden. Die optimale Dauer der Therapie ist unbekannt.

(Be-) merkenswertes: Die *antivirale Potenz* und *»genetische Barriere«* sind arzneistoffspezifische Charakteristika, die eine Aussage über das Risiko für eine Resistenzselektion treffen. Das Risiko für eine Resistenzselek-

> tion ist umso niedriger, je stärker die Virusvermehrung unterdrückt wird (antivirale Potenz) und je höher die »genetische Barriere« ist. Eine hohe »genetische Barriere« ist gegeben, wenn erst mehrere oder seltene Mutationen zur Resistenz führen.

Hepatitis C

Die antivirale Therapie der Hepatitis C orientiert sich unter anderem an der Verlaufsform und dem zugrunde liegenden Genotyp. Wichtigstes therapeutisches Ziel ist eine anhaltende virologische Response, die als eine mindestens sechsmonatige Abwesenheit von HCV-RNS im Serum nach dem Ende der Therapie definiert ist. Eine virologische Response ist vielfach gleichbedeutend mit einer Ausheilung der Infektion.

Eine akute Hepatitis C kann unabhängig vom zugrunde liegenden Genotyp durch eine 24-wöchige Interferon-Monotherapie fast immer geheilt werden kann. Die chronische HCV-Infektion wird mit pegyliertem Interferon-alpha in Kombination mit Ribavirin über 24 Wochen (Genotyp 2 und 3) oder 48 Wochen (Genotyp 1) behandelt. Mit dieser Therapie erreicht bis zu 80 % der Patienten mit einer Genotyp-2/3-Infektion, aber nur 40 bis 50 % aller von einer Genotyp-1-Infektion Betroffenen eine anhaltende virologische Response.

Hepatitis A, D, E

Im Gegensatz zur Hepatitis B und C ist die Therapie der Hepatitis A und Hepatitis E in jedem Fall symptomatisch. Eine spezifische Therapie gibt es nicht. Für die Behandlung der Hepatitis D ist bislang keine zufrieden stellende therapeutische Option verfügbar. Als Mittel der Wahl für die spezifische Therapie der chronischen Hepatitis D gilt die Gabe von pegyliertem Interferon-alpha.

Prophylaxe

Die wichtigste Präventionsmaßnahme vor Hepatitis A und Hepatitis B ist die Impfung. Eine Indikation für eine Hepatitis-A-Impfung besteht vor allem für Reisende in Gebiete mit hoher Hepatitis-A-Prävalenz, wozu die Tropen, aber auch der gesamte Mittelmeerraum und viele Regionen Osteuropas zählen. Darüber hinaus wird die Impfung Angehörigen von Risikogruppen empfohlen, zu denen beispielsweise Beschäftigte im Gesundheitswesen zählen. Nach der ersten Impfdosis mit monovalentem Impfstoff sind bei mindestens 95 % der Geimpften HAV-Antikörper nachweisbar.

Tabelle 55: *Charakteristika wichtiger Hepatitisviren und ihrer Erkrankungen*

	Hepatitis-A-Virus (HAV)	**Hepatitis-B-Virus (HBV)**	**Hepatitis-D-Virus (HDV)**	**Hepatitis-C-Virus (HCV)**	**Hepatitis-E-Virus (HEV)**
Taxonomie	Picornaviridae	Hepadnaviridae	Genus Deltavirus; Virusoid	Flaviviridae	Genus Hepevirus
Aufbau (→ 4.2)	Ikosaeder, unbehüllt, RNS	Ikosaeder, mit Hülle, DNS	Ikosaeder, mit HBV-Hülle, RNS	Ikosaeder, mit Hülle, RNS	Ikosaeder, ohne Hülle, RNS
Inkubationszeit	2 bis 6 Wochen	2 bis 6 Monate	2 bis 6 Monate	2 bis 10 Wochen	2 bis 6 Wochen
Erkrankungen	Akute Hepatitis, gutartig, selbstlimitierend; ohne Folgeerkrankungen	Akute Hepatitis, schwerer Verlauf, Chronizität; mit Folgeerkrankungen	Akute Hepatitis, Verlauf schwerer als bei HBV-Infektion, Chronizität; mit Folgeerkrankungen	Akute Hepatitis, leichterer Verlauf als bei HBV-Infektion, Chronizität; mit Folgeerkrankungen	Akute Hepatitis, gutartig, selbstlimitierend; ohne Folgeerkrankungen
Infektionsquelle	Lebensmittel, Wasser, Stuhl, seltener Geschlechtsverkehr	Blut und Blutprodukte, Sperma, Speichel, Exsudate	Blut und Blutprodukte, Speichel, Exsudate	Blut und Blutprodukte	Trinkwasser, Lebensmittel, Stuhl
Übertragung	Meist fäkal-oral (Erreger-Ausscheidung über Stuhl)	Parenteral, Geschlechtsverkehr, perinatal	Parenteral, Geschlechtsverkehr, perinatal	Parenteral, seltener Geschlechtsverkehr	Meist fäkal-oral (Erreger-Ausscheidung über Stuhl)
Verbreitung	Weltweit häufig, hohe Durchseuchung in wenig entwickelten Ländern	Weltweit häufig	Weltweit, in vielen Gegenden Afrikas, Asiens, Südamerikas häufig; in Deutschland selten	Weltweit häufig	Weltweit, in Indien und Afrikas zum Teil häufig; in Deutschland relativ selten
Antivirale Therapie	Keine spezifische Therapie	Chronische Infektion: Interferon, Nucleos(t)id-Analoga	Keine spezifische Therapie	Akute Infektion: α-Interferon Chronische Infektion: pegyliertes Interferon + Ribavirin	Keine spezifische Therapie
Prophylaxe	Aktive Immunisierung mit Totimpfstoff Postexpositionsprophylaxe Allgemeinhygiene	Aktive Immunisierung mit Totimpfstoff; Allgemeinhygiene, Sterilität ärztlicher Geräte	Ggf. Impfung gegen HBV	Virusscreening in Risikogruppen und bei Blutspendern, aufklärende Maßnahmen in Risikogruppen	Allgemeinhygiene

> **(Be-) merkenswertes**: Schützende HAV-Antikörper entstehen zumeist 12 bis 15 Tage nach der ersten Impfdosis. Aufgrund der langen Inkubationszeit ist die Impfung daher auch noch unmittelbar vor Reiseantritt oder sogar kurz nach Exposition mit dem Erreger sinnvoll.

Die Immunität nach vollendeter Grundimmunisierung (zwei Dosen Impfstoff bei der monovalenten Vakzine, drei Dosen bei der ebenfalls verfügbaren HAV-/HBV-Kombinationsvakzine) hält bei Erwachsenen mindestens 12 Jahre, wahrscheinlich aber bis zu 25 Jahre an. Eine Auffrischimpfung wird daher derzeit nicht empfohlen. Im Bedarfsfall ist auch eine aktive oder passive (Immunglobuline) postexpositionelle Immunisierung durchführbar. Eine passive Immunisierung innerhalb von 10 Tagen nach HAV-Exposition liefert einen 80 bis 90 %-igen Schutz vor der Infektion.

Die generelle HBV-Schutzimpfung wird in Deutschland seit 1995 Säuglingen, Kindern und Jugendlichen empfohlen. Daneben wird Angehörigen definierter Risikogruppen (z. B. Beschäftige im Gesundheitswesen, HIV-Infizierte) zur in drei Dosen gegebenen Impfung geraten. Bei einem Anti-HBsAG-Wert von mindestens 100 IU/l (4 bis 8 Wochen nach der dritten Impfung) verleiht sie einen sicheren Schutz von wenigstens 10 Jahren. Bei niedrigeren Anti-HBsAG-Werten wird eine weitere Impfung empfohlen. Eine HBV-Impfung schützt auch gegen eine Infektion mit dem Hepatitis-D-Virus.

Ein Impfschutz vor Hepatitis C existiert nicht. Da der bedeutendste Übertragungsweg bei jüngeren Menschen in Deutschland der intravenöse Drogengebrauch ist, sind zur Prävention der Hepatitis C vor allem Maßnahmen erforderlich, die zur Aufklärung der Übertragungswege in Risikogruppen beitragen. HCV-Infizierte, die bislang keine HAV- oder HBV-Infektion durchmachten, sind gegen beide Viruserkrankungen zu impfen, da eine Infektion mit diesen Viren bei bereits bestehender chronischer HCV-Infektion schwere Krankheitsverläufe nach sich ziehen kann.

4.5.4 Weitere Viren

4.5.4.1 Noroviren

Noroviren sind genetisch variable, unbehüllte einzelsträngige RNS-Viren. Sie gehören nach den Parvoviren zu den kleinsten bekannten Viren (Durchmesser etwa 30 nm). Mit ihren sphärisch-ikosaedrischen Kapsiden, die an den Seitenflächen an einen Kelch erinnernde Vertiefungen zeigen (griech. »kalyx«, daher der Familienname Caliciviridae), sind sie morphologisch besonders auffällig (**Abb. 60**).

Noroviren sind weltweit die häufigste Ursache epidemisch auftretender nicht-bakterieller Gastroenteritiden. Mehr als 70 % aller derartigen vor allem in den Wintermonaten auftretenden Ausbrüche und etwa die Hälfte aller Enteritis-Ausbrüche geht auf diese Viren zurück. Noroviren sind zudem häufige Erreger sporadisch auftretender Durchfallerkrankungen.

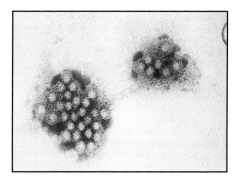

Abbildung 60: *Norovirus-Viria*

> **(Be-) merkenswertes**: In Deutschland sind Noroviren seit einigen Jahren die mit Abstand häufigste Ursache von Enteritiden. Im Verlauf der bislang größten Winterepidemie 2007/2008 wurden mehr als 247.000 Erkrankungsfälle gemeldet.

Das klassische Krankheitsbild einer symptomatischen Infektion manifestiert sich nach einer 12-stündigen bis zweitägigen Inkubationszeit in Form einer akuten Gastroenteritis, die durch starken wässrigen Durchfall und schwallartiges heftiges Erbrechen (bei Kleinkindern weniger häufig) gekennzeichnet ist. Darüber hinaus treten Übelkeit, Bauchschmerzen oder abdominale Krämpfe sowie ein ausgeprägtes Krankheitsgefühl, jedoch meist kein Fieber auf. Die Erkrankungen sind selbstlimitierend und dauern in der Regel wenige Tage (Spannweite 12 bis 60 Stunden). Die Virusübertragung erfolgt häufig von Mensch zu Mensch und dann primär fäkal-oral oder über virushaltige Tröpfchen, die während des Erbrechens entstehen. Wichtige Infektionsquellen sind aber auch mit Noroviren kontaminierte Lebensmittel sowie Trinkwasser.

> **(Be-) merkenswertes**: Noroviren werden mit hoher »Effektivität« von Mensch zu Mensch übertragen. Die hohe Infektionsrate ist durch die hohe Viruskonzentration im Stuhl und Erbrochenen des Erkrankten, die niedrige infektiöse Dosis (weniger als 100 Viruspartikel), die Umweltstabilität des Erregers und die nur kurz bestehende Immunität bedingt.

Die Therapie ist in der Regel symptomatisch und zielt auf eine ausreichende Flüssigkeits- und Elektrolytsubstitution. Eine spezifische antivirale Therapie gibt es nicht. Zu den wichtigsten Präventivmaßnahmen gehört die strikte Einhaltung allgemeiner Hygieneregeln in Küchen und Gemeinschaftseinrichtungen. Lebensmittel mit hohem Kontaminationsrisiko wie nicht durchgegarte Muscheln (insbesondere Austern) und Krebstiere sind gut durchzugaren. Wegen der hohen Umweltstabilität von Noroviren sollten zur Desinfektion nur Substanzen mit nachgewiesener viruzider Wirksamkeit eingesetzt werden.

4.5.4.2 Rotaviren

Rotaviren sind unbehüllte, zu den Reoviridae gehörende doppelsträngige RNS-Viren. Sie sind in Deutschland nach den Noroviren die häufigste Ursache von Enteritiden (**Abb. 2**, S. 14) und die häufigste Ursache viraler Darminfektionen bei Kindern. In den westlichen Industrieländern treten die meisten Erkrankungen bei Säuglingen und Kleinkindern in einem Alter bis zu zwei Jahren auf. In dieser Altersgruppe zeigen sich im Vergleich zu anderen viralen Enteritiden häufig schwerere Verlaufsformen. Im Erwachsenenalter treten Rotavirus-Erkrankungen meist als milder verlaufende »Reisediarrhö« auf. Mit zunehmendem Alter nehmen die Schwere der Krankheitsbilder und die Erkrankungshäufigkeiten wieder zu.

> **(Be-) merkenswertes**: Rotavirus-Erkrankungen im Kleinkindalter und bei älteren Menschen bedingen zahlreiche Krankenhauseinweisungen. Nach WHO-Angaben sind weltweit 40 % aller Hospitalisierungen aufgrund einer Diarrhö im Alter unter fünf Jahren auf Rotaviren zurückzuführen. In Deutschland müssen 35 % der gemeldeten Rotavirus-Infizierten in der Altersgruppe der über 60-Jährigen im Krankenhaus behandelt werden (RKI-Angaben).

In weniger entwickelten Ländern tragen Rotavirus-Erkrankungen maßgeblich zur Mortalität im Kindesalter bei. Nach Schätzungen erkranken jährlich in Afrika, Asien und Lateinamerika über 100 Millionen Kinder an einer Rotavirus-Infektion. Zwischen 500.000 und 1 Million Kinder sterben jedes Jahr an den Folgen der Infektion. In Deutschland sind Todesfälle selten.

Rotaviren werden primär fäkal-oral über Schmierinfektionen übertragen, wobei bereits 10 Viruspartikel für die Infektion eines Kindes ausreichen (Akut Infizierte scheiden bis zu 10^{11} Viren/g Stuhl aus!). Nach einer kurzen Inkubationszeit stellen sich ein meist wässriger Durchfall, Erbrechen, nicht selten auch Fieber und abdominale Schmerzen ein. In etwa 50 % der Fälle treten zudem unspezifische respiratorische Symptome auf. Bei inadäquater Therapie kann es zur Dehydratation kommen, die die häufigste Todesursache darstellt.

Bei der Behandlung ist in vielen Fällen eine orale Flüssigkeits- und Elektrolytzufuhr ausreichend, in anderen kann eine intravenöse Flüssigkeitszufuhr notwendig (und lebensrettend) sein. Eine allgemein empfohlene antivirale Therapie existiert nicht. Allerdings deuten eine Reihe placebokontrollierter Studien auf eine gute Wirksamkeit (signifikante Verkürzung der Krankheitsdauer und des Krankenhausaufenthalts) von Nitazoxanid hin (→ andere antiviral wirksame Substanzen in **4.4.1**). Die Darmmotilität hemmende Substanzen sind nicht indiziert. Die wichtige Präventionsmaßnahme ist die Unterbrechung des fäkal-oralen Übertragungswegs (Händehygiene!). Darüber hinaus existiert eine Immunprophylaxe, für die in Deutschland seit 2006 zwei Impfstoffe zur Verfügung stehen, die bei Kindern im Alter zwischen 2 und 6 Monaten eingesetzt werden. Gleichwohl wird die Impfung gegen Rotaviren im Säuglingsalter nicht generell von der STIKO empfohlen.

4.5.4.3   Frühsommermeningoenzephalitis-Virus

Das *Frühsommermeningoenzephalitis-Virus* (FSME-Virus) ist ein zu den Flaviviridae gehörendes umhülltes, einzelsträngiges RNS-Virus und Erreger einer gleichnamigen, durch Zecken übertragenen Erkrankung. Das Virus kommt im Gegensatz zum Erreger der Lyme-Borreliose nicht in Gesamtdeutschland, sondern endemisch in Teilen Süddeutschlands (vor allem im Südlichen Schwarzwald, Bayerischen Wald) sowie im Odenwald und in einigen wenigen anderen Regionen vor. In den Endemiegebieten Deutschlands sind 0,1 bis 5 % der Zecken mit dem Virus infiziert. Als primäres Erregerreservoir fungieren Kleinsäuger, vor allem Mäuse, darüber hinaus aber auch Vögel, Rehe und Rotwild.

Das FSME-Virus wird beim Zeckenbiss sofort (ungleich der Borreliose!) auf den Menschen übertragen. Nach einer Inkubationszeit von ein bis zwei Wochen kommt es bei etwa 20 bis 30 % der von virushaltigen Zecken Gebissenen zu einer klinisch apparenten Infektion. In 90 % aller Erkrankungsfälle wird zunächst ein uncharakteristisches Krankheitsbild mit Kopf- und Gliederschmerzen sowie subfebriler Temperatur (Dauer: zwei bis vier Tage) beobachtet (Primärstadium). Nach einem bis zu dreiwöchigen beschwerdefreien Intervall tritt die Infektion bei 10 % aller Erkrankten in das Sekundärstadium ein. In diesem Stadium befällt das Virus das ZNS, infolge dessen es zu einer Meningitis (60 %) oder verschiedenen Enzephalitis-Formen (40 %, z. B. Meningoenzephalitis, Meningoenzephalomyelitis) kommt. Die Meningitis heilt in der Regel komplikationslos aus. Nach enzephalitischem Verlauf bleiben bei 5 bis 10 % der Betroffenen geringfügige Lähmungen zurück, etwa 90 % dieser Fälle heilen aus.

Da eine spezifische Therapie gegen das FSME-Virus nicht verfügbar ist, ist die wichtigste Maßnahme gegen FSME eine Expositionsprophylaxe (Vermeiden von Zeckenbissen) sowie die aktive Immunisierung mittels eines Totimpfstoffs, dessen Wirksamkeit zwei bis drei Jahre anhält. Die Impfung wird insbesondere vor Aufenthalten im Freien in Hochendemiegebieten (z. B. das österreichische Bundesland Kärnten) empfohlen. Für einen kompletten Impfschutz sind drei Impfungen für die Grundimmunisierung sowie Auffrischimpfungen in Abständen zwischen drei und fünf Jahren erforderlich. Eine postexpositionelle Impfung ist nicht möglich.

4.5.4.4 Coronaviren und andere »respiratorische« Viren

Die eine eigene Virusfamilie bildenden Coronaviren sind umhüllte einzelsträngige RNS-Viren, die in ihrem Aussehen an eine Krone (lat. »corona«) erinnern. Sie verursachen in erster Linie respiratorische Erkrankungen unterschiedlicher Schwere. Von den bislang bekannten fünf humanpathogenen Coronaviren sind vier (HCoV-229 E, HCoV-OC 43, HCoV-NL63, HCoV-HKU1) für überwiegend milde Erkrankungen der oberen und unteren Atemwege verantwortlich.

Ende 2002 wurde im südostasiatischen Raum eine Epidemie einer schweren neuartigen Erkrankung beobachtet, die entsprechend ihres klinischen Bildes als schweres akutes respiratorisches Syndrom (SARS) und der Erreger später als SARS(-assoziiertes) Coronavirus bezeichnet wurde. SARS ist durch eine interstitielle Pneumonie mit einer massiven Symptomatik gekennzeichnet. Im Verlauf der Erkrankung treten Fieberschübe, Husten, Kopfschmerzen, Diarrhö, Myalgie, Dyspnoe und schließlich ein akutes respiratorisches Distress-Syndrom auf. Seit Ende der Epidemie, in deren Verlauf etwa 9.000 Menschen erkrankten und die mit einer 10 %-igen Letalität behaftet war, wurden weltweit keine weiteren Erkrankungsfälle mehr registriert (Stand: Januar 2009).

**Erkrankungen der unteren Atemwege:
Neue Methoden finden alte Viren als »neue« Erreger**

Erkrankungen der unteren Atemwege gehören zu den häufigsten Gründen für einen Krankenhausaufenthalt im Kindesalter. Zu den wichtigsten »etablierten« viralen Erregern dieser Erkrankungen zählen das Humane Respiratorische Syncytialvirus, Adenoviren, Rhinoviren, Parainfluenza- und Coronaviren. Trotz der Vielfalt der bekannten Erreger war bis gegen Ende des alten Jahrtausends bei bis zu 40 % aller Infektionen der unteren Atemwege kein ätiologisches Agens feststellbar. Durch die Entwicklung neuer Amplifikationstechniken für Nukleinsäuren konnten in den letzten Jahren zahlreiche »neue« Erreger gefunden werden, die vermutlich schon lange wichtige Erreger von Atemwegsinfektionen darstellen. Neben den Coronaviren HCoV-NL63 und HCoV-HKU1 gehören das *Humane Metapneumovirus*, das zu den Paramyxoviren zählt, sowie das *Humane Bocavirus*, ein Parvovirus, zu den häufigen »neuen« Erregern von Atemwegserkrankungen. Beide Viren sind weltweit verbreitet und je nach Untersuchung für 4 bis 15 % aller Erkrankungen der unteren (und oberen) Atemwege im Kindesalter verantwortlich.

4.5.4.5 Humane Papillomaviren

Humane Papillomaviren (HPV) sind unbehüllte, doppelsträngige DNS-Viren und als Ursache gutartiger Zellproliferationen (Papillome, Syn.: Warzen) und Kondylome (Syn.: Feigwarzen) weit verbreitet. Darüber hinaus sind einige

Papillomaviren eng mit der Entstehung bösartiger Karzinome, insbesondere des Zervixkarzinoms assoziiert. In mehr als 99 % der Zervixkarzinome und seiner Vorstufen ist HPV-DNS nachweisbar. Entsprechend des Risikos für die Entstehung derartiger Tumore werden humane Papillomaviren in gutartige Viren (z. B. HPV 1, 3), Niedrigrisiko- (z. B. HPV 6, 11) und Hochrisiko-Viren (z. B. HPV 16, 18) unterteilt.

> **(Be-) merkenswertes**: Jedes Jahr erkranken in Deutschland circa 6.000 Frauen neu an einem Zervixkarzinom; 2.500 Todesfälle gehen bei uns jährlich auf diese Krebsform zurück.

Die Durchseuchung mit Papillomaviren beginnt spätestens mit dem Beginn der sexuellen Aktivität, da viele dieser Viren durch Geschlechtsverkehr übertragen werden. Zahlreiche HP-Viren werden auch bei direktem Hautkontakt durch Mikrotraumen oder perinatal übertragen. Die meisten Infektionen sind vorübergehender Natur und häufig asymptomatisch. Feigwarzen treten vorwiegend bei Erwachsenen im Anogenitalbereich auf. Die zunächst meist stecknadelgroßen Papeln können zu größeren Beeten konfluieren und schließlich »blumenkohlartige« Wucherungen ausbilden. Die Entwicklung von Karzinomen geht wahrscheinlich von im Genitalbereich persistierenden Viren aus.

Für die Behandlung nicht spontan verschwindender Warzen empfiehlt sich bei Kindern die lokale Anwendung von Silbernitrat oder 5'-Fluorouracil, Erwachsene können lokal mit Salizyl- oder Salpetersäure therapiert werden. Durch die Anwendung Imiquimod-haltiger Creme heilen mehr als die Hälfte aller Kondylome vollständig ab.

Die wichtigste Präventionsstrategie gegen Papillomavirus-Infektionen ist die Immunprophylaxe, für die seit kurzem rekombinante Impfstoffe zur Verfügung stehen, die aus hochgereinigten virusähnlichen Partikeln bestehen. Diese Impfstoffe bieten einen sicheren Schutz gegen Infektionen mit den Virustypen HPV 6, 11, 16 und 18 (Gardasil®) bzw. HPV 16 und 18 (Cervarix®) sowie gegen die Entwicklung der mit diesen Viren assoziierten Frühstadien des Zervixkarzinoms. Nach einer allgemeinen Impfempfehlung der STIKO sollten alle Mädchen im Alter zwischen 12 und 17 Jahren (Grundimmunisierung aus drei Einzeldosen) geimpft werden. Die Dauer der Immunität beträgt mindestens fünf Jahre und gewährleistet einen 70 %-igen Schutz vor der Ausbildung von Frühstadien des Zervixkarzinoms. Ein 100 %-iger Schutz ist mit den gegenwärtig verfügbaren Impfstoffen nicht zu erreichen, da die Entstehung des Zervixkarzinoms in 30 % aller Fälle mit anderen HPV-Typen assoziiert ist.

4.5.4.6 Varicella-Zoster-Virus

Das Varicella-Zoster-Virus (VZV) ist ein zu den Herpesviridae gehörendes umhülltes doppelsträngiges DNS-Virus und für zwei weit verbreitete klinische Krankheitsbilder verantwortlich. Bei exogener Erstinfektion verursacht es die Varizellen (Syn.: Windpocken) und bei endogener Reaktivierung den Herpes zoster (Kurzform Zoster, Syn.: Gürtelrose).

Varizellen sind in Deutschland die häufigste durch Impfung vermeidbare Infektionskrankheit im Kindesalter. Vor Einführung einer allgemeinen Impfempfehlung traten im Jahr etwa 750.000 Erkrankungen auf, wobei die meisten Kinder schon im Alter von sieben Jahren eine Infektion durchgemacht hatten. Noch immer sind bei etwa 95 % aller Erwachsenen VZV-Antikörper nachweisbar. Der Herpes zoster tritt gehäuft bei Menschen jenseits des 50. Lebensjahrs auf; etwa jeder Fünfte erkrankt in seinem Leben an einem Zoster.

Die VZV-Übertragung bei Windpocken ist sehr »effizient« (Kontagionsindex nahe 1,0) und erfolgt primär aerogen durch virushaltige Tröpfchen, die beim Atmen oder Husten entstehen. Eine Ansteckung kann auch noch in fünf Meter Abstand eines Erkrankten erfolgen (»rasche Ausbreitung wie ein Wind«; Namensgebung!). Bei Herpes zoster besteht hingegen eine verhältnismäßig geringe Kontagiosität, da nur die virushaltigen Bläschen infektiös sind.

Nach einer durchschnittlichen Inkubationszeit von zwei Wochen und zunächst uncharakteristischen Krankheitszeichen manifestieren sich die Windpocken in Form eines juckenden Exanthems und Fieber (drei bis fünf Tage). Die aus Papeln, Bläschen und Schorf bestehenden Hautläsionen entwickeln sich rasch zu Blasen, die zunächst am Körperstamm und im Gesicht, später auch an anderen Körperteilen einschließlich Schleimhäute und Kopfhaut auftreten. Die Varizellen zeigen bei ansonsten gesunden Personen zumeist einen benignen Verlauf und heilen ohne oder mit geringfügiger Narbenbildung ab. Narben entstehen vor allem durch starkes Kratzen oder bei bakteriellen Superinfektionen der Hautläsionen; letztere sind die häufigste Varizellen-Komplikation. Als weitere Komplikation tritt bei bis zu 20 % der Erwachsenen und insbesondere gehäuft bei Schwangeren wenige Tage nach Ausbruch der Erkrankung eine Varizellen-Pneumonie auf. Windpocken im ersten und zweiten Trimenon der Schwangerschaft können zu einem fetalen Varizellensyndrom führen, das durch Hautveränderungen, neurologische Erkrankungen, Fehlbildungen, Skelettanomalien und Augenschäden gekennzeichnet sein kann. Bei einer Erkrankung der empfänglichen Mutter innerhalb von fünf Tagen vor der Geburt und bis zu zwei Tage danach können die mit einer Letalität von bis zu 40 % behafteten neonatalen Windpocken entstehen. Das Neugeborene erhält in dieser Zeitspanne transplazentar keine schützenden Antikörper.

In den Spinal- bzw. Hirnnervenganglien des Organismus persistierende VZ-Viren verursachen bei ihrer Reaktivierung entlang den Austrittsstellen der

Nerven in der Haut die Gürtelrose, die häufig durch unilaterale Eruptionen im Rumpfbereich (Namensgebung!) gekennzeichnet ist. Der Zoster tritt nicht selten aber auch im Gesicht als Zoster ophthalmicus oder oticus am Auge bzw. Ohr auf. Als Folge einer akuten Neuritis ist die Gürtelrose insbesondere bei Erwachsenen von starken Schmerzen begleitet, die auch nach Abheilen des Zosters bisweilen über Jahre fortbestehen können (postherpetische Neuralgie).

> **(Be-) merkenswertes**: Die Entstehung einer Gürtelrose ist immer ein endogenes Rezidiv und setzt daher eine frühere VZV-Infektion – in der Regel in Form der Windpocken – voraus. Nach Impfung mit der Lebendvakzine gegen Varizellen ist ebenfalls das spätere Auftreten einer Gürtelrose möglich. Dies ist jedoch vergleichsweise (Häufigkeit bei Ungeimpften mit durchgemachten Varizellen) selten der Fall.

Die Therapie der Windpocken ist symptomatisch, zielt auf eine Linderung der Beschwerden und Begleiterscheinungen ab und beugt vermeidbaren Komplikationen vor. Durch eine sorgfältige Hautpflege (z. B. topische Verbände, juckreizlindernde Medikamente, Baden) lassen sich bakterielle Superinfektionen der Haut meist vermeiden. Für die Behandlung des Herpes zoster ist bei Immunkompetenten nebst Hautpflege eine orale antivirale Therapie mit Brivudin, Famciclovir oder Valaciclovir indiziert. Hierdurch kann die Heilung der Läsionen beschleunigt und oftmals die Zeitspanne des mit dem Zoster assoziierten Schmerzes verkürzt werden. Bei Immungeschwächten mit Windpocken oder Gürtelrose wird in der Regel die parenterale Gabe von Aciclovir empfohlen. Dies gilt auch für die Behandlung von Erkrankungen, die mit Komplikationen einhergehen.

Die wichtigste Präventionsstrategie vor VZV-Infektionen ist die Immunprophylaxe mittels einer aktiven Immunisierung, die seit 2004 von der STIKO Kleinkindern, Kindern und Jugendlichen empfohlen wird. Die Impfung sollte bevorzugt im Alter von 11 bis 14 Monaten durchgeführt werden, kann aber auch später erfolgen. Eine aktive Immunisierung im Erwachsenenalter kann ebenfalls sinnvoll sein (beispielsweise bei seronegativen Frauen mit Kinderwunsch oder Personen in Risikogruppen für schwere Krankheitsverläufe wie z. B. Immunsupprimierte). Als Postexpositionsprophylaxe ist eine passive Immunisierung mit Varicella-Zoster-Immunglobulin verfügbar. Diese wird Personen mit einem erhöhten Risiko für Varizellen-Komplikationen innerhalb der ersten vier Tage nach Exposition mit dem Erreger angeraten. Sie vermag den Ausbruch der Erkrankung zu unterbinden oder den Krankheitsverlauf deutlich abzuschwächen.

4.5.5 Prionen

Prionen-Erkrankungen sind relativ seltene, aber stets tödlich verlaufende neurodegenerative Erkrankungen mit langen Inkubationszeiten. Die Krankheitsbilder sind bei Säugetieren einschließlich des Menschen seit langem bekannt, die »unkonventionellen« Erreger dieser Erkrankungen wurden allerdings erst in den 1980er-Jahren beschrieben. In den Mittelpunkt des öffentlichen Interesses gelangten Prionen-Erkrankungen vor allem in den 1990er-Jahren, als in Großbritannien junge Patienten an einer bis dahin nicht bekannten Variante der Creutzfeldt-Jakob-Krankheit (vCJK) erkrankten und verstarben. Die neue Erkrankung war die Folge der vermutlich oralen Aufnahme infektiöser Prionen, die seit Beginn der 1980er-Jahre in weiten Teilen Großbritanniens für eine große Epidemie unter Rindern (Bovine Spongiforme Enzephalopathie, BSE) verantwortlich waren. Bis heute sind in Großbritannien 167 Menschen an der vCJK verstorben (Stand: Januar 2009).

Erreger und Erregereigenschaften

Im Gegensatz zu anderen Infektionskrankheiten sind für die Entstehung von Prionen-Erkrankungen keine Nukleinsäuren erforderlich. Als Erreger fungiert ein aus zwei α-Helices und vier β-Faltblättern bestehendes infektiöses Prion-Protein, das auch als PrP^{SC}-Form (»sc« Abkürzung für Scrapie, eine Prionen-Erkrankung bei Schafen und Ziegen) bezeichnet wird (**Abb. 61**). Es lagert sich im ZNS von Erkrankten außerhalb von Neuronen in fibrillärer Form als »Amyloid« ab. Ein in einen Organismus übertragenes PrP^{SC} wirkt »autokatalytisch«, indem es mit Hilfe verschiedener Faktoren die Umwandlung des zellulären Prion-Proteins (PrP^{C}-Form, »c« Abkürzung für *cellular*), ein natürlicherweise im Menschen vorkommendes und aus vier α-Helices bestehendes Molekül, in die krankheitserzeugende PrP^{SC}-Form bedingt (**Abb. 61**). Im Gegensatz zur PrP^{C}-Form ist die Konformation der PrP^{SC}-Form unlöslich, Protease-resistent und gegenüber anderen Umwelteinflüssen ebenfalls sehr stabil. So widersteht die PrP^{SC}-Form den üblichen Methoden zur Reinigung, Desinfektion und Sterilisation chirurgischer Instrumente. Eine sichere Inaktivierung lässt sich jedoch durch Dampfdrucksterilisation für 2 h bei 200 °C oder mithilfe 5 N Natronlauge erreichen.

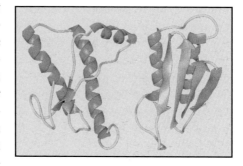

Abbildung 61: *Das Prion-Protein – zelluläre (PrP^C links) und infektiöse Form (PrP^{SC} rechts)*

Infektionsweg, Pathogenese und Erkrankungen

Prionen-Erkrankungen können höchst unterschiedlichen Ursprungs sein. Die häufigste Prionen-Krankheit des Menschen, die *Creuzfeldt-Jakob-Krankheit (CJK)*, kommt in vier Formen vor. Sie kann sporadisch, also infolge einer spontanen Umfaltung der PrP^C- in die PrP^{SC}-Form, entstehen (*sCJK*), als hereditäre Krankheit in Familien, die bestimmte Mutationen im Prionprotein-Gen auf Chromosom 20 aufweisen (genetische Form, *gCJK*), vorkommen oder durch iatrogene Übertragung bzw. Inokulation von kontaminiertem Material (*iCJK*) sowie durch eine Infektion mit bovinem PrP^{SC} (*vCJK*) erworben werden.

> **(Be-) merkenswertes**: Die sCJK ist in Deutschland und weltweit am häufigsten: Mehr als 80 % aller Prionenerkrankungen sind derzeit dieser Form zuzuordnen. In Deutschland sterben jedes Jahr etwa 100 Menschen an einer CJK, wobei bei uns fast ausschließlich die sCJK auftritt. vCJK-Fälle wurden in Deutschland bislang nicht registriert (Stand: Januar 2009).

Prionen-Erkrankungen sind dadurch charakterisiert, dass PrP^{Sc}-Aggregate entlang der Nerven in betroffenen Bereichen des Gehirns (und anderen Stellen im ZNS) akkumulieren, was eine neuronale Dysfunktion und den Tod von Nervenzellen und schließlich die klinischen Symptome der Infektion bedingt. Der Verlust zahlreicher Neuronen geht mit der Bildung von Vakuolen einher, sodass die betroffenen Gewebe »schwammartig« (spongiform) erscheinen. Hierauf beruht die Namensgebung vieler tierischer Prionen-Erkrankungen wie z. B. die Bovine und Feline Spongiforme Enzephalopathie der Rinder bzw. Katzen.

Die sporadische CJK ist durch einen rasch zur Demenz führenden Prozess gekennzeichnet, der mit neurologischen Ausfällen wie Koordinationsstörungen, erhöhtem Muskeltonus und Sehstörungen einhergeht. Die Krankheit tritt meist jenseits des 50. Lebensjahrs auf und führt in der Regel nach sechs Monaten (Spannweite 4 bis 18 Monate) zum Tode. Die hereditäre und iatrogen erworbene Form zeigen ähnliche Verlaufsformen. Die vCJK kommt vor allem bei jungen Menschen vor (Durchschnittsalter 28 Jahre) und ist durch eine lange Erkrankungsdauer (oft mehr als 2 Jahre) sowie eine meist spät einsetzende Demenz gekennzeichnet.

Weitere Prionen-Erkrankungen des Menschen sind das Gerstmann-Sträussler-Scheinker-Syndrom, eine familiär auftretende, chronische degenerative ZNS-Erkrankung, die familiäre fatale Insomnie sowie Kuru, eine endemisch bis in die 1960er-Jahre hinein bei einem Eingeborenenstamm auf Neu-Guinea verbreitete Erkrankung, die durch kannibalistische Praktiken (Verspeisen von Gehirnen und Innereien von Verstorbenen) übertragen wurde.

5 | Mykologie

5.1 Begriffsbestimmungen

Die medizinische Mykologie beschäftigt sich mit *Mykopathien*, also mit Erkrankungen, die durch Pilze hervorgerufen werden. Hierbei spielen Pilze als Erreger von Infektionskrankheiten (*Mykosen*) eine entscheidende Rolle. Mykosen sind durch Pilze bedingte Infektionsprozesse, die sich oft an der Körperoberfläche und an Schleimhäuten (mukokutane Mykosen), prinzipiell aber auch in jedem inneren Organ manifestieren können. Für die Etablierung von System- und Organmykosen müssen in der Regel Grunderkrankungen oder therapeutische Maßnahmen vorliegen, die eine eingeschränkte zelluläre Immunabwehr bedingen. Pilze sind zudem als Produzenten von Allergenen und Toxinen medizinisch bedeutsam. Durch Inhalation oder orale Aufnahme von Pilzbestandteilen kann es zu allergischen Reaktionen (*Mykoallergosen*) kommen. *Mykotoxikosen* bezeichnen hingegen eine chronische Schädigung des Organismus infolge eines Kontakts mit Mykotoxinen. Hierzu zählt die orale Aufnahme von Lebensmitteln, die mit Ochratoxinen, Aflatoxinen oder anderen Mykotoxinen kontaminiert sind. Ochra- und Aflatoxine sind starke Pilzgifte mit karzinogener Wirkung. Schließlich gehört auch der *Myzetismus*, also die akute Vergiftung infolge des Verzehrs eines Giftpilzes, zu den Mykopathien.

Dieses Buch beschränkt sich im Wesentlichen auf eine kurze Darstellung einiger weniger Mykosen und ihrer Erreger sowie auf therapeutische Aspekte dieser Erkrankungen. Von den bislang beschriebenen etwa 150.000 Pilzarten verursachen nur etwa 50 häufig Mykosen beim Menschen. Bis zu 400 weitere Spezies treten als opportunistische Krankheitserreger vor allem bei Patienten mit stark verminderter Immunabwehr auf.

5.2 Biologie und Klassifizierung der Pilze

Pilze bilden innerhalb der Eukaryoten ein eigenständiges, heterogenes Reich, wobei die meisten Arten phylogenetisch eher mit Tieren als mit Pflanzen verwandt sind. Sie besiedeln nahezu jeden Lebensraum einschließlich der Antarktis und der Wüsten. Viele Spezies zeigen eine hohe Tenazität, insbesondere gegenüber Strahlung (Resistenz unter anderem gegen UV-, Gamma-, Röntgenstrahlung). Je nach Art haben Pilze zum Teil extrem unterschiedliche Nährstoffbedürfnisse; gleichwohl sind alle Pilze chemoorganoheterotroph (→ 3.2.4). Pilze gewinnen ihre Energie durch den oxidativen Abbau von Glukose und anderen Monosacchariden. Da sie keine anaerobe Atmung besitzen, ist Sauerstoff für ihr Wachstum essenziell. Sauerstoff wird unter anderem für die Synthese von Ergosterol benötigt, das einen wichtigen Bestandteil ihrer Zellmembran darstellt.

> **(Be-) merkenswertes**: Ergosterol trägt zu den biologischen Eigenschaften der Pilz-Zellmembran, vor allem ihrer Fluidität und Semipermeabilität, maßgeblich bei. Die Reaktionen der Ergosterol-Biosynthese bilden einen Angriffspunkt für die meisten Antimykotika (siehe unten).

Die Pilzzellmembran wird nach außen hin von einer *Zellwand* begrenzt, die je nach Organisation des Pilzes unterschiedlich aufgebaut sein kann, zumeist aber komplex vernetzte Kohlenhydrate, insbesondere das N-Acetylglucosamin-Polymer *Chitin* und fibrilläre β-1,3- und β-1,6-Glukane enthält (**Abb. 62**). Die Glukane sind in der Regel mit oberflächlichen Mannoproteinen bzw. Galaktomannan verbunden. Innerhalb ihrer Zelle enthalten Pilze die für heterotrophe Eukaryoten typischen Zellorganellen.

Pilze können einzellig sein oder miteinander kommunizierende »Röhren« ausbilden, die aus lang gestreckten Zellen bestehen und *Hyphen* genannt werden. Die Gesamtheit aller Hyphen eines Pilzes wird als Myzel (Syn.: Thallus) bezeichnet.

Insbesondere viele »höhere« Pilze haben einen komplexen Lebenszyklus, der im Rahmen dieses Buchs nur kurz umrissen werden kann. Bei den meisten höheren Asco- und Basidiomyceten, also den eigentlichen Schlauch- und Ständerpilzen, findet eine sexuelle Reproduktion statt, bei der zunächst die Zytoplasmata (Plasmogamie), später die Zellkerne (Karyogamie) von zwei komplementären haploiden Zellen (Gameten) miteinander verschmelzen, bevor es zu einer Meiose und zur Bildung von Meiosporen kommt. Pilze, die sich sexuell reproduzieren und Meiosporen bilden, werden als *perfekt* (Syn.: *teleomorph*) bezeichnet. Der größte Teil im Vermehrungszyklus eines Pilzes ist jedoch durch eine vegetative Vermehrung mittels Mitosporen, also durch

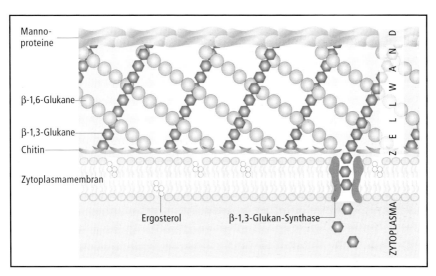

Abbildung 62: *Aufbau einer typischen Pilzzellhülle*

Je nach Pilz bestehen 0,2 bis 10% der Zellwand aus Chitin, 35 bis 60% aus Glukanen und 5 bis 30% aus Proteinen bzw. Galaktomannan. Bei »Hefen« enthält in der Regel nur die Sprossungsnarbe der Mutterzelle Chitin.

Mitose entstehende Sporen, geprägt. Diese Lebensform eines Pilzes wird auch als *imperfekt* (Syn.: *anamorph*) bezeichnet. Die meisten für menschliche Infektionen verantwortlichen Pilze zeigen nur eine anamorphe Lebensform. Anhand ihrer Mitosporen und ihrer Konidiogenese, also der Art und Weise ihrer Mitosporenbildung, werden diese Pilze in so genannte Formgattungen zusammengefasst. Eine derartige Klassifizierung ist jedoch artifiziell und lässt daher keine Rückschlüsse auf die natürlichen Verwandtschaftsverhältnisse zu. Die Gesamtheit aller Gattungen mit einer ausschließlich anamorphen Lebensform bildet die Gruppe der so genannten Deuteromyceten (Syn.: Fungi imperfecti). Zu den Fungi imperfecti gehören die Mehrzahl der bekannten »Schimmelpilze« wie *Aspergillus* oder *Penicillium* sowie einige »Hefen« (siehe unten).

Eine im klinischen Gebrauch häufig verwendete Unterteilung humanpathogener Pilze erfolgt nach dem so genannten *DHS-System*. In diesem ebenfalls rein artifiziellen System werden Pilze in drei Gruppen, die Dermatophyten (*D*), »Hefen« (*H*) und »Schimmelpilze« (*S*) unterteilt. Als Dermatophyten werden Hyphen bildende Pilze (»Fadenpilze«) bezeichnet, die sich zumeist in verhornendem Gewebe, also in der Haut und in Hautanhangsgebilden, ansiedeln. »Hefen« sind meist einzellige Pilze, die sich *in vitro* vorzugsweise vegetativ durch Sprossung (Blastokonidien) vermehren (**Abb. 63**). Viele dieser Mikroben existieren in einer anamorphen und teleomorphen Lebensform. Der ökologische Begriff der »Schimmelpilze« beschreibt Pilze, die eine Vielzahl von

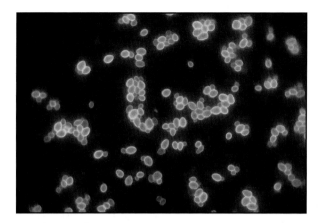

Abbildung 63:
Sprossung bei Candida albicans

Sporen bilden, die von der Luft getragen verbreitet werden. Die Sporenbildung der »Schimmelpilze« erfolgt zumeist auf spezialisierten, als Konidiophoren bezeichneten Hyphen (**Abb. 64**). Derartig angelegte, vegetativ entstandene Exosporen werden auch als Konidiosporen (Kurzform: Konidien) bezeichnet.

Das DHS-System ist in erster Linie für die antimykotische Therapie bedeutsam; viele Antimykotika zeigen deutliche Unterschiede in der Wirksamkeit gegenüber diesen Pilzgruppen.

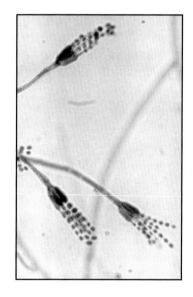

Abbildung 64: *Penicillium glabrum mit Konidiophoren*

5.3 Antimykotische Antiinfektiva

Mit der Entdeckung des Nystatins im Jahr 1949 begann die Entwicklung spezifisch wirkender Antimykotika. Heute stehen mit den Allylaminen, Azolen (Imidazole und Triazole), Benzofuranen, Echinocandinen, Morpholinen, Polyenen, Pyridonen und Pyrimidinen eine Reihe unterschiedlicher Substanzgruppen zur Verfügung, mit denen viele Mykosen erfolgreich therapierbar sind. Dies gilt insbesondere für die spezifische Therapie von Pilzinfektionen der Haut und Hautanhangsorgane mit Dermatophyten und »Hefen«, für deren Behandlung bis 1970 das relativ toxische Griseofulvin Mittel der Wahl war.

Therapeutisch problematisch ist nach wie vor die Behandlung der systemischen Mykosen. Obgleich auch für diese Pilzinfektionen in den letzten Jahren einige neue Antiinfektiva entwickelt wurden, liegt die Letalität der Systemmykosen auch bei optimaler Behandlung immer noch zwischen 40 und 60 %. Der Prävention dieser Erkrankungen kommt daher eine besondere Bedeutung zu. Beispiele für wichtige Wirkstoffe in den verschiedenen Antimykotika-Gruppen, pharmakodynamische Eigenschaften und wesentliche Indikationen sind in **Tab. 56** zusammen gefasst.

Tabelle 56: *Antimykotika: Wichtige Eigenschaften und Indikationen*

Substanzgruppe	Wirkungsmechanismus/ *Wirkungstyp*	Wirkstoff (Beispiel)	Wirkungs-Spektrum[a] D	H	S	Wichtigste Indikationen
Allylamine	Hemmung der Ergosterol-Biosynthese/ *Fungizid-fungistatisch*	Terbinafin	+	(+)	+	Dermatophyten-Infektionen
		Naftifin	+	(+)	+	Dermatophyten-Infektionen
Azole	Hemmung der Ergosterol-Biosynthese/ *Primär fungistatisch*	Clotrimazol	+	+	+	Dermatophyten-Infektionen
		Itraconazol	+	+	+	Dermatophyten-Infektionen
		Fluconazol	+	(+)[b]	+	Hautmykosen, Candidosen
		Voriconazol	+	+	+	Invasive Mykosen
		Posaconazol	+	+	+	Invasive Mykosen
Morpholine	Hemmung der Ergosterol-Biosynthese/ *Fungistatisch-fungizid*	Amorolfin	+	(+)	(+)	Dermatophyten-Infektionen
Benzofurane	Hemmung der Zellteilung u. a./*Fungistatisch*	Griseofulvin	+			Dermatophyten-Infektionen
(Echino-)Candine	Hemmung der Zellwandsynthese *Fungizid-fungistatisch*	Caspofungin		+	+	u. a. Therapierefraktäre invasive Aspergillosen
		Anidulafungin		+	(+)	Invasive Candidosen
Polyene	Porenbildung in der Zellmembran, Komplexe mit Ergosterol/ *Primär fungistatisch*	Amphotericin B	(+)	+	+	Systemische Mykosen
		Natamycin	+	+	(+)	Hautmykosen[c]
		Nystatin		+	(+)	Oberflächliche Candidosen
Pyridone	Störung von Transportmechanismen über die Zellmembran/ *Fungistatisch-fungizid*	Ciclopiroxolamin	+	+	+	Hautmykosen
Pyrimidine	Hemmung der RNS- und DNS-Synthese/ *Fungistatisch*	Flucytosin		+	(+)	u. a. invasive Candidosen

[a] bezogen auf Pilze (einige Antimykotika wirken auch auf Protozoen); [b] einige *Candida*-Arten sind nur wenig empfindlich (*C. glabrata*) oder natürlich resistent (*C. krusei*); [c] häufige Anwendung auch für die Lebensmittelkonservierung

+: Klinische Wirksamkeit; (+): Schwache Wirksamkeit oder Aktivität nur gegen bestimmte Erreger; D: Dermatophyten; H: »Hefen«; S: »Schimmelpilze«

5.3.1 Angriffspunkte und Wirkungsmechanismen der Antimykotika

Analog zur spezifischen Therapie bakterieller und viraler Erkrankungen wirken die meisten Antimykotika auf Zielstrukturen der Pilzzelle, die beim Menschen nicht vorkommen. Viele Antimykotika hemmen die Biosynthese des Ergosterols durch Blockade der daran beteiligten Enzyme. Je nach Substanzgruppe und Substanz werden dabei unterschiedliche Enzyme gehemmt (**Abb. 65**). So blockieren beispielsweise die Azole die Aktivität der Lanosterol-C-14α-Demethylase durch Anbindung an die Hämgruppe des Enzyms, Bifonazol zusätzlich auch die der Hydroxymethylglutaryl-CoA-Reductase. In der

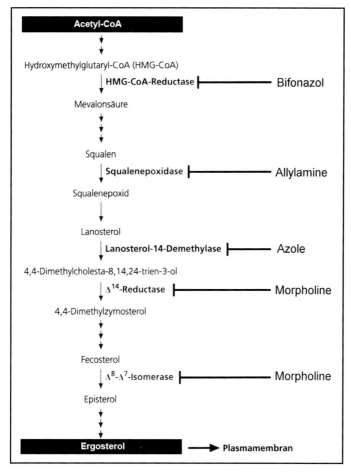

Abbildung 65: *Ergosterol-Biosynthese und Angriffspunkte verschiedener Antimykotika*

Folge kommt es zu einer starken Verminderung der Ergosterol-Synthese und zur Akkumulation toxischer Sterole, die anstelle von Ergosterol in die Zellmembran eingebaut werden. Die Pilzzelle verliert schließlich ihre Fähigkeit zur Reproduktion (primär fungistatische Wirkung der Azole).

Einen anderen Wirkungsmechanismus zeigen die Wirkstoffe in der relativ neuen Substanzgruppe der Echinocandine. Diese interagieren mit der in der Pilzzellmembran vorkommenden β-(1,3)-D-Glukan-Synthase. Infolge der Inhibierung dieses Enzyms wird die Synthese von β-1,3-Glukanen, einem wichtigen strukturellen Bestandteil der meisten Pilzzellwände (**Abb. 62**, S. 265), unterbunden. β-1,3-Glukane kommen ebenso wie das Ergosterol nicht in menschlichen Zellen vor.

Polyene wie das amphophile Amphotericin B bilden Poren in der Pilzzellmembran aus, wodurch die Zellmembran ihre Semipermeabilität verliert. In der Folge findet ein Ausstrom monovalanter Kationen und niedermolekularer Substanzen aus dem Zellinneren statt, der letztlich die Lysis der Pilzzelle zur Folge hat.

Ciclopiroxolamin inhibiert unter anderem die Na-K-ATPase der Pilzzellmembran. Durch die Bildung von Eisenchelaten kommt es auch zur Hemmung weiterer Pilzenzyme.

Flucytosin wird nach Aufnahme in die Zelle zu 5-Fluor-Uracil umgewandelt und als Antimetabolit, also anstelle von Uracil in die RNS eingebaut. Hierdurch kommt es zu einem Kettenabbruch bei der mRNS-Synthese und zu einer verminderten Proteinbiosynthese. Darüber hinaus wird 5-Fluor-Uracil in der Zelle weiter modifiziert und inhibiert dann die Thymidylat-Synthase, was letztlich eine Hemmung der DNS-Synthese nach sich zieht.

Griseofulvin bindet nach Aufnahme in die Pilzzelle an Tubulin, wodurch der Aufbau von Mikrotubuli verhindert und die Zellteilung unterbunden wird.

5.3.2 Resistenz gegenüber Antimykotika

Analog zu bakteriellen Krankheitserregern können auch Pilze gegenüber Antimykotika eine natürliche oder erworbene Resistenz zeigen. Klinisch relevant sind beispielsweise die natürliche Resistenz von *Candida krusei*, einem bedeutenden Erreger von Vulvovaginalcandidosen, gegen Fluconazol sowie die erworbene Flucytosin- und Fluconazol-Resistenz von *C. albicans*. Fluconazol-resistente *C.-albicans*-Stämme sind insbesondere bei mit humanen Immundefizienzviren Infizierten unter Langzeittherapie des oropharngealen Soors (→ **5.4.2**) häufig. Generell treten sekundäre Resistenzen bei Pilzen im Vergleich zu Bakterien jedoch weitaus weniger häufig auf und besitzen eine andere Wertigkeit.

> **Die Wertigkeit von Empfindlichkeitsbestimmungen und die »90-60-Regel«**
>
> Zwischen den Ergebnissen der Empfindlichkeitsbestimmung bei Pilzen (Bestimmung der minimalen Hemmkonzentration z. B. mittels E-Test) und dem Erfolg der antimykotischen Therapie gibt es häufig eine weniger enge Korrelation als bei bakteriellen Krankheitserregern. Für den Therapieerfolg spielen unter anderem die Befähigung des Erregers zur Biofilmbildung (→ verminderte Wirksamkeit des Antiinfektvums) und die »Leistungsfähigkeit« der zellulären Immunabwehr eine besonders wichtige Rolle. Nach einer verbreiteten (aber wenig sinnvollen) Regel ist in etwa 90 % aller Erkrankungsfälle bei einem *in vitro* als sensibel getesteten Isolat eine adäquate Therapie mit dem entsprechenden Antimykotikum erfolgreich, während bei einer In-vitro-Resistenz in bis zu 60 % der Fälle ein Therapieerfolg erwartet werden kann (»90-60-Regel«).
>
> Die Aussagekraft dieser Regel ist naturgemäß sehr begrenzt, da ein Therapieerfolg von zahlreichen Faktoren (Erreger, Erkrankung, Patient) abhängig ist. So gehen viele systemische Mykosen unabhängig von der Empfindlichkeit des Erregers mit einer hohen Letalität einher.

Die der Resistenz zugrunde liegenden Mechanismen sind vielfältig und komplex. Nicht selten treten verschiedene Mechanismen gemeinsam auf. Der Ersatz von Ergosterol in der Zytoplasmamembran durch andere Metabolite (z. B. Fecosterol, Episterol), eine veränderte Affinität der in den Ergosterol-Biosyntheseweg involvierten Enzyme zu den in den Syntheseweg eingreifenden Antimykotika oder eine entsprechende Enzymüberexpression – bei vielen Pilzen betrifft dies insbesondere die Lanosterol-14-Demethylase – können eine Resistenz bedingen. Auch ein Efflux oder verminderter Influx können zu einer verringerten Wirksamkeit von Antimykotika beitragen.

> **(Be-) merkenswertes**: Im Gegensatz zu Bakterien sind Resistenzfaktoren bei Pilzen nicht über Plasmide oder mittels anderer mobiler genetischer Elemente übertragbar.

5.4 Ausgewählte Krankheitserreger und assoziierte Erkrankungen

5.4.1 Dermatophyten

Die weltweit verbreiteten und in der Umwelt nahezu überall vorkommenden Dermatophyten sind die Erreger der Dermatophytosen, also von Mykosen der Haut und ihrer Anhangsgebilde (Nagel), die auf einer Dermatophyten-Infektion beruhen. Mykosen der Haut und des Nagelorgans – letztere werden allgemein auch als Onychomykosen (griech. »onychos« – »Nagel«) bezeichnet – gehören zu den häufigsten Infektionskrankheiten überhaupt. In den industrialisierten Ländern sind insbesondere die Füße von derartigen Mykosen betroffen. Man geht davon aus, dass derzeit in Europa etwa ein Drittel aller Erwachsenen eine Fußmykose (Syn.: Fußpilz) und/oder Onychomykose des Fußes aufweist. Die für den Menschen bedeutsamen Dermatophyten gehören zu den Genera *Trichophyton*, *Epidermophyton* und *Mikrosporium*. Der häufigste Erreger von Fußmykosen (und zumeist auch von Onychomykosen des Fußes) ist *T. rubrum*, gefolgt von *T. mentagrophytes* (**Abb. 66**).

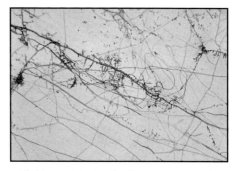

Abbildung 66: *Trichophyton mentagrophytes*

Lokalisation der Dermatophytose: Der Begriff »Tinea ...«

Der Begriff »Tinea« (lat. »Tinea« – »nagender Wurm«) beschreibt durch Dermatophyten hervorgerufene Haut- (und Nagel-)mykosen, die verschiedene, entsprechend bezeichnete Bereiche des Körpers betreffen. So ist die Tinea pedis (lat. »pes«, Gen. »pedis« – Fuß) eine durch Dermatophyten bedingte Mykose der Zehen und Zehenzwischenräume und/oder Fußsohlen, seltener auch des Fußrückens. In entsprechender Weise bezeichnet z. B. eine Tinea unguium (lat. »unguis«, Gen. »unguium« – Nagel) eine Dermatophytose des Nagelorgans, bei der Tinea corporis ist der unbehaarte Körper, bei der Tinea capitis die behaarte Kopfhaut, bei der Tinea manuum die Hand betroffen.

Tinea pedis, Tinea unguium und andere Dermatophytosen sind ernst zu nehmende Erkrankungen, die antimykotisch therapiert werden sollten.

Für die Prävention der meisten Dermatophyten-Infektionen steht das Ausschalten von Risikofaktoren im Vordergrund. So wird das Risiko für den Erwerb einer Fußpilzinfektion insbesondere durch das schuhlose Betreten von Bodenbelägen, die oftmals besonders mit Pilzen kontaminiert sind (z. B. Böden in Schwimmbädern, Hotelteppiche) und durch das kontinuierliche Tragen geschlossenen Schuhwerks, das für die Vermehrung der Pilze ein gutes Mikroklima darstellt, erhöht. Zu den prädisponierenden Faktoren für den Erwerb eines Nagelpilzes gehört unter anderem der Fußpilz selbst, der vielfach auch als mögliche Vorstufe des Nagelpilzes gilt.

5.4.2 Candida albicans

Die »weiße Hefe« *C. albicans* (lat. »albicare« – »weiß machen«) ist die häufigste im klinischen Material gefundene Pilzart und zumeist die mit Abstand häufigste Ursache von Candidosen, also durch *Candida*-Arten hervorgerufene Mykosen. Bei etwa 70 % der Gesamtbevölkerung lebt *C. albicans* kommensalisch als normaler Bestandteil der mikrobiellen Flora der Haut und Schleimhäute. Bei Schwächung des Immunsystems oder Veränderung des Gleichgewichts der mikrobiellen Flora kann *C. albicans* jedoch andere Mikroben »überwachsen« und dann eine Reihe von Krankheitsbildern verursachen. *C. albicans* ist für zwei grundsätzlich unterschiedliche Formen von Erkrankungen verantwortlich. Der Pilz ist einer der häufigsten Erreger oberflächlicher Erkrankungen der Haut und Schleimhäute (mukokutane Candidosen), kann aber auch invasive Candidosen verursachen, bei denen er in tiefe Gewebsschichten vordringt und sich schließlich über den Blutkreislauf im Körper ausbreitet (systemische bzw. disseminierte Candidosen). Daneben gelangt *C. albicans* bei operativen Eingriffen nicht selten direkt in den Bauchraum und infiziert von dort parenchymale Organe (z. B. die Leber).

Die häufigste mukokutane Candidose (und Mykose) der Frau ist die *Vulvovaginalcandidose* (Syn.: *Candida*-»Scheidenpilz«), eine multifaktorielle Erkrankung, die oftmals mit Brennen, Juckreiz und geringgradigem vaginalen Ausfluss (Fluor vaginalis) einhergeht. 75 bis 90 % aller vaginalen Candidosen sind auf *C. albicans* zurückzuführen. Die zweithäufigste Schleimhautmykose der Frau und häufigste mukokutane Candidose beim Mann ist der *Mundsoor*, der in unterschiedlichen Formen, so als Gingivitis mit Rötung und Schleimhautgeschwüren bis hin zu konfluierenden weißlichen Belägen auftreten kann. Bei chronischen Infektionen ist nicht selten auch der Ösophagus mit betroffen (oropharngealer Soor, Syn.: Soor-Ösophagitis). Mundsoor bzw. Soor-Ösophagitis werden vor allem bei Patienten mit schweren Grunderkrankungen beobachtet und gehören zu den häufigsten AIDS-definierenden Krankheiten (**Tab. 51**, S. 234). Als Folgeerscheinungen bei einer Immunsuppression durch Bestrahlung oder Chemotherapie sind sie ebenfalls weit verbreitet.

Systemische Candidosen werden seit einigen Jahren mit zunehmender Häufigkeit beobachtet und sind ähnlich wie andere generalisierte Mykosen mit einer hohen Letalität (30 bis 50 %) behaftet. Am häufigsten tritt die akute disseminierte Candidose auf, bei der die Haut oder der besiedelte Darm den Infektionsursprung darstellt. *Candida*-Arten gehören inzwischen zu den häufigsten Mikroorganismen mikrobenhaltiger Blutkulturen.

Die Therapie von *C.*-*albicans*-Candidosen erfolgt zumeist durch eine hochdosierte Fluconazol-Therapie. Eine Speziesidentifizierung wird bei möglicher Beteiligung anderer *Candida*-Arten mit natürlicher Fluconazol-Resistenz (*C. krusei*) oder geringer Fluconazol-Empfindlichkeit (*C. glabrata*) empfohlen. Für die spezifische Therapie schwerer invasiver Candidosen sollten nach neuen Empfehlungen bevorzugt Echinocandine (z. B. Caspofungin) eingesetzt werden.

5.4.3 Aspergillus

Die weltweit verbreiteten und vor allem im Boden, auf verrottendem Pflanzenmaterial, in der Innenraumluft und einigen Speisen oftmals in hoher Konzentration auftretenden Aspergillen umfassen eine Gruppe untereinander zumeist nur wenig verwandter, relativ schnell wachsender »Schimmelpilze«, die beim Menschen zahlreiche Erkrankungen hervorrufen können. Neben *Aspergillus*-bedingten Mykosen (Aspergillosen) kommen mit Aspergillen assoziierte Mykotoxikosen und Mykoallergosen vor. Als häufigste Ursache von *Aspergillus*-Erkrankungen tritt in der Regel *A. fumigatus*, als zweithäufigste *A. flavus* (**Abb. 67**) in Erscheinung. Ebenfalls häufig in klinischem Material nachgewiesen werden *A. niger, A. terreus* und *A. nidulans*.

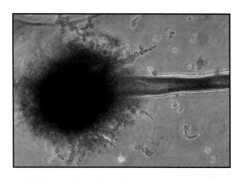

Abbildung 67: *Konidiophore von Aspergillus flavus*

Aspergillen kolonisieren häufig dem Luftstrom ausgesetzte Schleimhäute wie die der Nasennebenhöhle, der Bronchien und des äußeren Gehörgangs. Eine derartige Besiedlung findet meist jedoch nur vorübergehend statt und zieht nur selten eine Erkrankung oder Infektion nach sich. Problematisch ist die chronische Kolonisierung von Bronchiektasen (Erweiterung von Bronchien oder Bronchialästen) und Lungenkavernen, da dies zur Ausbildung eines *Aspergilloms* führen kann. Dieses besteht aus einem Pilzmyzel und Kalziumoxalatchristallen (»Pilzball«) und kann Nasenbluten bzw. Bluthusten sowie eine eitrige Abgabe von Nasensekreten nach sich ziehen. Zu den wichtigsten *oberflächlichen Aspergillosen* gehören Mykosen infolge von Verletzungen, Augenerkrankungen (z. B. Endophthalmitis, Keratitis) sowie Onychomykosen. Vor allem bei Asthmatikern und älteren Mukoviszidose-Patienten kann als Komplikation eine *allergisch-bronchopulmonale Aspergillose* (ABPA) auftreten. Charakteristisch für diese Mykose, die sich als Bronchiolitis oder chronische Pneumonie darstellen kann, sind mehrtägige Fieberepisoden, Atembeschwerden sowie ein dunkel gefärbtes Sputum. Besonders gefürchtet sind die verschiedenen Formen der *invasiven Aspergillosen*, die bis auf wenige Ausnahmen nur bei zellulär immunsupprimierten Patienten vorkommen und die mit einer hohen Letalität behaftet sind. Am häufigsten tritt die invasive pulmonale Aspergillose auf, die auf einer Inhalation der Konidiosporen beruht.

> **(Be-) merkenswertes**: Invasive Aspergillosen gehören zu den häufigsten Todesursachen bei Immunsupprimierten. Bei Immunkompetenten wird ein Großteil der inhalierten Konidien durch die »mukoziliäre Clearance« wieder aus der Lunge transportiert. Invasive Aspergillosen bei Immunkompenten kommen nur nach Exposition mit extrem hohen Sporenkonzentrationen vor.

Zu den wichtigsten Komplikationen invasiver Aspergillosen gehört die Blutgefäßruptur, die mit einer nicht zu stillenden Blutung einhergehen kann und durch den Gefäßtropismus der *Aspergillus*-Hyphen, also die Tendenz des Pilzes zur Anlagerung an Blutgefäße, bedingt ist. Hierdurch kann es zu einer frühzeitigen und raschen Ausbreitung des Erregers im Organismus kommen.

Oberflächliche Aspergillosen werden entsprechend der Erkrankung mit lokal oder systemisch wirksamen Antimykotika therapiert. Einzeln vorliegende Aspergillome können vielfach operativ eliminiert werden. Für die ABPA-Therapie wird in der Regel ein systemisch wirkendes Kortikosteroid zusammen mit einem systemischen Antimykotikum eingesetzt. Durch die Kombinationstherapie kann die Ausbildung einer irreversiblen Lungenfibrose, das häufigste ABPA-Endstadium, verhindert werden. Bei nachgewiesener oder anzunehmender invasiver Aspergillose ist eine antimykotische Behandlung mit systemisch wirksamen Azolen (in der Regel Voriconazol) oder liposomalem Amphotericin B indiziert. Bei Therapieversagen ist Caspofungin einsetzbar.

Die wichtigste Maßnahme zur Vermeidung invasiver Aspergillosen ist die Expositionsprophylaxe. Gefährdete Patienten sollten insbesondere Orte mit hoher Sporenkonzentration meiden. Im häuslichen Bereich gehören dazu kleine, schlecht belüftete Räume mit Topfpflanzen sowie Räumlichkeiten mit Biomülltonnen. (»Schimmelpilze« sind ein wichtiger Bestandteil des natürlichen Stoffkreislaufs und als Destruent an der Zersetzung von Pflanzenresten beteiligt.) Generell sind alle potenziell mit »Schimmelpilzen« belasteten Materialien – hierzu gehören neben Blumenerde und Pflanzenresten auch Trockenblumen und Gewürzpulver – von Immunsupprimierten fernzuhalten. Bei hospitalisierten Hochrisiko-Patienten muss die Atemluft durch Filter frei von Sporen gehalten werden. Darüber hinaus ist eine medikamentöse Prophylaxe (z. B. mit Itraconazol, Posaconazol) zu erwägen. Bei Baumaßnahmen im Klinikbereich (»Schimmelpilz«-haltiger Staub!) sind gefährdete Patienten frühzeitig zu verlegen.

Abkürzungen

Acetyl-CoA	Acetyl-Coenzym A
D-Ala	D-Alanin
L-Ala	L-Alanin
ADP	Adenosindiphosphat
ATP	Adenosintriphosphat
ATPase	Adenosintriphosphatase
cm	Zentimeter
C_{55}	Lipophiles Trägermolekül
d	Tag
m-DAP	meso-Diaminopimelinsäure
DNS	Desoxyribonukleinsäure
EM	Elektronenmikroskop
engl.	englisch
ER	Endoplasmatisches Reticulum
GLC	Gas-Flüssigkeitschromatographie (engl. für gas liquid chromatography)
D-Glu	D-Glutaminsäure
griech.	griechisch
h	Stunde
HUS	Hämolytisch-urämisches Syndrom
i. v.	intravenös
KBE	Kolonie bildende Einheiten
kGy	Kilogray (Maßeinheit der Energiedosis)
lat	lateinisch
M	Molar
MHK	Minimale Hemmkonzentration
min	Minute
Mio.	Millionen
ml	Milliliter
Mpa	Megapascal
N	Normal
NaCl	Natriumchlorid

NAD	Nicotinamid-Adenin-Dinukleotid
NADP	NAD-Phosphat
ng	Nanogramm
nm	Nanometer
O_2	Sauerstoff
PEG	Paul-Ehrlich-Gesellschaft für Chemotherapie e. V.
PEP	Phosphoenolpyruvat
pg	Pikogramm
pH	negativer dekadischer Logarithmus der Hydronium-ionen-Konzentration
P, PP	Monophosphatrest, Diphosphatrest
Pl.	Plural
RNS	Ribonukleinsäure
• mRNS	messenger-
• rRNS	ribosomale
• tRNS	Transfer-
s	Sekunde
S	Svedberg-Einheit
Sing.	Singular
SSW	Schwangerschaftswoche
STIKO	Ständige Impfkommission am Robert Koch-Institut
Syn.	Synonym
ΔT	Temperaturdifferenz
UDP	Uridindiphosphat
UTP	Uridintriphosphat
vs.	versus
WHO	Weltgesundheitsorganisation (engl. für World Health Organization)
ZNS	zentrales Nervensystem
µm	Mikrometer

Literatur

Resistenz gegen antibakterielle Antiinfektiva

- Kresken M, Hafner D, Schmitz FJ, Wichelhaus TA, et al. Resistenzsituation bei klinisch wichtigen Infektionserregern gegenüber Antibiotika in Deutschland und im mitteleuropäischen Raum. Bericht über die Ergebnisse einer multizentrischen Studie der Arbeitsgemeinschaft Empfindlichkeitsprüfungen & Resistenz der Paul-Ehrlich-Gesellschaft für Chemotherapie e.V. aus dem Jahre 2007 (2004)
  Online unter http://www.p-e-g.org/ag_resistenz/main.htm

- Bundesamt für Verbraucherschutz und Lebensmittelsicherheit, Paul-Ehrlich-Gesellschaft für Chemotherapie e.V., Infektiologie Freiburg. GERMAP 2008. Antibiotika-Resistenz und -Verbrauch. Bericht über den Antibiotikaverbrauch und die Verbreitung von Antibiotikaresistenzen in der Human- und Veterinärmedizin in Deutschland. Antiinfectives Intelligence, Gesellschaft für klinisch-mikrobiologische Forschung und Kommunikation mbH Rheinbach/Bonn. 1. Auflage 2008.
  Online unter http://www.bvl.bund.de/DE/08_PresseInfothek/00_doks_downloads/Germap_2008,templateId= raw,property=publicationFile.pdf/Germap_2008.pdf

Allgemeine weiterführende Literatur

- Medizinische Mikrobiologie und Infektiologie.
  Hrsg.: Hahn H, Kaufmann SHE, Schultz TF, Suerbaum S.
  6. Auflage, Springer Verlag Heidelberg 2009.

- Taschenlehrbuch Medizinische Mikrobiologie. Hrsg.: Kayser FH.
  12. Auflage, Georg Thieme Verlag Stuttgart 2009. Im Druck.

- Antibiotika-Therapie. Klinik und Praxis der antiinfektiösen Behandlung.
  Hrsg.: Stille W, Brodt H-R, Groll AH, Just-Nübling G.
  11. Auflage, Schattauer Verlag Stuttgart 2005.

- Mutschler Arzneimittelwirkungen. Lehrbuch der Pharmakologie und Toxikologie.
  Hrsg.: Mutschler E, Geisslinger G, Kroemer HK, Ruth P, Schäfer-Korting M.
  9. Auflage, Wissenschaftliche Verlagsgesellschaft mbH Stuttgart 2008.

- Infektionskrankheiten von A–Z. Robert Koch-Institut.
  Online unter http://www.rki.de

Stichwortverzeichnis

A
Abacavir 227, 239
AB-Toxine **28f.**, 193, 200
Aciclovir 225, 227, 262
acidophil 57
acidotolerant 57
Acinetobacter **188f.**, 215
– Antiinfektiva-Empfindlichkeit 189
– Eigenschaften 188
– Erkrankungen 188
– – Therapie 189, 215
Acrodermatitis chronica atrophicans 206
Acylaminopenicilline 96
Adenovir 252
Adenoviren, Humane 220, 230, 259
Adenoviridae 220f., 230
Adenylatzyklase-Toxin 194
Adhärenzfaktoren 27
Adhäsine 189, 193, 197, 203
aerob **58f.**
aerobe Atmung 56, 58f.
aerotolerant 59
Aflatoxine 265
Agar-Agar **62f.**
Agardiffusionstest **115f.**
Agardilutionstest 114
Aggregationssubstanz 150
Aggregative Adhärenz vermittelnde Fimbrien 175
AIDS 231, **234**, 237
AIDS-definierende Krankheiten **234f.**, 274
– *non*-AIDS-defining malignancies 235f.
Aktinomyceten 101
Alginat 186
alkaliphil 57
ALLANDER, T. 22
Allylamine 268, **269**

Amantadin 225f., 230, 246f.
– Wirkungsmechanismus 226
Amikacin 101, 135, 157, 214
Aminoglykoside 93, **101f.**, 214ff.
– Indikationen 102
– Schreibweise 101
Aminoglykosid-modifizierende Enzyme 119, 187, 190
Aminoglykosid-Resistenz, Enterokokken 150f.
Aminopenicilline 95f., 214ff.
Ammenphänomen 204
Amorolfin 269
Amoxicillin 95f., 203
Amphotericin B 269, 271, 276
– liposomales 276
Ampicillin 95f.
Anabolismus 55
anaerob **58f.**
anaerobe Atmung 56, 59
Angina lacunaris 138
Anidulafungin 269
Anilinfarbstoffe 34f.
Anreicherungskultur 20
Ansamycine 93, 105, **107**
Anthraxtoxin 192
Antibiogramm 111
Antibiotika **92ff.**
Antifolate **105f.**
Antigendrift, Influenzaviren 244
Antigenshift, Influenzaviren 244f.
Antigenvariation, Neisserien 197
Antiinfektiva, antibakterielle **92ff.**
Antiinfektiva, antimykotische
 (→ Antimykotika)
Antiinfektiva, antivirale
 (→ Virustatika)
Antiinfektiva-Empfindlichkeit **111ff.**

– natürliche **112ff.**
– verminderte 112
Antiinfektiva-Resistenz **111ff.**, 117f.
– erworbene **112**, 117
– klinische 111
– natürliche **112f.**, 117f.
– sekundäre 112
Antiinfektiva-Empfindlichkeitsprüfung **114ff.**
Antikörper, monoklonale 21
Antimykotika **268ff.**
– Indikationen 269
– Resistenz **271f.**
– Wirkungsmechanismen 269, **270f.**
– Wirkungsspektrum 269
– Wirkungstyp 269
Antisense-Oligonukleotide 225, 228
Antituberkulotika **109f.**, 156f.
apathogen 26
API 20E®-System 78f.
Archaea 11, 17f.
Archaebakterien 17f.
Arenaviridae 220f., 229
Arginin-Dihydrolase 76, 78
Artbegriff **16**
Arthropoden 206
Äsculin-Spaltung 78
Asiatische Grippe 244
Aspergillom 275f.
Aspergillosen 235, 269, **275f.**
– allergisch-bronchopulmonale 275f.
– invasive 275f.
– Prophylaxe **276**
– Therapie **276**
Aspergillus 235, 267, **275f.**
Aspergillus flavus 275
Aspergillus fumigatus 275
Assimilationsreaktionen 75, 78
Atazanavir 239
Atmungskette 39, 184
Atmungsketten-Phosphorylierung 39, 56
ATP-Synthese, bakterielle 39
Ausschlussreaktionen 74, **77,** 79
autotroph 55
Auxanogramm 75
auxotroph 54
Avery, O. 21
Azithromycin 102f., 195, 213, 215f.
– Indikationen 103

Azlocillin 95f.
Azole 268, **269ff.**
– Wirkungsmechanismus 269, **270f.**
Aztreonam 97
– Indikationen 97

B

Bacillus 26, 49, 71, 89, 96, **191f.**, 214
Bacillus anthracis 26, 49, 96, **191f.**, 214
Bacillus cereus **191f.**
Bacillus pumilus 71
Bacillus stearothermophilus 71
Bacillus subtilis 71
Bacteria 11, 17f.
Bacteriocine 138
Bakteriämie 25
Bakterien, Größe 37f.
Bakterien, Morphologie **37f.**
Bakteriengeißel **47f.**
Bakterienruhr **177f.**
Bakteriophagen 21, 88, 91, **222**
bakteriostatische Wirkung 92
bakterizide Wirkung 92
Baltimore, D. 21
Begeißelungstypen, Bakterien **47f.**
Beijerinck, M. 20
Belastungstest, mikrobiologischer **68**
Benzofurane 268, **269**
Benzylpenicillin (→ Penicillin G)
Beweglichkeit, Bakterien **47f.**, 204, 208
– Nachweis 33
Bifonazol, Wirkungsmechanismus 270f.
Binäres Toxin CDT 160
Biofilm 133
Biofilmbildung, Koagulase-negative Staphylokokken 132f.
Bioindikatoren 51, 66, **70f.**
Biovar 15, 84
Blindtherapie 92
Blutgefäßruptur, *Aspergillus* 276
Bocavirus, Humanes 22, 220, 230, **259**
Bordetella pertussis **194f.**, 215
Borkenflechte 126
Borrel, A. 204
Borrelia burgdorferi 22, 86
Borrelia-burgdorferi-Komplex **204ff.**, 215
– Antiinfektiva-Empfindlichkeit 207
– Transmission 205f.
– Vektoren 205f.

Borrelien **204f.**
– Bewegung 204
BORSA-Stämme 130
Botulinum-Toxine **163f.**
– Indikationen **164**
Botulismus 159, **163**, 165
– Behandlungsprinzipien 165
– Prophylaxe 165
Bovine Spongiforme
    Enzephalopathie 263f.
BRENNER, S. 21
Brivudin 262
Bronchopneumonie 145f.
Budding, Viren 224
Bundle-Forming-Pilus 175
Bunte Reihe 74
Bunyaviridae 220f., 229
BURGDORFER, W. 22
Burkholderia-cepacia-Komplex **190**

C
C5a-Peptidase 137
CagA-Protein, *Helicobacter* 203
Caliciviridae 220f., 229, 255
CAMP-Faktor 142
Campylobacter 14, 38, 59, **201f.**, 215
– Erkrankungen 14, 202
– – Prophylaxe 202
– – Therapie 202, 215
Campylobacter coli **201f.**
Campylobacter fetus 202
Campylobacter jejuni 38, 59, **201f.**
Candida 235, 268f., 271, **274f.**
Candida albicans 268, **274f.**
– Antimykotika-Resistenz 271
Candida glabrata, Fluconazol-
    Empfindlichkeit 269, 274
Candida krusei, Fluconazol-Resistenz 269,
    271, 274
Candidosen 235, 269, **274f.**
– invasive 274f.
– mukokutane 274
– Therapie **274f.**
Capreomycin 157
Carbapenemasen **122**
Carbapeneme 94, **96**, 215f.
– Indikationen 96
Carboxypenicilline 96
Carboxypeptidasen 46, 94

Caspofungin 269, 275f.
CD4-Zellzahl, HIV-Therapie 238
Cefaclor 97, 215
Cefazolin 97f., 215
Cefepim 97f., 216
Cefixim 97
Cefotaxim 97f., 215f.
Cefotiam 97f.
Cefoxitin 97f.
Cefpodoxim 97
Ceftazidim 97f., 215f.
Ceftriaxon 97f., 183, 199, 204, 215f.
Cefuroxim 97f.
Cephalexin 97
Cephalosporine 94, **96ff.**, 215f.
– Einteilung 97f.
– Generationen 98
– Indikationen 97f.
– Wirkungsspektrum 97f.
Cephalosporin-Resistenz,
    Enterokokken 119, 150
– Mechanismus 119
Cetrimid-Agar 64
CHAIN, E. B. 21, 92
Chemoindikatoren 66, **71**
chemoorganoheterotroph **55f.**, 266
chemoorganomixotroph 60
chemotroph 55f.
Chinolone 93, **104f.**, 118, 202, 211, 215f.
– Einteilung 105
– Indikationen 105
– Wirkungsspektrum 105
Chitin 266f.
Chlamydia trachomatis **212f.**, 216
Chlamydien 54, 100, **212f.**
– Entwicklungszyklus 212
– Erkrankungen 213
– – Therapie 213, 216
Chlamydophila pneumoniae **212f.**, 216
Chlamydophila psittaci **212f.**, 216
Chloramphenicol 18, 93, 103, 118, 183
– Acetyltransferase 119
– Indikationen 103
– Resistenz, Salmonellen 183
Cholera 20, **201**
– Prophylaxe **201**
– Therapie 201, 216
Choleratoxin 200
Cholesterol, Mollicutes 210

Choo, Q.-L. 22
Chromatographie 73
Chromocult-Enterokokken-Agar 64
Ciclopiroxolamin 269, 271
– Wirkungsmechanismus 269, 271
Ciprofloxacin 104f., 135, 183, 192, 201, 214, 216
Citrobacter freundii 168
Citrobacter koseri 168
Clarithromycin 103, 195, 203, 215f.
– Indikationen 103
Clavulansäure 95, 121f., 189
Clearance, mukoziliäre 276
Clindamycin 103, 135, 211, 215f.
– Indikationen 103
Clofazimin 214
Clostridien 59, 96, **158ff.**
– allgemeine Kennzeichen 158f.
Clostridium bifermentans 159
Clostridium botulinum 28f., 59, 59, **163f.**
– Erkrankungen 163
– Pathogenitätsfaktoren 163f.
Clostridium difficile 98, 158, **159ff.**, 214
– Eigenschaften 160
– Erkrankungen 161f.
– – Risikofaktoren 161
– – Therapie 162, 214
– Pathogenitätsfaktoren 160
– Transmission 160f.
Clostridium-difficile-assoziierte Erkrankungen 161f.
Clostridium histolyticum 159
Clostridium novyi 159
Clostridium perfringens 159, **162ff.**, 214
– Pathogenitätsfaktoren 162f.
Clostridium ramosum 159
Clostridium septicum 159
Clostridium sordellii 159
Clostridium sporogenes 159
Clostridium tertium 159
Clostridium tetani 29, 159, 162, **164ff.**, 214
Clotrimazol 269
Clumbing Factor **81,** 125
Coccidioides immitis 235
Cohn, F. 20
Colistin 109
Cordfaktor 154
Coronaviren **259**
Coronaviridae 220f., 229

Coronavirus 22, 220, 229, 259
– 229 E 259
– HKU1 22, 259
– NL63 22, 259
– OC 43 229
– SARS- 22, 220, 229, 259
Corynebacterium diphtheriae 20, 26, 29, **193f.,** 214
Co-trimoxazol 106f., 201, 216
– Indikationen 107
Coxiella burnetii 215
Credé, K. S. 200
Credésche Prophylaxe 200
Creutzfeldt-Jakob-Krankheit 263, **264**
Crick, F. 21
Cryptococcus neoformans 235
Cryptosporidium 235
C-Substanz 83
Cystein-Desulfurase 76
Cytochrom-C-Oxidase 75

D
D'Herelle, F. 21
Dakryozystitis 127
Dalbavancin 98
Dalfopristin/Quinupristin 103
– Indikationen 103
Dampfdrucksterilisation, Prionen 263
Dampfdrucksterilisator 65
Dane, D. S. 21
Dapson 214
Daptomycin 109
Darmbrand 163
Dauerausscheider 24
– Salmonellen 181, 183
Dauerformen, Bakterien **49f.**
Deletion 122
Deltavirus 254
Denguevirus 219
Dermatitis exfoliata 127
Dermatophyten 267, 269, **272f.**
Dermatophyten-Infektion 269, 272
Dermatophytosen **272f.**
Desinfektion **68f.**
– Prüfung **70f.**
Desinfektionsmittellisten 68f.
Deuteromyceten 267
Dezimaler Reduktionswert 71
DHS-System 267ff.

Diaminopyrimidine 93, **105f.**
Differenzialfärbungen **34ff.**
Differenzialmedien **63f.**
Dihydrofolat-Reduktase 93, 106
Dihydropteroinsynthetase 93, 106
Dilutionsverfahren **114f.**
Diphtherie 20, **193f.**
– Immunprophylaxe 194
– Therapie 193, 214
Diphtherie-Antitoxin 20, 193
Diphtherietoxin 18, 193
Dipicolinsäure 50, **51**
Diplokokken 37
DNasen 125, 138
DNS-DNS-Hybridisierung 73
DNS-Polymeraee-Hemmer 225
Domagk, G. 19, 21
Doripenem 96
Doxycyclin 100, 201, 207, 211, 213, 214ff.
– Indikationen 100
Dreiösenausstrich 61, **62**
Drosten, C. 22
Dulbecco, R. 21
D-Wert 71
Dysenterie (→ Bakterienruhr)

E
EAEC-Stämme **173**, **175**
Ebolavirus 220, 229
Echinocandine 268, **269**, 271, 275
– Wirkungsmechanismus 269, **271**
Efavirenz 239
Effluxpumpen 118, 187, 189f., 272
EHEC-Hämolysin 172, 174
EHEC-Stämme **172ff.**
Ehrlich, P. 19, 21, 36
EIEC-Stämme **174, 176**
Einfachfärbungen 34
Eintrittsinhibitoren 225, **226**, 238f.
Eiweißstoffwechsel 75f., 78
Eklipse 223
Elastasen 190
Elektronenmikroskop 21, **33**
Elementarkörperchen 212
Empfindlichkeit (Antiinfektiva-) **111ff.**
– natürliche **112ff.**
– verminderte 112
Empyem 127
Emtricitabin 239

Endemie 25
Endocarditis lenta 147
Endoflagellen **204f.**, 208
Endokarditis 131f., 147, 149f.
Endopeptidasen 46, 94, 204
Endosporen 20, 36, **50f.**, 158, 191
– Anfärbung 36
Endotoxine **29ff.**, 66, 171, 186, 197, 201, 204, 212
– Nachweis **30f.**
Energiegewinnung 39
Energieparasiten 212
Enfuvirtid 225f.
– Wirkungsmechanismus 226
Enoxacin 104f.
Entecavir 252
Enteritiden 173ff., 179f, 202, 215, 229f., 256f.
Enterobacter 167ff.
Enterobacter aerogenes 168
Enterobacter asburiae 168
Enterobacter hormaechei 168
Enterobacter sakazakii 168
Enterobacteriaceae 38, 45, 74f., 78f., 85, 96f., 101, 103, 118, **166ff.**, 215
– Allgemeine Kennzeichen 166
– Erkrankungen **167ff.**
– – Behandlungsprinzipien/ Therapie **169f.**, 215
– Identifizierung **78f.**
– klinisch relevante Arten **167ff.**
– medizinische Bedeutung **167ff.**
– serologische Typisierung 85
Enterococcus 64, 92, 96, 111, **148ff.**, 214
Enterococcus faecalis 96, 148, **149f.**, 214
– Konjugation 92
– Resistenzhäufigkeiten 152
Enterococcus faecium 148, **149f.**, 214
– Resistenzhäufigkeiten 152
Enterokokken 64, 80, 98, **148ff.**, 214
– allgemeine Kennzeichen **148f.**
– Aminoglykosid-Resistenz 150f.
– Aminopenicillin-Resistenz 150
– Anreicherung 64
– Antiinfektiva-Empfindlichkeit **150f.**
– Cephalosporin-Resistenz 150
– Erkrankungen **149f.**
– – Behandlungsprinzipien/Therapie 151, 214

– Glykopeptid-resistente 150f.
– Identifizierung 80
– Pathogenitätsfaktoren **148f.**
– Vancomycin-resistente 150f.
Enterokolitis, nekrotisierende 163
Enterotoxine **28f.**, 86, 126, 174f., 175, 192, 200
Enteroviren 235
Entwicklungszyklen (→ Vermehrungs-/Entwicklungszyklen)
Enzephalitis 258
EPEC-Adhärenz-Faktor 175
EPEC-Stämme **173f.**
Epidemie 25
Epidemiologie 25
Epidermophyton 273
Episterol 272
Epsilon-Test **116f.**
Epstein-Barr-Virus 220, 230, 236
Ergosterol 266, 269ff.
Ergosterol-Biosynthese **270**
– Hemmstoffe 269, **270f.**
Ertapenem 96
Erworbenes Immunschwächesyndrom 231, **234**, 237
Erysipel 139
Erythema migrans 206
Erythrogene Toxine 138
Erythromycin 102f., 135, 193, 196, 214, 216
– Indikationen 103
ESCHERICH, T. 16
Escherichia coli 12, 14ff., 37f, 52, 54, 57ff., 84f., 64, 89, 96, 118, 167f. **170ff.**, 215f.
– Allgemeine Eigenschaften **170ff.**
– Antiinfektiva-Empfindlichkeit **176**
– darmpathogene Stämme 14, 57, 167f., **172ff.**
– enteroaggregative Stämme **173, 175**
– enterohaemorrhagische Stämme 15, **172ff.**
– enteroinvasive Stämme **174, 176**
– enteropathogene Stämme **173f.**
– enterotoxische Stämme 28f., **173ff.**
– Erkrankungen **170ff.**
– – Behandlungsprinzipien/Therapie 169f., 176, 215f.
– – Prophylaxe **176f.**
– fakultativ pathogene Stämme 168, **170f.**

– Identifizierung 79
– obligat pathogene Stämme **172ff.**
– Pathogenitätsmechanismen **170f., 172ff.**
– Sepsis-erzeugende Stämme 171
– uropathogene Stämme 170f.
– Anreicherung 64
ETEC-Stämme 29, **173ff.**
E-Test **116f.**
Ethambutol **109f.**, 156f., 214
Ethionamid 157
Ethylenoxid **67**, 71
Eubakterien 17f.
Eurkaryot 17f.
Exfoliativtoxine 126
Exosporen 51, 268
– Bakterien 51
– Pilze 268
Exotoxine **28f.**, 86, 186, 192f., 202, 202
Extrem thermophil 57

F
fakultativ anaerob 59f.
fakultativ pathogen 23, 26
Famciclovir 262
Färbetechniken **34f.**
Fecosterol 272
Feigwarzen 260
Feline Spongiforme Enzephalopathie 264
Fermentationsreaktionen 74, 78
feuchte Hitze **65f.**, 71
Filoviridae 220, 229
Fimbrien **48**, 171, 175, 186
Flagellen **47f.**
Flaviviridae 219, 229, 254, 258
FLEMING, A. 19, 21, 92
FLOREY, H. W. 21, 92
Flucloxacillin 96
Fluconazol 269, 217, 274
– Resistenz, *Candida* 269, 271, 274
Flucytosin 269, 271
– Wirkungsmechanismus 269, **271**
Fluorchinolone **104f.**, 215
Fluorouracil 260
Folatantagonisten **105f.**
Fomivirsen 225, 228, 230
– Wirkungsmechanismus 228
Fosamprenavir 239
Foscarnet 227, 230

Fosfomycin 46, 93, **99,** 215
– Indikationen 99
F-Proteine 137
Fremdkörper-assoziierte Infektionen 134
Frühsommermeningoenzephalitis (FSME) 229, **258f.**
– Immunprophylaxe 229, **258f.**
Frühsommermeningoenzephalitis-Virus 207, 219, 229, **258f.**
FSME (→ Frühsommermeningoenzephalitis)
Fungi imperfecti 267
Furunkel 126
Fusidinsäure 93, 103, 117, 135
– Indikationen 103
– Permeationseigenschaften 117
Fusionshemmer 225, 230, 238f.
Fußmykose 273
Fußpilz 273

G

Ganciclovir 227
Gärung 56, 59
Gasbrand 159, **162, 165,** 214
– Behandlungsprinzipien/Therapie 165, 214
– Prophylaxe 165
Gassterilisation **67,** 71
Gastritis, chronische 22, 203
GC-Gehalt 73
Gelatinasen 76, 150
Gelatine 62, 76
Gelbfieber, Prophylaxe 229
Gelbfiebervirus 219, 229
Gelbsucht, Hepatitisviren 250
Gelidium-Rotalge 62f.
Generationszeit **52,** 154, 205, 210
Genetischer Code 21
Genitalinfektionen, aszendierende 198
Genkassetten 87
Genom, Bakterien 85
Genotyp, Hepatitis-C-Virus 249
Gentamicin 101, 135, 215f.
Gentransfer, horizontaler 86, **88f.**
Gentransfer, vertikaler 86
Gerstenkorn 127
Gerstmann-Sträussler-Scheinker-Syndrom 264
Geschichte der Mikrobiologie **19ff.**

GISA-Stämme 129
Glomerulonephritis, akute **140f.**
Glukane, Pilze 266f., 271
Glycylcycline 93, **100**
Glykopeptid(e) 46, 93, **98f.,** 117, 150f.
– Permeationseigenschaften 117
– Resistenz, Enterokokken 150f.
Gonokokken (→ *Neisseria gonorrhoeae*)
Gonorrhö **197f.**
– Prophylaxe **199f.**
– Therapie 199, 216
Gram, H. C. 20, 34
Gramfärbung 20, **34f.**
Gramnegative Bakterien, Zellwand **43**
Grampositive Bakterien, Zellwand **42**
Granulom 155
Grenzkonzentration 111
Grenzwert 111
Griffith, F. 21, 90
Grippaler Infekt 242, **243**
Grippe, echte 240, **242f.**
Griseofulvin 268f., 217
– Wirkungsmechanismus 269, **271**
Gruppentransfer 119
Guanin-Cytosin-Gehalt 73
Gürtelrose 261, **262**
– Therapie 230, 262
Gyrasehemmer (→ Chinolone) 104

H

HAART 231, 233, 235f.
Haemophilus 49, 96f., 102f., 203f., 216, 234
Haemophilus influenzae 49, 96, 103, **203f.,** 216
– Erkrankungen 204
– – Immunprophylaxe 204
– – Therapie 204, 216
Hafnia alvei 113, 168
halotolerant 58
Hämagglutinin, filamentöses 194
Hämagglutinin, Influenzaviren **241f.**
Hämolyse, »synergistische« 142
α-Hämolyse 80, **82**
β-Hämolyse 80, **82**
Hämolysin-Bildung, Streptokokken **82f.**
Hämolysine 125
Hämolytisch-urämisches Syndrom **172f.,** 178

Hämorrhagische Kolitis 172
Hängender Tropfen 33
Hantaviren 220
H-Antigene 85
Harnstoff-Spaltung 76
HATA, S. 19, 21
Hautmilzbrand 192
Hautmykosen 269
Hefen 267, 269
Helicobacter pylori 22, **202f.**, 216
– Erkrankungen **203**
– – Therapie 203, 216
Hepadnaviridae 220, 230, 254
Hepatitiden, Hepatitisviren 249, **250,** 251ff.
– Chronifizierung 249
– Epidemiologie **251f.**, 254
– Prophylaxe **253ff.**
– Therapie **252ff.**
Hepatitis A 230, **250**, 253f.
– Prophylaxe 230, **253f.**
– Therapie 253f.
Hepatitis B 14, **250**
– Prophylaxe 230, **254f.**
– Therapie 230, **252**, 254
Hepatitis C 14, **250**
– Prophylaxe **254f.**
– Therapie 229, **253**, 254
Hepatitis D 252ff.
– Prophylaxe 254
– Therapie 253f.
Hepatitis E 252ff.
– Prophylaxe 254
– Therapie 253f.
Hepatitis-A-Virus 219, 230, **249ff.**, 254
Hepatitis-B-Virus 21, 220, 222, 230, **249ff., 254**
Hepatitis-C-Virus 22, 219, 229, 236, **249ff., 254**
Hepatitis-D-Virus 222, **249f., 252**, 254, 255
Hepatitis-E-Virus **249f.**, 252, 254
Hepatitis-G-Virus 249
Hepatitisviren **249ff.**
– Aufbau **254**
– Eigenschaften **249**
– Erkrankungen **250f.**, 254
– Infektionsquellen **254**
– Taxonomie 249, **254**

– Übertragung **254**
Hepatozelluläres Karzinom **249ff.**
Hepevirus 254
Herpes zoster (→ Gürtelrose)
Herpes-simplex-Viren 220, 225, 227, 230, 235
Herpesviridae 220f., 230, 261
– Erkrankungen 230
– – Therapie 230
HESSE, F. 20, 63
HESSE, W. 20, 62f.
heterotroph 55f.
Histoplasma capsulatum 235
Histoplasmose 235
Hitzefixierung 34
HIV (→ Humane Immundefizienzviren)
– Epidemie, Deutschland **237**
– Infektionen 224, 228
– – Latenzzeit 233
– – Prophylaxe **240**
– – Symptomatik **232ff.**
– – Therapie 230, **238f.**
– Pathogenese **232f.**
– Primärerkrankung 233
– Superinfektion 236
Hocherhitzung, Milch 66
Hochrisiko-Antiinfektiva 161
HOFFMANN, E. 20
Holzbock 205
Hongkong-Grippe 244
HPAI-Viren 248
Humane Adenoviren
    (→ Adenoviren)
Humane Immundefizienzviren 14, 22, 209, 220, 225, 230, **231ff.**
– Eigenschaften **231f.**
– Eintritt in Wirtszelle 226
– Feinstruktur **232**
– Infektionsquellen **236f.**
– R5-Viren 226
– Reservoir **232**
– Transmission **236f.**
– X4-Viren 226
Humane Papillomaviren
    (→ Papillomaviren)
Humanes Bocavirus (→ Bocavirus)
Humanes Metapneumovirus
    (→ Metapneumovirus)

Humanes Respiratorisches Syncytialvirus
 (→ Respiratorisches Syncytialvirus)
Hyaluronidasen 125, 138, 145, 150, 190
Hydrolyse, enzymatische 119, 121
hyperthermophil 57
Hyphen, Pilze 266

I
Identifizierung, Bakterien **72ff.**
– chemotaxonomische Verfahren 73
– Enterobacteriaceae **78f.**
– Enterokokken 80
– molekularbiologische Verfahren 73
– Nonfermenter 75
– Staphylokokken 80, **81f.**
– Streptokokken 80, **82f.**
– kommerzielle Systeme 76
IgA1-Protease 145
Ikosaeder 218ff.
Ikterus, Hepatitisviren 250
Imidazole 268
Imipenem 96, 214
Imiquimod 229f., 230, 260
Immunglobuline 21, 229f.
Immunität 23
Impetigo contagiosa 126, 138f.
Impfungen/Immunisierungen
– Cholera 201
– Diphtherie 194
– Frühsommermeningoenzephalitis 258f.
– *Haemophilus influenzae* 204
– Hepatitis A 253f.
– Hepatitis B 255
– Influenza 246f.
– Keuchhusten 195
– Meningokokken 200
– Milzbrand 192
– Papillomaviren 260
– Rotavirus 258
– *Streptococcus pneumoniae* 147
– Tetanus 165
– virale Erkrankungen **229f.**
– Windpocken 262
Infektion **23f.**, 167
– ambulant erworbene 24
– asymptomatische 23
– endogene 24
– exogene 24
– apparente 23

– nosokomiale 24, 167
– systemische 24
Infektionskrankheiten, Therapie
– bakterielle (Übersicht) **214ff.**
– virale (Übersicht) **229f.**
Influenza 14, 240, **242ff.**
– Antivirale Prophylaxe **247**
– Epidemie **243**
– Epidemiologie **243ff.**
– Immunprophylaxe 230, **246f.**
– Pandemie 240, **243ff.**
– Pathogenese **242**
– Symptomatik **242f.**
– Therapie 230, **245f.**
Influenza-A-Virus 220, 225f., 230, **240ff.**, 246ff.
Influenza-B-Virus 220, 225, 230, **240ff.**, 246
Influenza-C-Virus 220, **240ff.**
Influenzaviren 14, **240ff.**
– aviäre **248**
– Eigenschaften **240**
– Entstehung neuer Erreger **244f.**
– Feinstruktur **241f.**
– Reservoir **241**
Initialtherapie, kalkulierte 92, 96, 199
Inkubationszeit 23
Insertion 122
Insertionssequenz 87
Insomnie, familiäre fatale 264
Integrase 223, 231
Integrase-Inhibitoren 225, **227,** 238f.
Integron 18, 87
Intensivstationen, Erregerspektrum 124
Interferon-alpha 225, 229f., 252f.
Intermediär, klinisch 111
Intermediär, natürlich 113
Intimin 174f.
Inzidenz 25
Ionenkanal-Inhibitoren 225f., **246f.**
Iridoviridae 221
Isoniazid 56f., **109f.**, 214
Isoxazolylpenicilline 96
Itraconazol 269, 276
Ixodes ricinus **205f.**, 207

J
Jakob, F. 21
Jenner, E. 19f.

K
Kahmhaut 62
Kanamycin 157
Kaninchentest **30f.**
K-Antigene 85
Kaposi-Sarkom 234f.
Kapseln, bakterielle 33, **49**, 137, 142, 145, 171, 192, 197, 204
– Darstellung 33
Kapseltyp 49
Kapsid 217
Kapsid-Inhibitoren 225ff.
Kapsomer 218
Karbunkel 126
Kardinaltemperaturen 56
Kariogenese 148
Katabolismus 55
Katalase 60, **75**
Kauffmann-White-Schema 179
Keimträger 24
Kernpolysaccharid 44
Ketolide 93, **102f.**
Keuchhusten 14, **194f.**, 215
– Immunprophylaxe 195
– Therapie 195, 215
KHORANA, H. G. 21
Kindbettfieber 20, **139**
KITASATO, S. 20
KLEBS, E. 20
Klebsiella 49, 79, 167ff.
Klebsiella oxytoca 168
Klebsiella planticola 168
Klebsiella pneumoniae 49, 168
– Identifizierung 79
KOCH, R. 19f., 26, 62f.
KOCHsche Postulate 20, **26f.**
Kohlendioxid, Wachstumseinfluss **60**
KOHLER, G. 21
Kokken, Bakterien 37f.
Kokzidiomykose 235
Kolitis 160ff., 235
– Antiinfektiva-assoziierte 160
– pseudomembranöse 160f.
Kollagenasen 189
Kolonien, Bakterien 61
Kolonisationsfaktor, akzessorischer 150
Kolonisationsresistenz 160
Kommensale 23
Kondylom 260

Konidiogenese, Pilze 267
Konidiophoren 268
Konjugation 21, 86f., **91f.**
Kontagiosität 23
Korezeptor-Inhibitoren 225, **226**, 238f.
Kryptokokkose 235
Kryptosporidiose 235
Kultivierung, Bakterien **61f.**
Kuru 264
Kurzzeiterhitzung, Milch 66

L
β-Lactamase-Inhibitoren **95**, 122, 189, 215f.
– Antibakterielle Aktivität 189
β-Lactamasen 95, **120ff.**, 169, 170, 176, 182, 187, 189f.
– AmpC **122**, 169, 170, 182, 189
– – dereprimierte 122, 169
– – plasmid-codierte 122, 170, 182
– Carbapenemasen **122**, 190
– Expression **120**
– Klasse A 95, **122**, 170, 176, 190
– – erweitertes Spektrum 122, 170, 176
– Klasse B 121, 189
– Klasse D 121, 189
– Klassifizierung **120f.**
– Metallo-β-Lactamasen 121, **122**
– Serin-β-Lactamasen 121
– Wirkungsmechanismus **121**
β-Lactame 46, **93ff.**
– Grundstruktur 94
β-Lactamresistenz **119**, **120ff.**
– PBP-vermittelte 119
– β-Lactamasen **120ff.**
Lactobacillus 12, 57, 64
Lactobacillus acidophilus 12, 57
– Anreicherung 64
Lamivudin 239, 252
LANCEFIELD, R. 83
LANCEFIELD-Serologie 83
Lassafieber, Therapie 229
Lassavirus 220, 229
Läuserückfallfieber 204
Lebensmittelvergiftung 126, 167, 180, 191f.
Leberzirrhose, Hepatitisviren **249ff.**
Lecithinase 162
LEDERBERG, J. 21

Legionärskrankheit **196**
– Therapie 196, 216
Legionella pneumophila **195f.**, 216
Legionellosen 103, **196**
– Prophylaxe 196
Lepra 153
– Therapie 214
Leptospira interrogans 216
Leptospirose, Therapie 216
Letalität 25
Leukozidine 125
Levofloxacin 104f., 216
Limulus polyphemus 31
Limulus-Amöbozyten-
 Lysat-Test **31f.**
Lincosamide 93, 103, 117
– Permeationseigenschaften 117
Linezolid 103, 135, 214
– Indikationen 103
Lipasen 125, 190
Lipid A 43, **44**
Lipooligosaccharide 197
Lipopeptide, zyklische 93, **109**
Lipopolysaccharide 43, **44f.**, 171, 186, 201
Lipoproteine 204
Lipoteichonsäure 42
Lister, R. 20
Listeria monocytogenes 214
Listeriose, Therapie 214
lithotroph 55
Lobärpneumonie 146
Löffler, F. 20
Lokalinfektion 24
Lomefloxacin 104
Lopinavir 225, 239
LPAI-Viren 248
Lues **208f.**
Lungentuberkulose **155f.**, 234
Lyme-Arthritis 206
Lyme-Borreliose 14, 22, 204, **206f.**
– Prophylaxe **207**
– Therapie 207, 215
Lymphadenitis 156
Lymphogranuloma venereum 213
Lysin-Decarboxylase 76, 78
Lysozym 41
Lytischer Zyklus 219

M
MacConkey-Agar 64
Macleod, C. 21
Magenkarzinom 203
Makrodilutionsmethode 114
Makroelemente **53f.**
Makrolide 93, **102f.**, 117, 202, 211, 216
– Permeationseigenschaften 117
– Resistenz, Streptokokken 141f., 143, 146
Mannit-Kochsalz-Phenolrot-Agar 64
Maraviroc 225f.
– Wirkungsmechanismus 226
Marburgvirus 220
Marshall, B. 22
Marton, L. 21
Masern, Prophylaxe 230
Masernvirus 220, 230
Mastitis 127
Maul- und Klauenseuche 20
McCarty, M. 21
McClintock, B. 21
Meningitis 99, 127, 131f., 142f., 144f., 171, 198, 258
Meningokokken (→ *Neisseria meningitidis*)
Meropenem 96
Meselson, M. 21
mesophil 56f.
Metabolismus 55
Metapneumovirus, Humanes 22, 220, 230, **259**
Methicillin 95
– Resistenz, Staphylokokken **119**, 129f., 134f.
– – Detektion **129f.**
– – Mechanismus 119
Methylasen 118
Metronidazol **107f.**, 203, 214, 216
– Indikationen 108
Mexikanische Grippe 244, **245**
Micromonospora 101
Micronaut°-E-System 78f.
Microsporidium 235
mikroaerophil 58f.
Mikroben **11f.**
– Bedeutung **11f.**
– Definition **11**
– Vorkommen **11f.**
Mikrodilutionsmethode 112, 114f.
Mikroelemente **53f.**

Mikroflora, physiologische **12**
Mikrosporidiose 235
Mikrosporium 273
Milchsäurebakterien 12, 54
Miliartuberkulose 156
MILSTEIN, C. 21
Milzbrand 191, **192**
– Prophylaxe 192
– Therapie 192, 214
Milzbrandsporen 191
minimale bakterizide Konzentration 110
minimale Hemmkonzentration **110**, 114
MLS$_B$-Resistenz 118
Mollicutes **209ff.**
Monobactame 94, **97**
monotrich 48
MONTAGNIER, L. 22
Morbidität 25
Morganella morganii 168, 170
Morpholine 268, **269**
Morphologie, Bakterien **37f.**
Mortalität 25
Mosaikgene 119
Moxifloxacin 104f., 135, 157, 214
M-Protein 137
MRSA-Stämme **129f.**
Mucinase 201
Mukopolysaccharidase 208
Mukoviszidose **191**
MULLIS, K. 22
Mumps, Prophylaxe 230
Mumpsvirus 220, 230
Mundsoor 274
Mupirocin 109
Murein, Struktur **40f.**
Mutanten 88
Mutationen **87f.**, 118, 122, 244f.
Mycobacterium africanum 153, 234
Mycobacterium bovis 153f.
Mycobacterium leprae 153, 214
Mycobacterium tuberculosis 20, 52, 59, **153ff.**, 214, 234
– Antiinfektiva-Empfindlichkeit **156f.**
– Eigenschaften **153f.**
– Pathogenitätsfaktoren **153f.**
Mycoplasma hominis 210f., 216
– Erkrankungen 211
– – Therapie 211, 216
Mycoplasma pneumoniae 38, **210f.**, 216

– Erkrankungen **210f.**
– – Therapie 211, 216
Mycoplasma-Pneumonie **210f.**
Mykoallergosen **265**, 275
Mykobakterien 101, **152ff.**
Mykobakteriosen, disseminierte 234
Mykolsäuren 152f.
Mykopathien 265
Mykoplasmen 37, 100, **209ff.**
Mykosen **265**, 268f., **272ff.**
Mykotoxikosen **265**, 275
Mykotoxine 265
Myzel, Pilze 266
Myzetismus 265

N
Naftifin 269
Nagelpilz 272f.
Nährbouillon **61f.**
Nährmedien **61ff.**
– feste **62f.**
– flüssige **61f.**
– Spezial- **63f.**
Nährstoffbedürfnisse **53f.**
Nasskeim 185
Natamycin 269
Nativpräparat 33
NEELSEN, F. 20, 36
Neisseria gonorrhoeae **196ff.**, 216
– Antiinfektiva-Empfindlichkeit 199
– Erkrankungen **197f.**
– – Prophylaxe **199f.**
– – Therapie 199, 216
Neisseria meningitidis 49, **196ff.**, 216
– Antiinfektiva-Empfindlichkeit 199
– Erkrankungen **198f.**
– – Prophylaxe **200**
– – Therapie 199, 216
Neisserien, Wachstum (CO_2-Spannung) 60
Nekrotisierende Fasziitis 140
Nephropathia epidemica 229f.
– Therapie 229
Neugeboreneninfektionen, *S. agalactiae* 142f.
Neuralgie, postherpetische 262
Neuraminidasen 145, 201, 204, 218, 241f.
– bakterielle 145, 201, 204

– Orthomyxoviren/Influenzaviren 218, 241f.
Neuraminidase-Inhibitoren 225, 228, 230, **246f.**
– Resistenzen 246
– Wirkungsmechanismus 228
Neurosyphilis **209**
neutrophil 57
Nevirapin 239
Neviravir 225
Nicht-fermentierende, gramnegative Bakterien (→ Nonfermenter)
Niedrigrisiko-Antiinfektiva 161
Nirenberg, M. 21
Nitazoxanid 229, 258
Nitrofurane 93, **107f.**
Nitrofurantoin, Indikationen 108
Nitroimidazole 93, **107f.**
Nitroreduktasen 108
NNRT-Inhibitoren 227, 238f.
Nocardia 214, 234
Nocardiosen, Therapie 214
Nomenklatur 14, **15f.**
Nonfermenter 96, **184ff.**
– Allgemeine Kennzeichen **184**
– Identifizierung 75
– Klinisch relevante Arten **185ff.**
– Medizinische Bedeutung 185
Non-Hodgkin-Lymphome 234f.
Norfloxacin 104f.
Noroviren 220, 229, **255ff.**
Norovirus-Enteritis 14, **256**
Novobiocin-Empfindlichkeit 82
Nukleinsäuresynthese-Inhibitoren 93, 225, **227**, 238
– antibakterielle 93
– antivirale 225, **227**, 238
Nukleokapsid 218
Nukleos(t)id-Analoga **227**, 230, 238f., 252
Nystatin 268f.

O

O-Antigene 44, 85
obligat aerob 58f.
obligat anaerob 59f.
obligat pathogen 26
Ochratoxine 265
Ofloxacin 104f.
Onkoproteine 203

ONPG-Test 78
ONPX-Test 78
Onychomykosen 272f.
Ophthalmia neonatorum 197
Optochin-Test 80, **84**
Oral Rehydration Formula 201
organotroph 55f.
Organtuberkulosen, extrapulmonale 155f.
Oritavancin 98
Ornithin-Decarboxylase 76, 78
Ornithose 213
– Therapie 216
Orthomyxoviridae 220f., 230
Oseltamivir 225, 246f.,
– Resistenz 246
Osmolarität, Einfluss auf Wachstum **57**
osmophil 58
O-spezifische Seitenkette 44
Osteomyelitis 99, 127
outer membrane proteins 43
outer surface proteins 204f.
Oxacillin 95f., 135
Oxazolidinone 93, 103

P

Pandemie 25
Pantoea agglomerans 168
Papageienkrankheit 213
– Therapie 216
Papillom 259
Papillomaviren, Humane 230, 236, **259f.**
– Erkrankungen **260**
– – Prophylaxe 230, **260**
– – Therapie 230, **260**
Papillomaviridae 220f., 230
Parainfluenzaviren 220, 259
Paramyxoviren 259
Paramyxoviridae 220f., 230
Paratyphus **181f.**
– Therapie 216
Parvoviren 259
Parvoviridae 220f., 230
Pasteur, L. 2, 19f.
Pasteurisierung **66**, 154
pathogen 23
Pathogenese 23
Pathogenität 23, 25f.
Pathogenitätsmechanismen 26, **27ff.**
Pathovar 15, 84, 172

Penciclovir 227
Penicillin G 21, 95f., 135, 193, 209, 214ff.
– Resistenz, Pneumokokken 119, 146
– – Mechanismus 119
Penicillin V 95f., 215
Penicillinasen **122**, 199
– Gonokokken 199
Penicillin-bindende Proteine 46, 93, **119**, 199
Penicilline 94, **95f.**, 215
– Einteilung **96**
– Indikationen **96**
– Wirkungsspektrum **96**
Penicillium 267f.
Penicillium glabrum 268
Peptidase 142
Peptidoglykan, Biosynthese **45f.**
Peptidoglykan, Struktur **40f.**
Periplasmatischer Raum 43f.
peritrich 48
Peroxidase 60
Pertactin 194
Pertussis (→ Keuchhusten)
Pertussis-Toxin 194
Pest, Therapie 216
Pfeiffersches Drüsenfieber 230
Pfeilschwanzkrebs 31
PGUR-Test 78
Phage, temperenter 91, 222
Pharmakodynamischer Parameter 110
Phenoxypenicilline 96
Phlegmone 139
photolithoautotroph 56
phototroph 55
pH-Wert, Einfluss auf Wachstum **57**
Picornaviridae 219, 221, 230, 254
Pili **48**
Pilzball, *Aspergillus* 275
Pilze **266ff.**
– Biologie **266ff.**
– imperfekte 267
– Klassifizierung **266ff.**
– Lebenszyklen 266
– perfekte 266
Pilzzellhülle, Aufbau 267
Piperacillin 95f, 113
Piperacillin/Tazobactam 215f.
Plasmakoagulase 80, **81,** 125
Plasmakoagulase-Test **81**

Plasmaviruslast 233
Plasmide **85f.**
– konjugative 86
Pleconaril 225f.
Pleuromutiline 93, 103
Pneumocystis jiroveci 235
Pneumokokken (→ *Streptococcus pneumoniae*)
Pneumolysin 145
Pocken 20
Poliomyelitis, Prophylaxe 230
Poliovirus 219, 230
Polyene 268, **269,** 271
Polyene, Wirkungsmechanismus 269, **271**
Polymyxine 93, **109**
polytrich 48
Pontiac-Fieber **196**
Population, natürliche 112f.
Porine 43f.
Porter, R. 21
Posaconazol 269, 276
Poxviridae 220f.
Prävalenz 25
Primäraffekt 154f.
Primärkomplex 154f.
Primärtuberkulose 155
Prionen 11, 100, **263f.**
– Eigenschaften **263**
– Erkrankungen **264**
Prokaryot 17f.
Prontosil 21
Prophage 91, 222
Protease-Inhibitoren 225, 228, 230, 238f.
– Wirkungsmechanismus 228
Proteasen 150, 186, 190, 197
Protein A 125
Proteinasen 125
Proteinbiosynthese-Inhibitoren 93, 228
– antibakterielle 93
– antivirale 228
Proteobakterien 15
Proteus mirabilis 79, 167f.
– Identifizierung 79
Proteus penneri 168
Proteus, Schwärmen 85, 168
Proteus vulgaris 168
Prothionamid 157
Protomeren 217f.
Protonenpumpeninhibitor 216

prototroph 54
Providencia stuartii 113, 169f.
Provirus 219, 231
PRUSINER, S. 22
Pseudomonas 58, 62, 64, 68, 95ff., 101, **185ff.**, 216, 234
Pseudomonas aeruginosa 58, 64, 95f., 101, **185ff.**, 216, 234
– Anreicherung 64
– Antiinfektiva-Empfindlichkeit **187f.**
– Eigenschaften **185f.**
– Erkrankungen **186f.**
– – Prophylaxe 188
– – Therapie 216
– Pathogenitätsfaktoren 185f.
– Resistenzhäufigkeiten 188
Pseudomonas diminuta 68
Psittakose 213
– Therapie 216
psychrophil 57
psychrotolerant 56
Puerperalfieber 20, **139**
Punktmutation 88, 122
Purine 43, 88
PYRase-Test 84
Pyrazinamid **109f.**, 156f., 214
Pyridone 268, **269**
Pyrimidin-Dimere 67
Pyrimidine 88, 268, **269**
Pyrogene **29ff.**, 66
– Inaktivierung 66
– Nachweis **29ff.**
Pyrophosphat-Analoga 227
Pyruvyltransferase 93

Q
Q-Fieber 100
– Therapie 215
Quinupristin 103
– Indikationen 103

R
Raltegravir 225, 227
– Wirkungsmechanismus 227
Reassortment, Influenzaviren 244f.
Regel, 90-60- 272
Regulatormutation 118
Reinkultur 20, 27, 61
Reisediarrhö 173, 257

Reisehepatitis 251
Reiswasserstuhl 201
Reoviridae 220f., 230, 257
Replikasen, virale 223
Reserve-Antiinfektivum 98f., 103
Resistenz (gegen Antiinfektiva) **111ff.**, 117f.
– erworbene **112**, 117
– klinische 111
– natürliche **112f.**, 117f.
– sekundäre 112
Resistenzentwicklung, Viren 224
Resistenzmechanismen **117ff.**, 272
– Bakterien **117ff.**
– Pilze 272
Resistenzplasmide 86
Resistenzprüfung **114ff.**, 239, 272
– gegen antibakterielle Antiinfektiva **114ff.**
– gegen Antimykotika, Wertigkeit 272
– genotypischer Resistenztest (HIV) 239
Respiratorisches Syncytialvirus, Humanes 220, 230, 259
Respiratorische Viren **259**
Retapamulin 103
– Indikationen 103
Retikularkörperchen 212
Retroviren 21, 231
Retroviridae 220f., 230
Reverse Transkriptase 21, 218, 223, 227, **231**, 239
– Inhibitoren 225, **227**, 230, 238f.
Reye-Syndrom 245
Rhabdoviridae 220f., 230
Rheumatisches Fieber, akutes **141**
Rhinoviren 219, 230, 259
Ribavirin **228,** 229f., 253
Ribosom 18, 21
Rifampicin **107**, 117f., 134f., 156f., 196, 214ff.
– Indikationen 107
– Permeationseigenschaften 117
– Resistenz, Mechanismus 118
Rimantadin 246
– Wirkungsmechanismus 226
RKI-Liste, Desinfektion 68f.
RNS-Polymerase 18, 93, 118
Rogosa-Agar 64
Rotaviren 220, 230, **257f.**

– Erkrankungen 14, **257**
– – Prophylaxe 230, **258**
– – Therapie 257f.
Rotavirus-Enteritis 14, **257**
Röteln, Prophylaxe 230
Rötelnvirus 219, 230
Roxithromycin 103, 195, 215
– Indikationen 103
RUSKA, E. 21

S
Saccharomyces 58
Salizylsäure 260
Salmonella enterica 15, 64, 79, 85, 167, 169, **178ff.**
– Anreicherung 64
– Antiinfektiva-Empfindlichkeit **182f.**
– Eigenschaften **178f.**
– Identifizierung 79
– Nomenklatur **180**
– Taxonomie **178ff.**
Salmonella Enteritidis **179ff.**, 234
Salmonella Newport 182
Salmonella Paratyphi 179f., 181f.
Salmonella Typhi 179, 181f.
Salmonella Typhimurium **179ff.**, 234
Salmonellen/Salmonellosen 14, 179, **180f.**, 216
– Behandlungsprinzipien/Therapie **183**, 216
– enteritische 14, 179, **180f.**
– Prophylaxe 183
– typhöse 179f., **181f.**, 216
Salpetersäure 260
Salvarsan 21
SANGER, F. 21
Saquinavir 239
SARS (→ Schweres Akutes Respiratorisches Syndrom)
SARS-Coronavirus 22, 220, 229, 259
Satellitenviren 222
Sauerstoff, Detoxifizierung **59f.**
Sauerstoff, Einfluss auf Wachstum **58f.**
Säuglingsbotulismus 163
Schälblasensyndrom 127
Scharlach **139f.**
SCHATZ, S. 21
SCHAUDINN, F. 20
Scheidenpilz 274

Schildzecken **205f.**
Schimmelpilze **267f.**, 269, 275f.
Schleime, Bakterien **49**
Schwärmen, *Proteus* 85, 168
Schwefelwasserstoffbildung 76
Schweinegrippe 244, **245**
Schwellenwert, biologischer 112f.
Schweres Akutes Respiratorisches Syndrom **259**
SEDILLOT, C.-E. 11
Sekretionssysteme, Typ III **32**, 174ff.
Sekundärtuberkulose 155
Selektivmedien **63f.**
SEMMELWEIS, I. 19f., 139
sensibel, klinisch 111
sensibel, natürlich 113
Sepsis **24f.**, 97, 127, 131f., 142f.,144f., 149f., 167, 171, 185ff., 234
Septikämie 25
Sequenzierung, 16S rRNS 73
Serinprotease 174
Serotypisierung, Enterobacteriaceae **85**
Serovar 15, 84, 197
Serratia marcescens 167, 169
Sexpili 48, 91
Shigatoxin 172, 174
Shigella boydii 169, 177
Shigella dysenteriae 169, 177
Shigella flexneri 169, 177
Shigella sonnei 169, 177
Shigella-Dysenterie **177f.**
Shigellen 16, 64, 74, 79, 167, 169, **177f.**, 216
– Anreicherung 64
– Antiinfektiva-Empfindlichkeit **178**
– Identifizierung 74, 79
Shigellosen **177f.**, 216
– Behandlungsprinzipien/Therapie **178**, 216
Siderophore **32**, 86, 171
Silbernitrat 260
SMITH, H. 22
Soor 271, **274**
Spanische Grippe 244f.
Spectinomycin, Indikation 102
Spirillen 37
Spirochäten 37f., 204, 208
– Bewegung 204, 208
Spontanzeugung 20

Spurenelemente 53f.
Stäbchen, Bakterien 37f.
Staphylococcus aureus 28, 29, 38, 58, 64, 80, 81, 84, **124ff.**, 135, 215
– Antiinfektiva-Empfindlichkeit **128ff.**
– Eigenschaften **124f.**
– Erkrankungen **126ff.**
– – Therapie 215
– Methicillin-resistente (MRSA) **129f.**
– – Prophylaxe 130
– Pathogenitätsfaktoren **125**
– Peptidoglykan 41
– Resistenzhäufigkeiten **129**, 135
Staphylococcus epidermidis 82, **131f.**
– Erkrankungen **131f.**
– – Therapie 215
– Resistenzhäufigkeiten **134f.**
Staphylococcus haemolyticus 132
– Resistenzhäufigkeiten **134f.**
Staphylococcus hominis 132
– Resistenzhäufigkeiten 135
Staphylococcus lugdunensis 131f.
Staphylococcus saprophyticus 82, **131f.**
Staphylococcus warneri 132
Staphylokinase 125
Staphylokokken 96f., **123ff.**
– allgemeine Kennzeichen **123f.**
– Anreicherung/Nachweis 64
– Identifizierung 80, **81f.**
– Koagulase-negative 80f., **130ff.**
– – Antiinfektiva-Empfindlichkeit **134f.**
– – Biofilmbildung **132ff.**
– – Eigenschaften **132**
– – Erkrankungen **130ff.**
– – Methicillin-Resistente **134f.**
– – Resistenzhäufigkeiten **134f.**
Staphylokokken-Hospitalismus 125
Staphylokokken-Toxic-Shock-Syndrom 128
statische Kultur 52
Stenotrophomonas **189f.**, 216
Stenotrophomonas maltophilia **189f.**
– Antiinfektiva-Empfindlichkeit **190**
– Erkrankungen 189
– – Therapie 216
Sterilfiltration **67f.**
Sterilisation **65ff.**
– Prüfung **70f.**
Sterilisationsverfahren **65ff.**

Sterilität 65
Stoffwechsel 55f.
Stoffwechseltypen **55f.**
Strahlung, ionisierende 66
Streptococcus agalactiae 80, 82f., 136, **142ff.**, 215
– Antiinfektiva-Empfindlichkeit **143**
– Eigenschaften **142**
– Erkrankungen **142f.**
– – Therapie 215
– Pathogenitätsfaktoren **142**
– Prophylaxe von Neugeboreneninfektionen **143f.**
Streptococcus canis 83
Streptococcus equi 83
Streptococcus mutans 147
Streptococcus pneumoniae 33, 49, 80, 82, 84, 90, 103, 136, **144ff.**, 215, 234
– Antiinfektiva-Empfindlichkeit **146**
– Eigenschaften **144f.**
– Erkrankungen **145f.**
– – Therapie 215
– Immunprophylaxe **147**
– Pathogenitätsfaktoren **144f.**
– Transformation 21, **90**
Streptococcus pyogenes 29, 49, 58, 80, 82f., 136, **137ff.**, 215
– Antiinfektiva-Empfindlichkeit **141f.**
– Eigenschaften **137**
– Erkrankungen **138ff.**
– – Therapie 215
– Pathogenitätsfaktoren **137f.**
Streptococcus sanguis 147
Streptococcus viridans 80
Streptodornasen 138
Streptogramine 93, 103, 117
– Permeationseigenschaften 117
Streptokinase 138
Streptokokken 96ff, **135ff.**
– allgemeine Kennzeichen **135f.**
– ʙ-hämolysierende **82**, 84
– ʙ-hämolysierende **82f.**
– Identifizierung/Differenzierung 80, **82ff.**
– nicht-hämolysierende 80, **83**
– orale **147f.**
– Viridans- 147
– – Therapie 215
– Wachstum (CO_2-Spannung) 60

Streptokokken-Toxic-Shock-Syndrom 140
Streptolysin O 137
Streptolysin S 138
Streptomyces 101
Streptomyceten 51
Streptomycin 21, 101f., 156f., 214, 216
Substratketten-Phosphorylierung 56
Sulbactam 95, 189
Sulfamethoxazol 106
Sulfonamide 93, **105f.**
Superantigen-Toxine **28f.**
Superoxidbildung 150
Superoxid-Dismutase 60
Suppline 54
Syphiliden 209
Syphilis 14, 19f., **208f.**
– Prophylaxe 209
– Therapie 209, 216

T
Tabakmosaikvirus 20
TATUM, E. 21
Taxonomie **14ff.**, 34
taxonomische Hierarchie **15f.**
Tazobactam 95
Teichonsäure 42
Teichuronsäure 42
Teicoplanin 98f., 215
– Indikationen 99
Telavancin 98
Telbivudin 252
Telithromycin 103
– Indikationen 103
TEMIN, H. 21
Temperatur, Einfluss auf Wachstum **56**
Tenazität 123
Tenofovir 225, 239, 252
Terbinafin 269
Terizidon 157
Tetanospasmin 164
Tetanus 159, **164**
– Behandlungsprinzipien/Therapie 165, 214
– Immunprophylaxe 165
Tetracycline 93, **100**, 113, 188, 216
Tetrahydrofolsäure-Synthese **106**
Therapie 92, 96, 214ff., 224, 229f., 238f.
– antibakterielle 92, 96
– – gezielte 92

– – kalkulierte 92, 96
– antiretrovirale 238f.
– antivirale 224, 238f.
– – Compliance 224
– Infektionskrankheiten
  (Übersichten)
– – virale **229f.**
– – bakterielle **214ff.**
thermophil 57
Thiomargarita namibiensis 38
Thiosulfat-Reduktase 76
Thrombotisch-thrombozytopenische
  Purpura **172f.**
Ticarcillin 96, 100, 134
– Indikationen 100
Tinea capitis 273
Tinea corporis 273
Tinea manuum 273
Tinea pedis 273
Tinea unguium 273
Tobramycin 101
Togaviridae 219, 221, 230
Tollwut 20
– Prophylaxe 230
Tollwutvirus 220, 230
Topoisomerasen 93, **104**
Toxic-Shock-Syndrome-Toxin-1 126, 128
Toxin A/B, *Clostridium difficile* 160
Toxin Pet 175
Toxin, emetisches 192
Toxin, hitzelabiles 194
β-Toxin 163
Toxine, bakterielle **28ff.**
Toxine, zytolytische **28f.**, 171, 186, 194
Toxoplasma gondii 235
Toxoplasmose 235
Trachom 213
– Therapie 216
tra-Gene 87, 91
Transduktion 21, 88, **91**
– allgemeine 91
– spezielle 91
Transfektion 89
Transformation 21, 88, **89f.**, 119
– *Streptococcus pneumoniae* **90**
Transglykosidasen 46, 94, 98
Transition 88
Transpeptidasen 46, 94
Transponierbare Elemente **86f.**

Transposition 87
Transposon 21, 87
Transversion 88
Treponema pallidum 20, 38, 96, **208f.**, 216
– Antiinfektiva-Empfindlichkeit 209
Triazole 268
Trichophyton mentagrophytes 273
Trichophyton rubrum 273
Trimethoprim 106f., 118, 215f.
– Indikationen 107
– -Resistenz, Mechanismus 118
Tripeltherapie 203
Tripper (→ Gonorrhö)
Trockene Hitze **66**, 71
Trübungsmessung 75
Tryptophanase 76, 78
Tryptophan-Deaminase 76, 78
Tuberkulom 156
Tuberkulose 14, 20, **154ff.**, 234
– Antiinfektiva **109f.**
– Behandlungsprinzipien/Therapie **156f.**, 214
– disseminierte 156
– extrapulmonale **156**, 234
– Pathogenese **154ff.**
– Symptomatik **154ff.**
Tuberkulosebakterien, extrem-/ multiresistente 157
Tuschepräparat 33
TWORT, F. 21
Tyndallisation 65f.
Typhom 182
Typhus abdominalis **181f.**
– Therapie 216
Typisierung 72, **84f.**
– serologische (Enterobacteriaceae) **85**
T-Zell-Leukämie-Virus, Humanes 220

U
Ulkuskrankheit 203
Ultrahocherhitzung 66
Uncoating 222f.
Uncoating-Inhibitoren 225, **226**
Unfruchtbarkeit, Gonokokken-Infektionen 198
Ureaplasma urealyticum 210f., 216
– Erkrankungen 211
– – Therapie 211, 216
Ureaplasmen 37, **209ff.**

Urease 76, 202f.
UV-Strahlung 67

V
Vacciniavirus 220
VAH-Liste, Desinfektion **68f.**
Valaciclovir 262
VAN DEN HOOGEN, B. G. 22
VAN DER HOEK, L. 22
VAN LEEUWENHOEK, A. 19f.
VanA-/VanB-Typ 151
Vancomycin 98f., 134f., 214f.
– Indikationen 99
VANTER, C. 22
Var 15, 84
Varicella-Zoster-Virus 220, 225, 227, 230, 235, **261f.**
Variolavirus 220
Varizellen (→ Windpocken)
Varizellensyndrom, fetales 261
Vergrünung 82
Vermehrungs-/Entwicklungszyklen
– Chlamydien **212**
– Pilze 266f.
– Viren **222ff.**
Vibrio cholerae 20, 28, 29, 58, 84, **200f.**, 216
Vibrionen 37
– Anreicherung 64
Virämie 25
Viren
– Aufbau **217ff.**
– Eigenschaften **217ff.**
– Einteilung **219f.**
– Etherempfindlichkeit 218
– umhüllte 218, 221
– unbehüllte 218, 221
– Vermehrungszyklus **222ff.**
Virion 217
Viroide 222
Virologische Response, Hepatitisviren 253
Virulenz 25f.
Virulenzplasmide 86
Virus-Envelope (Hülle) 218ff.
Virusfinsternis 223
Virusgruppen **219f.**
Virusoide **222**, 249, 254
Virustatika **224ff.**
– Angriffspunkte **225ff.**

– antivirale Potenz 252f.
– genetische Barriere 252f.
– Wirkungsmechanismen **225ff.**
VISA-Stämme 129
Voges-Proskauer-Test 78
VON BEHRING, E. 19f.
Voriconazol 269, 276
Vulvovaginalcandidose 274

W

Wachstum, Bakterien **52**
Wachstumsfaktoren 54
Wachstumshemmung **65f.**
Wachstumskurve, Bakterien **52f.**
Waffen, biologische 163, 191
WAKSMAN, S. 21
WARREN, R. 22
Warzen 259
Warzenviren 220
Wasseraktivität **57**
Wasserstoffperoxid 210
Waterhouse-Friderichsen-Syndrom 198
WATSON, J. 21
Westnilvirus 219
Windpocken 14, 230, **261f.**
– Prophylaxe 230, **262**
WOESE, C. 17
WOO, P. C. 22
Wundbotulismus 163
Wundstarrkrampf (→ Tetanus)

X

xerophil 58

Y

Yersinia enterocolitica 79, 85, 167
– Identifizierung 79
Yersinia pestis 167, 169, 216
Yersinia pseudotuberculosis 167, 169

Z

Zahnkaries, Entstehung **148**
Zanamivir 225, 246f.
Zecken **205ff.**
Zeckenrückfallfieber 204
Zellanhänge, Bakterien **47f.**
Zellhülle, Bakterien 40
Zellhülle, Pilze **266f.**
Zellinhaltsstoffe, Bakterien 39
Zellwand, bakterielle **40ff.**
– gramnegative Bakterien **43ff.**
– grampositive Bakterien **42**
– als Resistenzmechanismus 117
Zellwand, Pilze **266f.**
Zervixkarzinome 234f., **260**
Zidovudin 227
ZIEHL, F. 20, **36**
Ziehl-Neelsen-Färbung 20, **36**
Zielstrukturen/Angriffspunkte
– für antibakterielle Antiinfektiva **93**
– für Antimykotika **270f.**
– für Virustatika **225**
ZINDER, N. 21
Zoonose 192
Zytolysine 150
zytolytische Toxine **28f.**, 171, 186
Zytomegalievirus 220, 225, 230, 235
– Erkrankungen 230
– – Therapie 230
Zytoplasma, Bakterien **39**
Zytoplasmamembran, Bakterien **39**
Zytoplasmamembran, Pilze **266f.**